こころの110番

― 外来における対応のポイント ―

監修　瀧　　健治　佐賀医科大学医学部救急医学講座教授
著　　佐藤　　武　佐賀大学保健管理センター所長・教授
　　　加藤　博之　佐賀医科大学医学部救急医学講座助教授

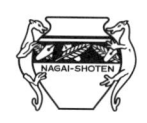

永井書店

イラスト
上野　綾花　佐賀大学文化教育学部
仁部裕美子　佐賀大学文化教育学部

序

　救急外来は毎日が人間関係の戦争である．予測がつかない患者が次々に受診してくる．重症な患者が受診した場合，救急外来ではどの病棟で入院治療を担当するのが適切か，各診療科間での葛藤は絶えない．そこでは新たな医療者間の日頃の人間関係が露呈されてくる．特に，こころの問題を抱えた患者が受診した場合，問題はより深刻である．忙しい中とはいえ，救急部のスタッフも，こころの問題を冷静に受け入れる余裕が必要ではあるが，実際は救命救急の処置でそんな時間も見出せない．精神科医へのコンサルテーションとなるのが通例であるが，精神科医の中でも救急が苦手な医師もいる．問題はさらに深刻となる．

　そもそも，救急部を受診する患者をみんなで協力して，助けていこうというコンセンサスを病院全体の医療スタッフが持っているのだろうか．救急医の意見，他科医の意見，ナースの意見がそれぞれ独立しており，意見がうまくかみあわない場合がある．救急部に援助を求める患者は"やっかいもの"なのだろうか．確かに，救急を要する患者が受診してくると，各診療科の治療計画（予定の手術・検査など）が大きく混乱し，不平不満が生じてくるのも仕方ない現実がある．しかし，地域で生活している人たちからみれば，救急外来は最も地域に貢献している診療部門であり，必要不可欠である．ここに，社会のニーズと病院全体の安定した治療環境の維持との間に大きなジレンマが生じる．

　そこで，病院全体として救急医療を円滑に進めていくうえで，何が一番重要なのだろうか．私は「各診療科間の信頼関係」であると思っている．お互いの立場を十分踏まえた上での「信頼」である．当然，眼前で治療を行っている救急部医師にイニシアティブをとってもらうわけであるが，それを受け入れる側の診療科も救急部の判断を尊重するシステムがないと，救急患者の行き場所を失ってしまう．こころの問題で自殺企図によって受診してくる患者の問題は特に深刻である．救急医と精神科医がお互いの都合を主張し論争しても，そこにいるのは患者であり，その論争によって患者を援助することはできない．真実に，何の駆け引きもない透明なこころで，患者の問題行動に対処しなければならない．このようなごく当然なことが，いまだに実践できていないのが救急外来の現状であるのかもしれない．

　本書は，こころの問題で受診してきた患者に対して，救急医と精神科医がそれ

それどのような考え方でアプローチしているかを「綜合臨牀」に2年半連載したものをまとめたものである．いずれの症例もさまざまな葛藤やジレンマだらけで，現場の生の叫び声を活字に表現したものである．臨床はいつまでたっても，科学的な論理的なメカニズムで人を納得させるものはなく，そこには毎日のように人間と人間の生臭い衝突の連続であり，その衝突こそが治療的であったりする．

　しかし，医療者の衝突はともかく，患者の前では決して，その衝突を見せるわけにはいかない．好意，敬意，共感的理解をもち，自分のことであるように感じる能力が必要とされる．相手の言葉にこもっている感情的，情緒的な内容を正確にくみとり，どういう意味をもつかを理解しながら，適切な処置を施さねばならない．円滑な治療を行う上で，地域病院との連携強化，病院における役割の明確化，病院間のコミュニケーション強化，医療者間の信頼の確立と日頃のコミュニケーション，など問題は山のようにある．このような矛盾の多い医療システムの中で，救急医療における矛盾を全部正直に吐き出したのが本書であるともいえる．

　本書を通じて，再度こころの救急医療を考えてもらいたい．どのような対処の仕方がよいのかは症例によって異なると思われるが，そのような議論がなされること自体が重要である．救急医，精神科医，その他の診療科の医師がお互いに意見を述べあい，個人的な感情を抜きに，最善の方法を模索することが必要とされている．本書はこれまでにない二つの診療科の医師が同じ症例で意見をぶつけ合うというスタイルをとっている．今後，このような各科の医師が協力しあって，実践的な本を出版していかねばならない．各診療科の壁を打ち破ろうという姿勢が一時強まっていたが，最近は再び以前の診療システムに戻りつつあるような気がする．コンサルテーション・リエゾン・サービスの本来の姿は，相互の診療科が振動しあい，流れるような医療を形成することにあると思っている．本書を通じて，少しでも理想的な診療システムが出来上がればと期待している．

　本書の企画・製作に当たっては，「綜合臨牀」編集部小西哲也氏と永井書店編集部のご指導とご助言を頂いた．ここに感謝の意を表したい．

2002年　8月

佐藤　　武
加藤　博之
瀧　　健治

目　次

第1章　自殺企図

1. 自殺未遂症例の入院先は－精神科病棟・一般病棟の一長一短－　　3
2. 自殺企図を繰り返す女性たち　　9
3. 早すぎる退院－向精神薬の多量服用－　　16
4. 農薬自殺企図－人間関係を誘因として－　　23
5. 真実はどこに－精神障害者にみられる予測困難な事故－　　29

第2章　身体合併症

1. 熱傷による自殺企図患者－治療の場の設定について－　　37
2. 発熱を呈する精神科患者について－悪性症候群を含めた対応－　　45
3. 慢性難治性疾患との戦い－分け与えられる力－　　51
4. 癌恐怖と自殺企図　　57
5. 精神障害者における異物誤飲　　63
6. 交通事故後にみられる精神障害　　69

第3章　意識障害

1. 精神科医のコンサルトが必要な意識障害　　79
2. 意識障害で救急部へ搬送された精神障害者
　　－その後にインスリノーマが発見された例－　　85
3. コミュニケーションがとれない患者－昏迷状態－　　90

第4章　薬物・アルコール関連障害

1. 救急医を悩ませる譫妄状態の病的酩酊患者　　99
2. 高速道路パーキングエリアからの救急依頼
　　－覚醒剤使用による急性精神病状態－　　105
3. 睡眠薬依存の3症例－アダルトチルドレンと依存－　　111
4. 一気飲みによる急性アルコール中毒　　118

第5章　不安・適応障害

 1．パニック発作－救急場面における診断と治療－　　127

 2．慢性疾患とヒポコンドリー－医療者への依存と自立－　　133

 3．不適応と精神科救急　　141

 4．慢性疼痛患者への精神療法的アプローチ　　147

第6章　老年期障害

 1．救急外来に搬送された痴呆老人への対応　　155

 2．精神科救急における老年期患者－不安と抑うつについて－　　161

 3．向精神薬を服用する高齢患者にみられたイレウス　　168

 4．老年期患者における自殺行動　　174

第7章　思春期障害

 1．精神科救急における思春期患者－家族の理解について－　　183

 2．意識消失を繰り返す転換性障害－家族内の葛藤－　　189

第8章　家族と社会の問題

 1．「霊が見える」と言う子供を精神科医に見せない母親　　197

 2．精神科救急における電話の功罪　　202

 3．難しい患者と家族－医療者への過剰な依存と攻撃－　　209

付　　215

あとがき　　239

索　引　　241

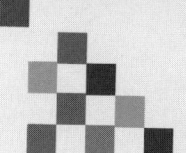

第1章 自殺企図

1. 自殺未遂症例の入院先は/ 3
2. 自殺企図を繰り返す女性たち/ 9
3. 早すぎる退院/ 16
4. 農薬自殺企図/ 23
5. 真実はどこに/ 29

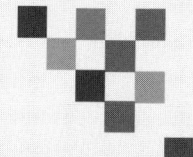

第1章 自殺企図

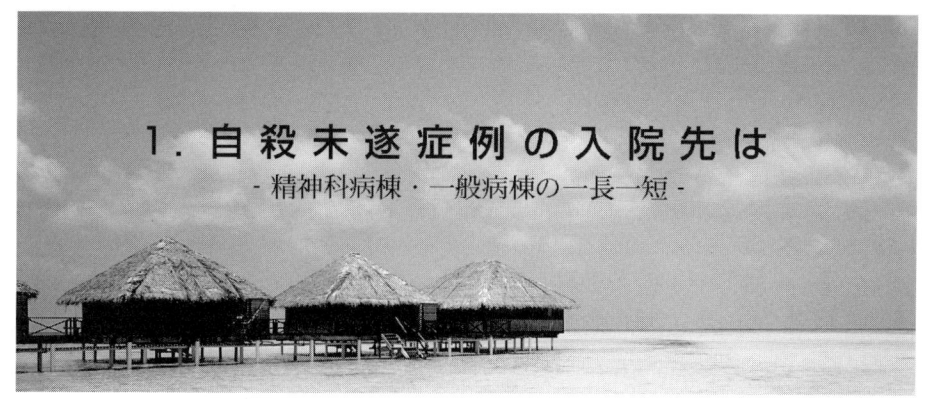

1. 自殺未遂症例の入院先は
－精神科病棟・一般病棟の一長一短－

ポイント
精神障害者の入院については「精神保健および精神障害者福祉に関する法律」を理解し，精神科医と連絡を取り慎重に判断する．

自殺企図者の急性期は救急医が主治医となり，回復後は精神面の問題点が主となれば精神科医（もしくは近医精神科）へ転医する．

　精神科疾患を持つ患者に急性の身体疾患が生じた時は，専門各科の診療のはざまに入り込んでしまい，対応に苦慮する場合がある．自殺未遂症例はその典型例である．

　精神面，身体面双方に疾患のある患者を，救急医が主体となってみるべきか，精神科医が主体となってみるべきか，一概に決することは難しく，一例ごとに最善の道を探るべく努力すべきである．救急部を受診した典型的な一例を紹介し，病棟管理に関する問題点を整理し，どのような対応が最善なのかを考えてみたい．

34歳の女性

主　　訴 薬物過量摂取
　結婚が遅れたことなどにより，7～8年前より近医精神科で「不安神経症」の診断のもと投薬を受けていた．

そもそもの始まり
　平成X年4月29日14時ごろ，自宅で掃除を途中で止めて休んでいるので家人が「どうした

3

のか」尋ねたところ,「13時半ごろに睡眠薬を飲んだ」と答えた.15時過ぎごろ家人が外出先から戻ると意識がなくなっているのに気づき,15時35分救急車で救急部を受診した.

家人に自宅内を調べてもらったところ,ベゲタミンB,ロヒプノールの空の薬包計約20錠分が見つかった.

入院1日目

来院時,意識レベルJCS Ⅲ-200,血圧120／70 mmHg,体温36.6度,心拍数126／分,胸腹部に異常を認めなかった.救急外来で生理食塩水5lで胃洗浄後,活性炭30g,マグコロールP 34gを胃内に注入し,同日17時40分,救急部の病棟である5階の個室に入院した.家族から付き添いをしたいとの希望があったため,母親が一晩中患者に付き添った.

入院2日目

入院後意識レベルは徐々に上昇し,4月30日午前2時30分ごろにはJCS Ⅱ-30となり,同日午前11時には清明となった.薬剤を過量に飲んだ理由を救急医が尋ねると「ふっと死にたくなって」とのことであった.血液検査や胸部X線写真等身体的に異常を認めなかったため,同日通院中であった近医精神科に転院となった.

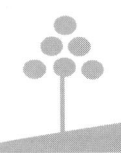

救急医のコメント

眠剤中毒の処置は簡単

ここで掲げたような「精神科に通院歴のある,比較的若年の女性が,いわゆる"睡眠薬"を大量に飲んで来院し,胃洗浄,活性炭および下剤投与の後,一晩で軽快退院(または転院)してゆく」症例は,救急部ではきわめてありふれた自殺未遂患者である.

服用した薬剤はベンゾジアゼピン系であることが多く,また患者本人は「死のうと思って大量に飲んだ」つもりであっても,致死量の観点からすると問題にならないほど少なく,肝機能障害などの薬剤による副作用も生じることなく軽快する例が大半である.

入院科決定の難しさ

しかしながら希死念慮の程度に差はあっても,患者が「死のうと思って」薬物を大量に服用したことは事実であり,また来院時(および来院後しばらくは)薬剤の主作用のために,昏睡〜半昏睡の意識障害を伴っていることが多いことから,実際上は救急外来での処置の後,精神科病棟,一般病棟どちらの病棟に入院させるかが,いつも思案するところである.

その理由は精神科病棟，一般病棟ともに一長一短があるからである．すなわち双方の病棟の欠点という観点からみると

精神科病棟
①酸素投与，吸引装置など身体疾患を扱うのに必要な設備が十分でない．
②閉鎖病棟でなければ，患者が興奮状態となる恐れから収容することができない．
③医師や看護婦が身体疾患に対して不慣れである．
④措置入院，医療保護入院など入院に関する法的制約がある．

一般病棟
①2階以上の階に病棟がある場合，再企図（飛び降り自殺）の恐れがある．
②夜勤帯では，再企図の心配から看護婦が当患者一人の対応に振り回され，他の患者の看護が不十分となる．
③（「完全看護」が建て前の病院では）当患者を監視するために家族に付き添いを依頼することはできない．
などの問題点がある．

同様の事情はわが国の大半の大学病院（または精神科を持つ総合病院）に見られるはずであり，おそらくどこの病院でも対応に苦慮しているものと思われる．

精神障害者の入院に関する法律
精神障害者の入院については，精神保健福祉法（正しくは「精神保健および精神障害者福祉に関する法律」）に定められており大別すると，「任意入院」，「医療保護入院」，「措置入院」に分けられる．

①「任意入院」
本人の同意に基づいた入院であるが，患者本人から退院の申し出があった時には退院させなければならない．

②「医療保護入院」
精神保健指定医が診察し，本人が精神障害者であり，かつ医療および保護のために入院の必要があると認められる場合は，保護義務者の同意があれば，本人の同意がなくてもその者を入院させることができるとするものである．

③「措置入院」
診察を受けた者が精神障害者であり，かつ，医療および保護のために入院させなければ，その精神障害のために自身を傷つけまたは他人に害を及ぼす

と認めたときは，その者を国もしくは都道府県の設置した精神病院または指定病院に入院させることができるとする強制入院である．

ただし，この場合は二人以上の精神保健指定医が診察して，その結果が一致しなければならない．措置入院の場合には，保護義務者の同意は必要要件ではない．

このほかに，自傷他害の恐れはないが意識障害，昏迷状態にあるもの，あるいは単身者で身元が判明しない場合などには，精神病院管理者は医療および保護の依頼があった者について，急速を要し，保護義務者の同意が得られない場合には，本人の同意がなくても72時間に限り入院させることができる**「応急入院」**がある．

精神科病棟への入院を考慮する際には，このような法的な知識をもとに，精神科医（必要であれば精神保健指定医）と連絡をとり，慎重に判断する必要がある．

本来ならば，自殺未遂患者は精神科医の常駐するhigh care unitで身体面の管理に万全を期すのが理想的な療養環境であろうが，このような人的，物的両面に恵まれた施設を有する病院はごく少数と思われ，悩みながらも一般病棟，精神科病棟のどちらかで入院治療を行っているのが現状であろう．

本学では自殺未遂症例の入院先について明確な取り決めがあるわけではないが，患者にとって最善の道を探るために一例ごとに救急医と精神科医が綿密な連絡を取り合って方針を決定している．　実際には，自殺未遂直後の急性期で，意識障害などの身体症状が主である期間は救急医が主治医となって一般病棟で管理し，急性期を過ぎて身体症状が改善し，精神面の問題点が前面に立つ時期には精神科病棟に転科転棟，または本例のごとく近医精神科へ転院する場合が多い．また来院時に身体症状がきわめて軽微な場合には，最初から精神科入院する場合もある．

いずれにせよ救急医，精神科医，看護婦などの関係者は各病棟の特徴を十分に理解し，変化する患者の身体的，精神的病状を把握し，互いに綿密な連絡を取り合って，上手に連携プレーを行おうとする姿勢がきわめて大切である．

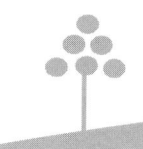

精神科医のコメント

精神科医のゆううつ

本症例は明らかに精神科医の治療の対象である．精神科医や精神科ナースの不安は，

① 睡眠薬が徐々に消化管から吸収され，意識レベルがさらに低下し，循環呼吸状態がさらに悪化する可能性があること，
② 意識レベルが低下したままでは任意入院の承諾が得られないこと，
③ 患者に十分な説明を行わないまま，医療保護入院の形態をとり精神科病棟に入院させることは法的にも問題が生じる．

などがあげられる．

意識レベルが回復するまで他科の病棟で観察入院の形態をとることが最善の方法であると思われるが，再企図の可能性から，他科のナースも不安があり，このような患者の入院は敬遠されがちである．

どうすればよいのか

いったい，このような患者はどこで治療を受ければよいのだろうか．夜が明けて患者とこれからの方針をお互いに話し合える時期が来るまで，身体的に安静を保ち，多量服薬による合併症が起こらないように見守る場が必要とされる．そこで治療方針を決定するために一晩観察し，救急医と精神科医との間で何らかのコンセンサスが必要とされる．

最も重要な治療の場の設定に関する判断は，患者が治療の必要性を正しく理解できるかどうかの"意識や判断のレベルの評価"である．

救急外来での処置が済み，患者の意識レベルが清明となり，治療の理解と承諾が得られれば，精神科病棟での治療が容易である．すなわち，患者が現在を正しく理解できるかどうかの認知能力の評価が最も重要な指標となる．

たとえ救急部と精神科のどちらの病棟に入院となっても，患者の身体状態や精神状態を再評価する目的で，翌日双方の医師は患者の状態の評価と治療，方針についてディスカッションする場を設けることは当然必要である．

救急医への提言

　一般に，このような自殺企図による救急患者は病院にとっては"迷惑な患者"となる．それは自殺企図自体が問題行動であり，医療者側にとっては好ましい出来事ではない．

　しかし，精神障害者の治療においては，このような問題行動は日常茶飯事であり，問題行動自体の解決が治療の大きな目標となる．さらに，問題行動は精神状態が悪化している最も明らかなサインであり，救急医にとって交通事故における骨折や大出血と同様に捉えることはできないであろうか．表現は異なるとしても，自殺未遂は精神障害者にとって，最も深刻な心理的事故であるとも言える．

　したがって，救急医は自殺未遂という問題行動をポジティブに受け入れ，適切な治療の場の設定と精神科医へバトンタッチすることが要求され，この判断を誤ると患者の予後に大きな影響を与える場合もあり，精神科医と救急医の連携が問われる理由である．

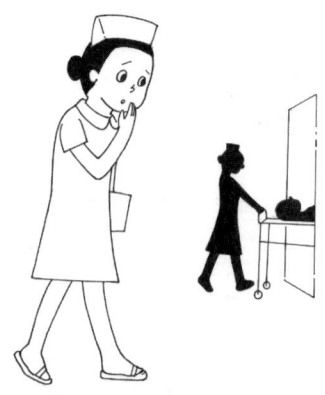

2. 自殺企図を繰り返す女性たち

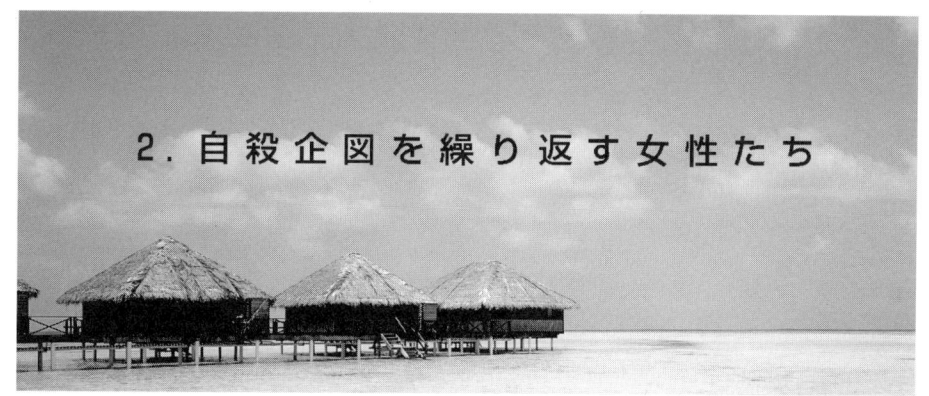

> **ポイント**
> 自殺未遂を繰り返す患者にはあくまで患者の生命予後を基本に考えた医療を行うべきである．
>
> 救急病院の精神科医としては患者に「主治医に受診しなさい」と告げることが重要であり，かつ治療的である場合もある．

薬物（主に眠剤）を大量に服用して当院救急部に搬送され，胃洗浄，活性炭・下剤の投与など型通りの処置を受け，短期間で退院する患者は多いが，同様のエピソードを一人で何度も繰り返している患者がいる．今回はこのような患者の再企図防止策について考えてみたい．

27歳の女性

うつ病にて某国立病院精神科に通院し，薬剤数種類を内服中であった．

〈エピソード〉

①平成X年3月7日パーマをかけ，翌3月8日朝父親とドライブに行き，車中でパーマのことで口論となり，帰宅後午前10：30ごろ，薬を大量に内服した．服薬内容はドグマチール13錠，アキネトン13錠，レキソタン13錠，デパス10錠，ロヒプノール10錠，メレリル11錠，レンドルミン12錠，ニューレプチル7錠であった．同日12：10，当院救急部に来院．意識レベルJCS I-3．生理食塩水4lにて胃洗浄し，活性炭30g，下剤（マグコロールP 34g）を注入した．胃洗浄後，意識レベルが清明となったため，通院中の病院の精神科外来へ紹介とした．

②平成X年5月4日午前11：00ごろ，薬を大量に内服した．前夜，日頃から仲の良くない義理の祖母から電話があり，本人はその内容を気にしていたとのこと．日頃から「おばあちゃんのことで家の中がガタガタするくらいなら死んだほうがまし」と言っていた．同日12：15，当院救急部に来院．意識レベルJCS I-3．胃洗浄し，活性炭，下剤を注入したのち，通院中の病院の精神科外来へ紹介とした．

③平成X年5月17日朝近医を受診し，点滴を受けたが待ち時間が長くてイライラしたとのこと．午前10：00ごろ，帰宅してから薬を大量に内服した．1時間後に当院救急部に来院．意識レベルJCS I-1．胃洗浄し，活性炭，下剤を注入した後，通院中の病院の精神科外来へ紹介とした．

④平成X年7月13日午前7：00過ぎ，薬を大量に内服した．きっかけは母親が高級なエプロンをプレゼントしようとしたところ，本人は「自分に相談もなく買った」として口論になったとのことであった．同日午前8：10，当院救急部に来院．意識レベルJCS I-1．胃洗浄し，活性炭，下剤を注入した後，通院中の病院の精神科外来へ紹介とした．

⑤平成X年8月23日21：30ごろ，「なーんか，死にたくなって」薬を大量に内服した．同日22：10，当院救急部に来院．意識レベルJCS I-1．胃洗浄し，活性炭，下剤を注入した後，通院中の病院の精神科外来へ紹介とした．

⑥平成X+1年10月23日18：00ごろ，薬を大量に内服した．今回は，「1～2週間前から風邪をひいてから気持ちが沈んでいたが，積もり積もって死にたいと思った」とのこと．同日18：45，当院救急部に来院．胃洗浄し，活性炭，下剤を注入した後，通院中の病院の精神科外来へ紹介とした．

⑦平成X+1年11月8日18：00ごろ，薬を大量に内服した．内服した理由としては「AC (adult children) が爆発した」，「お父さんが悪い」と言うばかりで詳細は不明．同日20：40，当院救急部に来院．意識レベルJCS I-1．胃洗浄し，活性炭，下剤を注入した後，通院中の病院の精神科外来へ紹介とした．

なおエピソード②～⑦の服薬内容は，服薬量に多少の変化はあるもののほとんどエピソード①と同内容のものであった．

26歳の女性

平成X年11月に離婚し，二人の子供は前夫が育てているが，子供達を引き取りたいという強

い希望がある．仕事は無職で，以前はスナックに勤めていたが長くて3ヵ月しか続かなかった．「神経症，不眠症，てんかん」の診断にて近医精神科に通院中であった．

<エピソード>

①平成X年6月26日22：00ごろ，近医精神科で処方されている薬を5回分（ベゲタミンA 5錠，ダルメート5錠，ロヒプノール10錠）飲み，23：00ごろ，言動がおかしいことに父親が気づいて，6月27日午前2：10，当院救急部に来院した．意識レベルJCS Ⅲ-100．胃洗浄，活性炭，下剤を注入し，同日午後には覚醒し，独歩可能となったため退院し，通院中の近医精神科外来へ紹介とした．

②平成X年7月1日午前1：30ごろ，様子がおかしいので家族がゴミ箱を調べてみると空の薬袋4回分が見つかった．同日午前2：00，当院救急部に来院した．意識レベルJCS Ⅲ-300．胃洗浄，活性炭，下剤を注入し，通院中の近医精神科へ入院とした．

③平成X年8月23日午前1：15ごろ，近医精神科で処方されている薬を5回分飲み，同日午前3：10，当院救急部に来院した．意識レベルJCS Ⅱ-10-20．胃洗浄，活性炭，下剤を注入し，当院救急部に入院した．同日昼頃までには覚醒し，独歩可能となったため，近医精神科に転院した．

④平成X+1年9月18日23：00ごろ，近医精神科で処方されている薬を10回分飲み，9月19日午前3：40，当院救急部に来院した．意識レベルJCS Ⅱ-30．胃洗浄，活性炭，下剤を注入し，当院救急部に入院した．同日朝までには覚醒し，独歩可能となったため，近医精神科に転院した．

⑤平成X+1年12月14日午前4：00ごろ，近医精神科で処方されている薬を5回分飲み，同日午前4：45，当院救急部に来院した．意識レベルJCS Ⅱ-30．胃洗浄，活性炭，下剤を注入し，当院救急部に入院した．同日昼までには覚醒し，独歩可能となったため退院し，近医精神科の外来へ紹介とした．

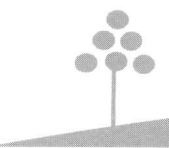

救急医のコメント

精神障害者に不利益はないか

　平素は他院の精神科に通院中の患者が，自殺企図を行うと，たとえ軽症であっても，当該精神科での診療を断られ，当院へ搬送されてくる症例はきわ

めて多い．今回はその中でも自殺企図を繰り返した2症例を紹介し，精神科主治医との連携プレーの難しさについて考えてみたい．

「精神科に通院歴のある，若い女性が，いわゆる"睡眠薬"を大量に飲んで来院し，胃洗浄，活性炭および下剤投与の後，一晩で軽快退院（または転院）してゆく」症例は，本学救急部ではきわめてありふれた自殺未遂患者である．

このような患者の一部には同一患者が同様のエピソードを繰り返す症例がある．一つ一つのエピソードはdrug over doseの観点から見ると，いずれも軽症の薬物中毒にすぎず，胃洗浄，活性炭および下剤の投与という型通りの治療で軽快している．

問題点は何か

真の問題点は再企図を繰り返すということであろう．この点については平素通院中の精神科主治医の果たす役割がきわめて大きいと考える．

ここで述べた2例については，いずれも自殺企図で来院するたびに救急医から精神科の主治医に連絡し，再企図防止策を講じてくれるよう依頼したが，実効を上げるまでには至らなかった．

救急医の立場からすれば，かりに患者本人の希死念慮が希薄であったとしても，薬物過量摂取を繰り返すうちに，本当に致死量を飲む可能性がゼロと言えない以上，自殺企図を中断させるためには精神科に入院させる適応があると考えたが，精神科主治医はそうは考えなかったようであり，結果的に2例とも精神科には本格的な長期の入院をしていない．

その理由は精神科主治医によれば「入院させることによって精神症状が悪化する恐れがきわめて高いため」とのことであった．

また患者の家族も繰り返す自殺企図に半ばあきらめ半ば慣れてしまった観があり，救急医が「こんなことを繰り返していると，そのうち本当に死んでしまうかもしれない」と言っても，家族からは「それも仕方がない」という無気力な返事が返ってくる状況であった．

精神疾患の真の病状やその背景にある家族の思いは，長期間にわたって接している精神科医でなければ分からないのかもしれないが，救急医としてはあくまで患者の生命予後を基本に考えた医療を行うべきであると考える．

精神科医のコメント

対応がデリケート

「境界性人格障害」に悩む患者の一部は，自殺企図で救急外来を何度も受診する．救急医にとっても精神科医にとっても，非常に困難な患者である．境界性人格障害を持つ患者の特徴は，衝動性，愛から憎しみへの著しい変動，腹立たしくなるような不合理性などのために，医療者を悩ませる．対人関係おいても，極端に「良い人」「悪い人」の二つの価値観に分離しやすい傾向があり，ほど良い適当な中間的な人間関係が難しい．

すなわち，最適な対人関係の距離を見い出す能力が乏しいため，長期にわたる関係性を維持できない場合が多い．このような患者に出会った医療スタッフは，たとえ最善を尽くしても，治療関係の維持が困難で，さらにたび重なる問題行動のために，怒りと無力感に悩まされる結果となる．人格の病ゆえに，薬物療法の効果も乏しく，長期に及ぶ精神療法が必要とされる．

診療には連続性がある

患者が主治医の当直の際に受診してくる場合は問題はないが，別の医師が担当した場合は問題である．多分，深くかかわって良くなる方向に治療を進めていこうとは考えない．人格の障害を持つ患者の治療は長期間に及ぶため，その場限りの対処ではどうしようもないからである．

入院させることによって，問題行動がさらに極端な形として表現される可能性も十分考えられる．救急の場面における短い面接の中で，患者の深刻な問題を明らかにすることはさらに危険である．その場は，何もなかったように，静かに自宅に帰すことが最良の方法であるのかもしれない．

このような性格傾向を持つ患者が救急外来を受診する際，何らかの人間関係における失敗が背景にある．患者にとって，この問題の解決のための最良の方法が，結果的に自殺企図という極端な方法によって成し遂げられるのである．

救急での精神科医の限界

　したがって，入院の必要性があるかどうかの判断は，多くの場合，必要とされないと考えたほうがよい．外傷の程度によっては入院せざるを得ない場合もあるが，一般には非常に取るに足らない問題を背景としている場合が多く，入院させることによってさらに現実の不安を駆り立てる結果となり，すぐに退院となるケースも多い．原則的には外来治療である．

　たしかに，人格障害を持つ患者は重症である．重症であれば，入院させて十分な精神療法を行うことによって，改善を図るというのが救急医の判断であろう．我々精神科医は，治療者の正義感から患者の治療に携わってきたが，同時に数多くの失敗を経験しており，そのような簡単な治療図式では実際にはうまくいかないことが多い．

本来の主治医の役割

　したがって，たとえ患者が救急場面で自殺企図のために受診してきても，患者がこれまでに掛かっている主治医にお願いする方法を取ることが最良の方法である．精神科における治療が長期的な医師患者関係を重視するのは，その場限りの治療関係ではどうすることもできない深い問題が存在するからである．

　自殺企図に出会った精神科医も患者の治療において無力感を感じる結果となるが，患者に「主治医の先生に受診しなさい」とはっきりと告げることは重要であり，かつ治療的でもある．自分自身の問題のために，様々な医療スタッフを巻き込んでしまう行動自体を正しく認識させるには，なだめるような優しい態度では本質的な解決とはなっていない．たしかに，救急外来は患者にとって最も大切な受け皿ではあり，逃げ場でもある．しかし，治療関係を重視する精神科医としては，横から進入する形式をとる治療関係は望ましくないのである．

　救急医にとっては厄介な患者であり，またコンサルタントである精神科医がかかわろうとしない消極的な態度に疑問を感じるであろうが，人格障害を持つ患者の治療というのは長期戦であり，主治医にしか患者の本質的な問題が分からないために，そこで介入することには無理がある．

救急で精神科医ができること

　精神科医としての救急場面での対処としては，患者を包み込むような態度で注意深く傾聴することは重要であるが，最後に主治医のもとに受診するよ

うに指示する結果となろう．救急医からみれば，精神科医は何もしていないように見えるかもしれないが，これで良いのである．何もしないで，主治医のもとに返してあげることは，このような患者の最良の対処であると思われる．

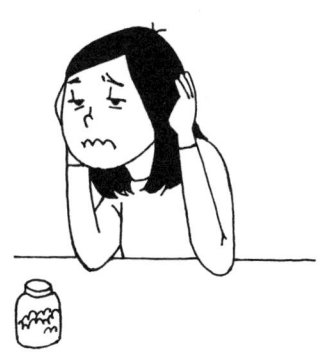

◎こころの110番―外来における対応のポイント―◎

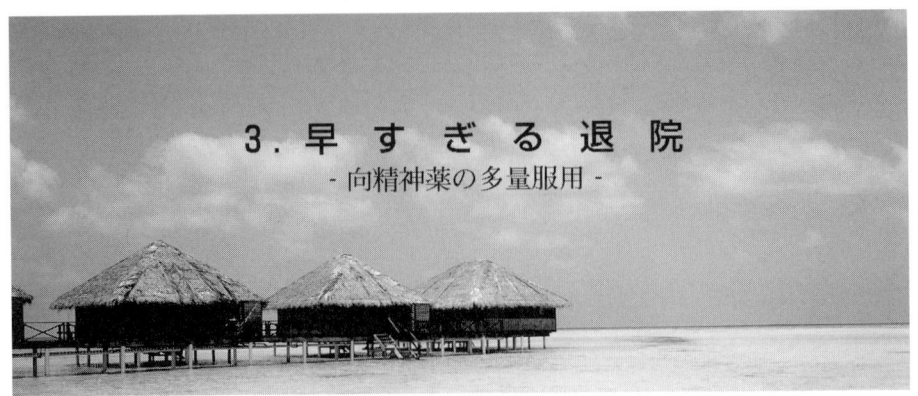

3. 早すぎる退院
- 向精神薬の多量服用 -

> **ポイント**
> うつ病の入院患者の早期退院は慎重を期すべきである．患者が退院への焦りを示しても，十分寛解するまで，入院期間を延長したほうがよい場合も多い．
>
> ふてぶてしい仕草，笑顔，余裕が感じられる時期が訪れ，さらに外泊訓練を数回重ねても問題がない状態へ至ってから，退院を検討しても遅くない．

　うつ病患者が自殺企図で救急部を受診することは比較的多い．自殺念慮が強い場合，入院の運びとなるように，家族とともに十分な説明を行うことが先決である．しかし，たとえ，入院治療を受け，症状が改善しても，退院のタイミングはさらに難しい．場合によっては，退院後すぐに再入院となる．特に，生命にかかわる重要な問題は，抗うつ薬を多量に服用して，救急部を受診される場合である．

　以下に，退院が早すぎたために，現実にうまく対応できずに，多量服薬により再入院となった症例を示す．本症例を通じて，うつ病の治療における精神科医と救急医の連携がいかに重要であるかを強調したい．

23歳の女性

＜研修医のプレゼンテーション＞

主　訴　何もしたくない，不眠，自殺企図

生活歴・現病歴　生来，生真面目，几帳面．口数が少ないほう．地元の高校を卒業後，専門学校への進学を希望したが，家庭の事情で断念．1年後，高等看護学校へ入学．その間，近医にて看護助手として住み込みで働いた．22歳時，卒業．

その後，すぐに恋愛結婚．夫は教職に就き，経済的に安定していたため，仕事をやめた．23歳時，長女を出産．その直後から，気が晴れない，母乳の出が悪い，と非常に悩んでいた．次第に，何もする気がしなくなり，実家に帰った．実家では当初，実母は本人の状態の変化に気づかなかったが，患者は憂うつな気分に悩んでいた．

嫁ぎ先に戻ってから，上腹部痛が出現．1週間，神経性胃炎で近医内科に入院．乳児1ヵ月健診の後頃より，頭の中が一杯で，パンクしそうになり，不眠，食欲不振がみられるようになった．その日から，再び，実家に戻ったが，実母の勤務先に「お母さん」と言って，ガチャンと電話を切ることがあった．実母が自宅に戻ると，本人が手首を切って，布団に倒れており，「頭が空っぽになって，何もしきらない．子供の面倒もみきれない．死んでしまいたい」と語った．

その後，1日中床に就いて，眠りたいという状態が続いた．夫にも会いたがらず，「誰にも会いたくない．何もしたくない」と家族に語り，近医内科の紹介から，当院精神神経科に紹介入院となった．

入院時精神所見 顔面が蒼白．表情は乏しく，声はやや小さい．気分を尋ねると，「午前中が憂うつですが，夕方には楽になる」と気分の日内変動を認めた．思考抑制，精神運動抑制がみられ，罪業念慮，卑小感，絶望感および自殺念慮もあった．うつ病の診断を下すことに躊躇はなかった．

経　　過 入院環境でも，母親の面会があると「お母さん，私を殺してください」と自殺念慮は一向に改善せず，抗うつ薬の投与を増量した．しかし，抗うつ薬によると思われる薬疹が出現し，それと同時に無断離院が行われた．不安焦燥は強く，抗うつ薬の変更を行い，家族の面会も控えた．

抗うつ薬の効果が十分みられ，うつ状態の改善がみられた入院2ヵ月後，外泊を繰り返し，問題行動もなく，スタッフとのコミュニケーションも十分とれるようになった．さらに，家事や育児への自信もついてきた．「夫には十分に心を開けない．家族みんないい人ですが，気を使ってしまう」などの家庭内での自分の立場の弱さや存在感の薄さなどの心の中を抵抗なく表現できるようになった．

本人の退院希望を踏まえて，「夫や家族のことを思うと，入院生活を続けることもできない」と現実的な問題も配慮できていた．不安や焦りを少しでも軽減するために，本人との十分な話し合いを行い，退院を決定した（入院期間72日）．

退院後の経過 退院後2日目，患者は救急車にて地域の総合病院から当院救急部に搬送されてきた．退院時処方の7日分を一度に服薬していた．その中には，抗うつ薬が含まれており，125mg／日×7日＝875mgを服用．その他，睡眠導入剤や抗精神病薬も含まれていた．

救急時の意識レベルは"昏睡状態．すぐに胃洗浄が始まった．自発呼吸はみられたが，呼名への反応はなかった．問題は心機能であった．心電図モニタは時々不整脈を示した．その心電図モニタの変化は精神科医の心臓を止めてしまうほど，不安にした．もし，ここで，うつ病患者の心機能が停止すれば，乳飲み子は母親がいない将来を送らなければならない．夫に対してもどう謝罪すればよいのか．精神科医としての役割は一体何だったのか．そう考えるうちに，患者の心電図モニタが心配した通り，いったん停止した．そして，その瞬間，私の精神科医としての仕事は

研修医にして終わったのかと涙を浮かべた．

しかし，その心電図は幸いにも数秒後に動き始めた．そして，眼の前が真っ黒になっていた医師としての自分を取り戻した．今後はしっかり治さなければならない．「主治医が患者の不安に惑わされて，焦って退院させてはならない」というごくあたり前の精神科医の在り方を初めて体験した．患者はその後，さらに3ヵ月間入院治療を継続し，数回の外泊を重ね，家庭生活に不安が感じられない状態で退院とした（入院期間104日）．

精神科医のコメント

クレイネスによる自殺企図の時期

患者の退院は早すぎたのである．最近，在院期間を短縮させるような政策が推し進められているが，うつ病の患者にとって，あまりにも早く現実に直面させることは治療上，好ましいとは言えない．従来，うつ病の患者の治療で，自殺企図が多くみられる時期として，病初期と回復期がクレイネス（**図1**）によって指摘されている．人間の気分の揺れは非常に複雑で単純化できない面もあるが，クレイネスのシェーマでも指摘されているように，いずれも現実生活から離れる時期，と戻る時期である．

この時期には，患者自身は何もできない自分を認識できる能力があり，自己評価の低下を自覚する結果，否応無しに自分がつまらない人間であると考え込んでしまう．耐えられない時期である．うつ病の治療の中で，精神科医

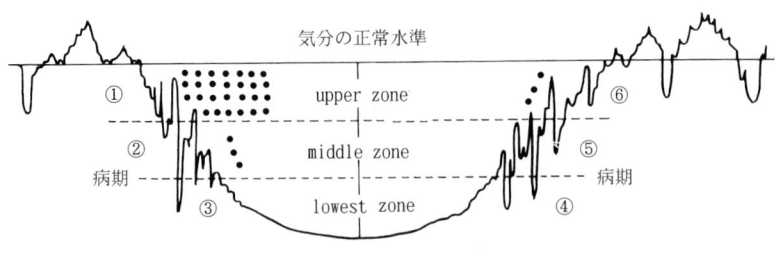

図1　うつ病の病期と自殺企図の内容

Kraines SH : Mental Depressions and Their Treatment. MacMillan Comp., New York, 1957.（大原健士郎，岩井　寛：うつ病本態と療法．文光堂，東京，1967.）より引用

の役割は飛行機のパイロットに喩えられる．飛行機の操縦も離陸と着陸が難しいと言われている．

　うつ病患者は病初期，入院すると当分は臥床の時期が続く．これは治療者がどうかかわっても，仕方ないのである．病気のプロセスであるとしか言いようがない．しかし，病気の改善とともに，少しずつ患者の身体的にも精神的にも活動性は増していく．そして，家族のことと，仕事のことを考えるようになっていく．しかし，この時期も不安と焦燥が続く．

　本症例における最初の退院は飛行機の操縦で喩えれば，不時着である．あまりにも急激に高度を下げ過ぎて，現実を客観的に捉えられず，十分に受け入れることもできず，失速した状態での退院であったと言える．患者は乳飲み子がいたこともあって，早く退院しなければならないと退院への焦りが強かった．

　この焦りを主治医は客観的に捉えなければならないのであるが，研修医ゆえに経験不足もあって，患者の希望するままに退院させてしまったのである．患者自身から「私がいてもいなくても，家庭はうまくいきますよ」とふてぶてしい仕種や笑顔がみられ，余裕が感じられる時期が訪れるまで入院させたほうが良かったのだろう．

回復には家族の理解と早めの再診を

　救急で特に問題となるのは，抗うつ薬を自殺目的で大量服用された場合である．三環系抗うつ薬は抗コリン作用のほか，キニジン様作用，α_1受容体遮断作用などを有するため，一度に大量服用すれば，心伝導障害，完全房室ブロック，心房細動，心室細動が急速に生じ得る．これらが昂じれば，心停止に至ることもある．

　本例の場合，退院時に家族に服薬管理をお願いすれば，このような事態へ発展することはなかったと思われるが，幸いにも1週間の投与であったため，致死的な状態へ発展することはなかった．うつ病患者の退院に関して，最初の外来予約は1週間後が望ましいと言える．

　本例のその後の経過をたどると，退院10ヵ月後，多弁傾向となり，爽快気分，行為心迫，性欲の亢進などがみられる軽躁状態へ移行した．「世の中が楽しくて，自分を中心に回っている，お金を全部使いたい気分ですね」と語り，同時に嫁ぎ先の悪口を留めどもなく語りつづける状態が続いた．

　しかし，炭酸リチウムやレボメプロマジンなどの薬物療法の効果もあり，

2ヵ月後には軽躁状態も改善し，安定した気分となった．若い年代に発病したうつ状態は軽躁状態へ移行する可能性も考慮に入れておく必要がある．

その後，2年間精神科外来を通院し，完全寛解となり，治療が終了した．精神科医との出会いと救急医の援助および夫の理解がなければ，患者はこの大きなうつと躁のエピソードを乗り越えることは困難であったろう．

救急医のコメント

精神科患者退院をめぐる二つの責め

救急外来を受診した患者の入院適応の有無を決定することは，決してやさしい仕事ではないが，入院患者の退院のタイミングの判断は，これに負けず劣らず実は難しい仕事である．患者の病状，職業，家族背景，地域の医療機関（かかりつけ医）によるバックアップ態勢など，患者の予後を左右する多くの因子を総合して判断することが要求される．

入院の原因となった疾病が純粋な身体疾患や外傷であれば，診察所見や各種検査データなどが，退院の判断に資する重要な情報となる．しかし精神科疾患の場合には，外面からでは容易に窺い知ることのできない人間の内面に問題の中心が存在するために，客観的な判断は容易ではない．

一般に救急医が，精神科患者（あるいは精神的に大きな問題を抱えており，精神科医の対診を必要とする患者）の退院にまつわる問題で，対応に苦慮する場合は大きく分けて二つの場合が考えられる．

一つは，精神科に入院していた患者の退院のタイミングが早すぎたために，退院後病状が悪化し患者が病院に言わば舞い戻って来る場合である．この場合，精神科の外来を受診して担当医に病状を訴えてくれる場合はまだ良いが，しばしば本例のように自殺企図（自殺未遂）の形で再来する場合があり，最悪の場合には縊頸やビルからの飛び降りによりCPAOA（cardiopulmonary arrest on arrival：来院時心肺停止）の形で再来する場合があるだけに，救急医にとっては無関心ではいられない問題である．自殺未遂または既遂の患者が来院し，カルテを見て「最近精神科病棟から退院したばかり」という事実が判明した場合には，救急医はいつも「精神科的に何とか自殺を未然に防ぐ

手立てはなかったのか？」という思いに駆られるのも当然であろう．

　もう一つの場合は，救急病棟（ICUではない一般病棟）に自殺企図（自殺未遂）で入院した患者を退院させるタイミングの問題である．現実に多く見られる自殺企図の症例は，いわゆる"睡眠薬"を過量に服用し，意識障害を呈して救急外来を受診し，胃洗浄や下剤の投与といった型通りの処置により24時間以内に意識清明となる患者である．

緊急時を脱した患者の管理は

　意識障害が強い時期には，身体的治療や看護が中心になるために，当院ではこのような患者はとりあえず一般病棟に収容している．しかし真の問題点は意識障害が回復してからあとの対応の仕方にある．いったん意識が清明となれば，このような患者は一般に身体的には障害がないために，院内で自殺の再企図の恐れが常に付いて回る．そこで意識障害から回復した自殺未遂患者は再企図防止のために看護婦を初めとする医療スタッフの厳重な監視下に置かざるをえないことになる．

　ところが一般病棟に勤務する看護婦の数には限りがあり，特に夜間は二人勤務が普通であるため，他の入院患者の存在も考えれば，当然自殺未遂患者の監視に専念するわけにはいかない．救急担当医はこのように自殺未遂患者の存在が病棟全体に影響を与えることを少しでも回避するために，できるだけ早期の退院を考えがちとなる．

　ところが意識障害から回復したばかりの自殺未遂患者は，身体的にはともかく，精神的にはまったく痛手から立ち直っていない状態であるから，精神科的には退院の適応にはない状態である場合が多い．このような状況にある患者は，救急医が担当するよりは精神科医に委ねたほうが良いことは明白であるため，精神科病棟への転科転棟を精神科医に打診することになる．

真の軽快退院を目指して

　しかしながら現実にはいつもスムーズに救急医から精神科医にバトンタッチできるとは限らない．その理由は精神科病棟が満床で転科転棟できなかったり，精神科医からみると「精神科入院の適応がない」との判断される場合もありうるからである．いずれにせよ患者の行き場がなくなってしまうことのないように，救急医は四苦八苦して患者の受け入れ先を探すことになる．受け入れ先は近医の精神科医であることが多いが，地域医療事情あるいは合併する身体疾患のために，かかりつけ医である内科医に依頼せざるをえない

こともある．

　救急医の使命は急性疾患（あるいは疾患の急性期）をみることであり，いったん急性期を脱した患者が救急医の手を離れてゆくのは当然のことである．しかしここで示されたうつ病患者にしばしば見られるように自殺未遂症例の場合には，精神面まで含めた「真の軽快退院」を目指す必要があることを救急医は忘れてはならない．

文　献

1) Kraines S H：Mental Depressions and Their Treatment．MacMillan Comp., New York，1957．（大原健士郎，岩井　寛訳：うつ病の本態と療法．文光堂，東京，1967．）

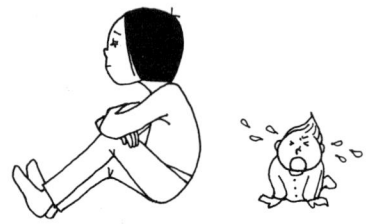

第1章 自殺企図

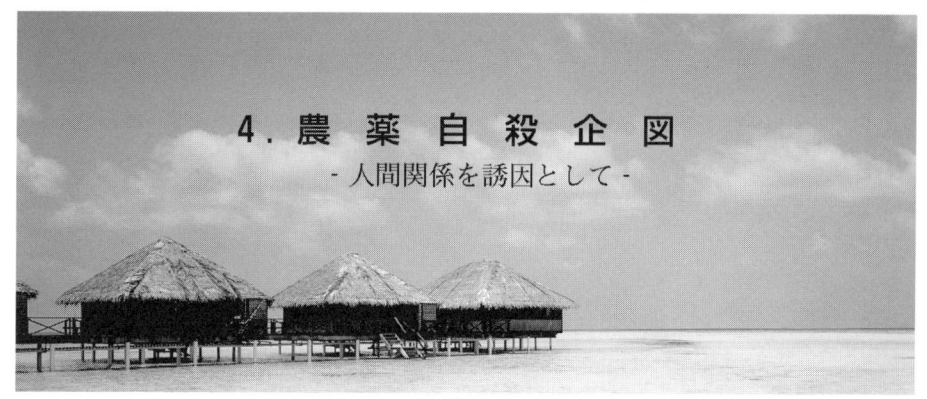

4. 農薬自殺企図
- 人間関係を誘因として -

ポイント
40代後半おける職場の配置転換，中年夫婦間の危機など，人間関係を背景とした問題で自殺する人が増えている．

自分の感情をうまく表現できない人が自殺未遂に至っているケースが多い．日頃から，感情をうまく表現することが予防につながる．

農薬が自殺の手段として用いられる現象が，農業を主体とする地域の救急医療の中で，問題となってきている．これまでに，岩手県，茨城県，埼玉県，岡山県，香川県，福岡県，佐賀県の各地域の総合病院で，農薬による自殺企図に関する報告が精神科救急の立場から報告されている[1]．

本現象は，わが国だけではなく，アメリカ（南フロリダ州），スリランカ，インド，ヨルダン，デンマークなどで見られる一方，自殺防止のために販売が規制されている国もある．わが国では，家庭用品や園芸用品を取り扱うスーパーの店頭に置かれ，農薬が消費者の手に入りやすい現状がある．

農薬自殺企図の一症例を提示し，農薬を使用して自殺企図を試みた患者にどのような心理的な問題や身体的な問題が生じるのかを考えてみたい．

46歳の女性

主　　訴　死にたい．
家　族　歴　同胞や子どもに精神障害に悩む人はいない．
生活歴・現病歴　農家の家庭に生れた．3人同胞の末子．元来，活動的で明朗な性格．何で

23

も自分でしなければ気が済まない性格．高校卒業後，農協の金融関係の仕事に勤務．25歳時に結婚．4子をもうけた．

家庭と職場の人間関係

現在，義理の両親と夫，子どもの8人家族．夫婦間の人間関係が以前からうまくいっていなかったという．長年，農協の事務として勤務してきたが，平成X年3月29日に突然の配置転換が行われた．保険を取り扱う仕事に変わり，仕事についていけないことを家族に漏らしていたという．

さらに，患者の話では「部署が異なるが，同僚に苦手な人がいる．その方と自分とが突然同じ部署で働かなければならなくなり，どうしようかと思った．仕事の内容もまったく異なるため，最初から憶えていかねばならないし，その人とずっと付き合っていかなければならない」という思いもよらない状況に患者は追い込まれた．

同年3月30日，18：30に帰宅し，夕食の支度をし，23：30に床についた．しかし，3月31日，午前0時20分，うめき声を出して倒れているのを隣で寝ていた夫が発見．救急隊へ連絡し，同日，0時32分，市民病院救急部を受診．受診時に農薬の臭いがし，枕元に「スミバッサ」という有機リン系の農薬の瓶が転がっていたため，生命の危険もあり，同日当院救急部へ搬送された．

救急受診時に胃洗浄・グリセリン浣腸・輸液・プロスタルモンFとパントールの混注・PAMの投与・イレウスチューブの挿入後に活性炭とマグコロールによる腸洗浄，などの治療が行われ，同日救急部病棟に入院となった．

救急部における入院後経過

入院時には意識障害があり，会話は困難であったが，翌日には医療スタッフの質問に対して，うなづくことが可能となった．翌日，精神科コンサルテーションがなされ，コンサルタントが「眠れないですか」と質問すると，首を縦に振ることができた．病室では，患者は3人の娘さんに囲まれていた．

「精神科の病棟でしばらく休養しましょう」と勧めると，ジェスチャーで答えることができた．一時，誤嚥性肺炎で集中的な治療を必要としたが，徐々に全身状態は改善し，呼吸困難などの深刻な訴えが見られなくなったため，4月5日に精神科へ転棟した．

精神科における入院後経過

転棟時に自殺に追い込まれた状況を患者に尋ねても，うまく答えることができなかった．睡眠，食欲，身体症状（咳）などを中心とした問診を重ねるうちに，4月12日に自殺を考えた動機を少しずつ語るようになった．職場内の人間関係の問題，父親が肺癌で亡くなったことなどを語るが，動機についての返答は曖昧であった．

夫婦関係の修復

抗うつ薬（ミアンセリン・フルボキサミン）の投与によって，4月19日には抑うつ気分の軽度の改善が認められ，徐々に笑顔も見られるようになり，抑うつについて自ら訴えることが可能となった．抑うつ気分の改善とともに，「お前は病気ではない」という夫の言葉に対して，ひどく怒りを感じるようになった．患者が夫を信頼していないことも同時に明らかとなった．夫に対する怒りの感情とともに，一方では将来どうしていけばよいのか前向きに考えることがで

きるようになった.

　5月下旬に外泊を試みたが，まだ外泊直後の状態は不安が強く，外泊は早急であるとの印象を受けた．外泊時の夫との関係を尋ねると，「ささいなことで，イライラし，喧嘩寸前になってしまった」と述べ，現在，夫婦関係の調整が重要な課題となっている．

精神科医のコメント

農薬自殺の現況

　農薬自殺企図に関して，我々が過去に報告した昭和59年4月から平成1年3月までの救急部受診患者の調査結果[1]から，農薬自殺企図患者の年齢分布において，50歳台が43名中15名（34.9％）と最も多く，この結果はインドやヨルダンでの若年層に多いという調査結果とは異なっていた．

表1　誘因

内容	患者数
人間関係　夫婦　8名 　　　　　親子　3名 　　　　　異性　2名	13名（30.2％）
身体疾患	9　（20.9％）
精神疾患	7　（16.3％）
生活環境	5
職業	3
経済面（借金など）	3
不明	3

表2　精神科診断名

ICD-9	患者数
躁うつ病（うつ状態を含む）	11名（25.6％）
アルコール・薬物依存	6　（14.0％）
急性ストレス反応	5　（11.6％）
精神分裂病	4
人格異常	3
不適応反応	3
器質精神病状態	1
神経症	1
妄想状態	1
不明	8
計	43名

誘因では，**表1**に示すように，夫婦・親子・異性などの人間関係が13名（30.2％）と最も多かった．精神科診断名（ICD-9）では，**表2**に示すように，躁うつ病（うつ状態を含む）11名（25.6％），次いでアルコール・薬物依存6名（14.0％）などの調査結果が得られている．すなわち，中高年期における人間関係を背景として，農薬自殺企図が生じている現状を物語っている．この現象は佐賀県に限らず，他の地域にも同様な傾向があるようだ．

　最近の精神科コンサルテーションの依頼件数を調査すると，農薬による自殺企図は一時減少したかのように思えたが，当院救急部の受診患者を見ると，再び，農薬自殺企図患者は増加傾向にある．使用した農薬によっては致死的な呼吸困難が生じるため，救急の現場では深刻な問題となっている．

　本症例では，40代後半における職場の配置転換，中年の夫婦間の危機など，人間関係を背景とした問題が自殺企図の誘因となっていた．多くの自殺企図に共通する問題であるが，自殺前に人間関係における重大な失敗が誘因となっている可能性が高い．

　また，その誘因を言葉として表現することができず，自殺という衝動的な行動で表現されることも注意を要する．多くの患者は，自殺する以前に沈黙し，言語による表現能力を失っていることが多い．さらに，入院環境においても，当初はうまく自分の感情を表現できないことに注目すべきである．

うつ病の病理

　一般に，重要な対象を失うという対象喪失，そしてうつ病に至るものは，一般の人が体験する喪失と異なり自分自身の貧困いわゆる自己喪失が生じると言われている．うつ病の基本的な問題点は，helplessness（助ける人がいない，失望）に集約される．うつ状態そのものが，このhelplessnessの感情的な発言であるとしたら，圧倒される人間関係，どうにもならない病気，孤独や不信感などの状況で生まれてくる感情であるとも言える．

　一方では，怒りの感情が自分に向けられた状態がうつ病の自責感であるとすれば，本症例のように，回復期に見られる夫への不平不満といった感情は怒りが外側に向けられた現象とも言えるだろう．自殺企図を予測することはきわめて難しいことであるが，いずれにしても，日頃から感情をうまく表現することが予防につながると言えるだろう．

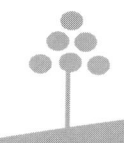

救急医のコメント

倒れている患者の鑑別

　農薬による服毒自殺を図って救急外来を受診してくる症例は，ここでも述べられているごとくうつを背景とした中高年の患者が多く，希死念慮の度合が強く，中毒による重症度も高い場合が多い．これは睡眠薬を服用して自殺を図る患者に若年女性が多く，かつ軽症例が多いこととぎわめて対照的である．自殺企図による農薬中毒患者は，精神的にも身体的にも深刻な状況にある患者が多く，救急医にとっては診療上きわめて緊張を強いられる救急患者と言えるだろう．

　病歴がはっきりせず「倒れていた」という主訴で患者が来院した場合に，まずバイタルサインのチェックや丹念な診察を行うのは当然であるが，両側の瞳孔がpin point状態である場合には，①有機リン中毒，②橋出血，③麻薬中毒（モルフィン），の三つを鑑別診断として考えるべきである．このうち麻薬中毒は日本では稀であり，また橋出血はかりにすみやかに診断できたとしても予後を変えられない場合が多い．有機リン中毒はすみやかに診断できれば以下に述べる種々の治療法により予後を変え得るので，見逃しは許されない．口周辺に薬物の臭いがしないか，胃洗浄時に特有の臭いを持つ白く濁った液体が出てこないかをチェックすべきである．また農薬中毒を疑う場合には，必ず家族に自宅または患者を発見した場所の周辺に農薬の瓶などがないかをチェックしてもらう必要がある．

農薬中毒の救命救急

　実際に使用される農薬で多いものは有機リン製剤とパラコート製剤であるが，ここで呈示した症例で使用された有機リン製剤について述べる．有機リン製剤は一般には殺虫剤として使用されており，40種類以上存在し，その剤型も乳剤，水和剤，粉剤，粒剤と様々である．

　有機リンはAChE（acetylcholine esterase）阻害作用を有し，その結果コリン作動性神経終末にアセチルコリンが過剰に蓄積するため，縮瞳，発汗，流涎，筋攣縮と言った症状を呈し，重症例では，徐脈，呼吸障害，肺水腫，

昏睡状態となって死亡する．血液検査データでコリンエステラーゼ活性が低下することが重要な手がかりとなる．

治療は早期に徹底した胃洗浄，腸洗浄を行い，活性炭，下剤の投与，浣腸を行って消化管内の有機リンを可能な限り除去する．有機リン中毒では時間が経つとイレウスを生じることがあり，いったんイレウス状態になると消化管からの有機リンの吸収が増加してしまう．したがって浣腸や下剤に加え，プロスタルモンFやパントール，腹部マッサージなどを併用することによって消化管の運動を亢進させ，できるだけすみやかに消化管内の有機リンを排泄させることが重要である．なお，救急外来では誤嚥性肺炎を防ぐため，意識障害のある例では気管内挿管をしてから胃洗浄を行うよう努めるべきである．

有機リンの拮抗薬としてPAM（パム，pyridine－2 aldoxine methiodido）が存在する．PAMはAChE活性を復活させる作用があるが，服毒後時間が経つと有効でなくなるという欠点があり，現在の有機リン製剤の主流であるフェニトロチオンやマラチオンに対しては24時間以上経過するとほぼ無効となる．アトロピンは有機リンが代謝排泄されるまでの対症療法的拮抗薬として用いる．

文　献

1) 佐藤　武，武市昌士：総合外来精神医学に関する調査研究―Ⅲ―農薬自殺企図の実態　精神科治療学
　 7：161-168，1992．

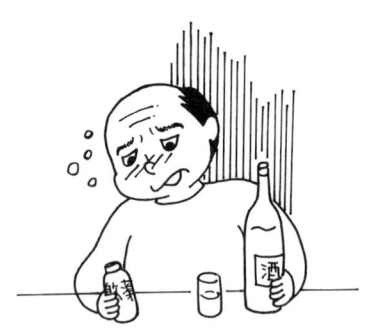

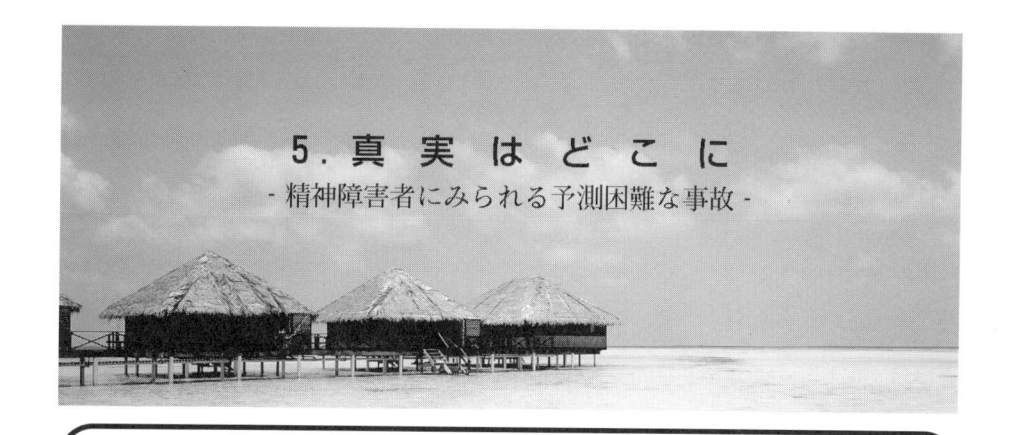

5. 真実はどこに
－精神障害者にみられる予測困難な事故－

> **ポイント**
> ある些細な出来事を契機に突然興奮状態となり，予測がつかない事故，すなわち自殺企図のために救急部を受診することがある．
>
> このような不安定な状態に至っている患者に対して，家族や医療スタッフは，ひたすら患者のことばを聞くことに専念したほうがよい．

　救急部受診時に，関係者からなるべく多くの情報を収集するように日頃から努めているが，その情報がどれだけ正確であるのかはわからないことがある．特に，精神障害にみられる事故には，予測が困難な事態も多い．

　数分前にはごく普通に生活できていた人が，ある些細な出来事を契機に突然興奮状態となり，思わぬ事故に結びつくこともある．精神科臨床がなぜ難しいかというと，人の行動を予測するのが極めて難しいからである．したがって，救急医は受診時に家族やその場に居合わせた人からより正確で多くの情報を引き出すように試みるが，その情報は情報の一部として，もう一度全体を見直すことも重要となる．

得られた情報では

　ここでは，精神症状の悪化に伴い，タバコをまとめて飲み込んだという家族からの情報で，患者は救急部に搬送されたが，その後の経過から予想外の傷病が存在していたことが判明した症例を提示する．本症例を通じて，不確かな情報による先入観の問題と，どのような情報であれ全体的にチェックしなければ思わぬ事態へと発展する可能性があることを強調したい．

　特に，精神障害を有する患者の救急部受診に際しては，予測が困難な事態

を想定しておくことが重要であると思われる．

29歳の男性

主　訴　（意識障害）

家族歴　特記すべき所見はない．

生活歴および現病歴　本来，引っ込み思案な性格である．2人兄弟の次男．両親は健在である．中学までは順調に社会的に成長していったが，高校に入学して1ヵ月後，はっきりした原因もなく，不適応状態となり退学した．その後，看板屋の見習として約6年間勤務し，自営業も手伝いながら，どうにか経済的に自立した生活を送っていた．

いつしか病勢が…

平成X年10月頃より，職場の仕事が暇となり，次第に職場の上司との人間関係がうまくいかないようになった．平成X+1年1月頃より，考える力がなくなり，自分が自分でなくなるなどの離人感を伴う不安状態がみられるようになった．特に，緊張する場面ではひとりでぼそぼそと話すような独語がみられ，次第に支離滅裂な会話となり，「自分の悪口がいわれている」「自分は仕事をさせられている」などの幻聴体験やさせられ体験，すなわち自我意識障害がみられるようになった．

同年3月，当院総合外来を受診し，精神科へコンサルテーションがなされた．幻覚妄想状態に対して，抗精神病薬を用いた薬物療法が開始され，その効果もあって表情の硬さや知覚や思考障害は徐々に改善した．しかし，昼間に異常体験が増悪したり，異常体験に支配された場合，全く別の人格に変容するというエピソードは続いた．家族のサポートが十分であるため，症状の増悪の際も入院に至らず，外来にて治療が継続された．寛解状態に至るまでには約1年間を要した．

その後，何度かの小さなシューブ（再発）がみられたが，その際には外来にて薬物を増量したり，十分な時間をとって，患者や家族とともにどのように対処すれば，患者本人が楽に生活できるかなどを話し合い，入院までには至らなかった．

ある日突然に…

平成X+8年3月13日，前日は全くどうもなかったのが，この日に限って，朝から落ち着かず，タバコをたて続けに30本ほど吸ったという．さらに，缶コーヒーを9本飲み干し，それでも落ち着かないため，家族は眠前薬のベゲタミンBを2錠服用させた．同日，午後3時30分，タバコを食べたような形跡があり，そのまま玄関に転倒しているのを近所の人が発見し，呼びかけても反応がないために，救急車を呼び，すぐに当院救急部に搬送された．

救急部受診時の意識レベルは，刺激しても覚醒しないが，痛み刺激に対し，払いのけるような動作がみられるため，Japan Coma Scale Ⅲ-100に該当した．後頭部に打撲痕および右肘関節骨折があり，瞳孔のサイズは6mm/6mm，血圧70/45 mmHg，脈拍110/min，SpO_2 93%（ルームエアー）であった．タバコを食べたという情報から，すぐに胃洗浄を行い，胃内容に多量のタバコが確認された．

ニコチン中毒による意識障害？

意識障害の原因は，タバコ摂食によるニコチン中毒の可能性が高いと考え，十分な胃洗浄および活性炭の注入などが行われた．しかし，血算の結果では，RBC 354万/μl, Hb 11.7 g/dl, Ht 32.4％, Plt 12.6万/μlであり，貧血および血小板減少の所見が見られた．頭部に打撲痕があるものの，それほど重症ではないため，タバコを食べた後に意識が消失し，玄関のコンクリートに転倒したための外傷である可能性が示唆された．

しかし，時間の経過とともに，Hbは10.6 g/dl, 8.5 g/dlまで低下し，意識の回復とともに腰背部の疼痛を訴えたため，腰部X線検査が施行された．その結果，右仙腸関節離開，右腸腰動脈損傷の所見が得られ，放射線科医により塞栓術が施行された．

次々新たな事実が…

さらに，意識レベルは徐々に回復してきたが，まだ意識の変容がみられるため，頭部MRI検査がほぼ同時期に行われた．その結果，脳内多発性出血，外傷性出血（脳幹部の軸索損傷および多発性脳挫傷）の指摘がなされ，特に橋出血という重大な損傷が明らかとなった．当初，意識障害の原因はニコチン中毒と考えられたが，検査を進める中で，新たな重大な問題点が次々に発見され，家族の情報からでは予測がつかない事態へ発展した．

脳外科医，整形外科医，放射線科医による共同治療の結果，幸いにも，橋出血は時間とともに改善し，貧血の所見も塞栓術以降は徐々に改善した．同時に意識レベルも改善したため，入院1ヵ月後に精神科へ転棟となった．その後，2ヵ月間，リハビリテーションを行い，車椅子での歩行も可能となり，退院の運びとなった．現在も，外来にてリハビリテーションおよび精神科外来治療を継続しているが，精神症状は比較的安定し，順調な回復をみせている．

情報と事実の兼ね合い

以上を総括すると，当初タバコを摂食したための意識障害と考えられたが，種々の検査から明らかにされた事実をあわせると，タバコを摂食した後に，2階から飛び降り，骨盤骨折，動脈損傷，頭部外傷（橋出血）を負い，玄関に転倒したところを発見され，救急部に搬送されたというのが最も妥当なストーリーであると考えられた．言うまでもなく家族の情報は重要ではあるが，一部の情報に左右されずに，全体をもう一度見直して，予測困難な事態を想定することが不可欠であると思われた症例であった．

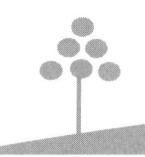

精神科医のコメント

自殺未遂の発生頻度

米国の調査では，救急科症例の1〜2％，集中治療室入室症例の5％，一般内科入院症例の10％が自殺未遂によるものであると報告[1]されている．精

神分裂病（統合失調症）症例のおおむね10％が自殺によって亡くなっており，大多数の症例では再燃からの回復期あるいは抑うつ期に自殺にいたる．

新たに診断された若年男性症例，慢性の経過を辿り頻回の病像悪化を呈する症例，深刻な精神病理を抱え機能障害がありながら退院した症例，現実を見つめさらなる精神的な衰えに恐れを抱いている症例に自殺の危険は高い．また，アカシジアや急激に抗精神病薬を中断した症例でも自殺の危険性は高まる．精神分裂病（統合失調症）や精神病性の特徴をもつ躁病やうつ病の症例で幻聴（自分自身を傷つけるような指示）が認められる場合には，自傷の危険性はおそらく高まるはずであり，予防する必要がある．

本症例は，慢性の経過を辿り頻回の病像悪化を呈する症例であり，これまでも何度かの自殺企図がみられた患者であった．患者の状態が悪化する背景として，家族の感情表出 expressed emotion (EE)の問題がある．再発を予測する主要な社会心理的因子の中で，EEの測定項目として，批判的コメント，敵意，感情的巻き込まれ過ぎ，暖かみ，肯定的言辞が含まれているが，再発に関係しているのは，これまでのところ，批判・敵意・巻き込まれ過ぎの3項目が指摘されている．

鎮静系医師と賦活系医師

感情表現が激しい家族に精神分裂病（統合失調症）の再発率が高いことがすでに報告されているが，患者の場合も同様であり，家族が表現する感傷的なことばが患者の繊細な性格に何らかの影響を与えていたように思われる．精神科で使用される向精神薬には大きく鎮静系薬物と賦活系薬物に分類されるが，治療者のタイプにも患者にとって，鎮静系医師と賦活系医師に分けられるような印象をもっている．

すなわち，鎮静的医師では患者のことばをひたすら聞くことに専念し，自らの意見や考え方を患者に表現しないタイプであり，一方賦活系医師では，患者のことばに聞き入るが自らの考え方を提示し，どちらかといえば，医師側のことばが相対的に多いタイプである．実際には，患者に対していつも同じスタンスではなく，時には鎮静的に，時には賦活的に対応していると思われる．本症例の場合，振り返ってみると，面接中に治療者のことばが多すぎる時，面接が終了した後に患者の異常体験が悪化しているようなことがあった．

患者への対応は

独語が増えたり，妙に退行して，「これからは食事はとらない」などと待合室全体に響くほどの大声を上げたりした．患者にとって，家族および治療者のことばが繊細な性格に動揺を引き起こし，精神症状を不安定にしている可能性が示唆された．このような観察を通じて，本症例に対する家族および治療者自らの姿勢を変えることで，患者の病像悪化を予防することができるのではないかと考えられる．

救急医のコメント

時間外診療に加えて

一般に救急外来での診療，特に夜間や休日の救急外来での診療は，平日の昼間に診療することに比べて様々な点で不利な条件が揃っている．例えば諸検査が直ちに行えるわけではないことや，各専門科へのコンサルテーションが自由にできるわけではないことなどが挙げられる．

このような場合に救急医は，これらの不利な点を補い，重大な誤診を防ぐために「診療の基本に立ち返る」ことをモットーにしている．それはどのような状況下でも利用可能な基本的情報である「問診と身体所見」を重視し，たとえ最終診断をその場でつけることができなくても，せめて患者のマネジメントの方向性を誤らないように心を砕くことである．

ところが精神科疾患を持つ救急患者の場合には，この問診で得られた情報がしばしば当てにならず，救急診療のピットフォールに陥る危険性をはらんでいる．ここでは，家族の話だけでは事実関係を十分に把握できなかったために，受診当初は重症多発外傷としての認識ができなかった症例が報告されている．精神科患者で情報を把握することの難しさを示すこのような事例は決して少なくない．

発生経過の不確かな場合

筆者らはほかにも，「原因不明の意識障害」として搬入されてきた若年女性の部屋のごみ箱から，後刻家族が大量のブロムワレリル尿素を含むかぜ薬の空箱を発見し，自殺企図による薬物中毒と判明した症例[2]，「薬物中毒に

より痙攣が頻発している」との認識で診療を開始した精神分裂病の女性が，実は大量の飲水による低ナトリウム血症によって痙攣を起こしていた症例[3]，「原因不明のショック」として搬入され，S状結腸軸捻症だったことが判明して緊急手術となった精神分裂病の男性症例[4]，前額部に奇妙な外傷を負い錯乱状態を呈して来院し，当初傷害事件を懸念したが，実は病的酩酊と自損事故であったことが判明した若年女性の例[5]など様々な症例を経験している．

総合的な判断ができる修練を

これらの症例はいずれも本人に意識障害や全身状態の悪さがあることに加えて，周りにいる家族等の人たちも経過を十分に把握していなかったために，なかなか真の状態を見ぬけなかったケースである．このように精神科疾患を持つ救急患者の場合には，問診を頼りにして事態を把握しようとしても限界に突き当たることがある．

その場合にピットフォールに陥らないためには，症状やバイタルサイン，それに身体所見といった目の前にある事実を重視し，これらが生じる原因はどのような疾病がありうるのかを考察してゆく方がより確実性がある．そのためには症候や身体所見から原因疾患，鑑別疾患を想起できる力を日頃から磨いておく必要があるだろう．

文　献

1) 岸　泰宏：第5章自殺患者．MGH総合病院精神医学マニュアル（ネッド・H・カセム編著，黒澤　尚，保坂　隆監訳），pp. 65-81, メディカル・サイエンス・インターナショナル，東京1999.
2) 加藤博之，早川正樹，岩村高志　他：救急外来で遭遇する精神科にコンサルトが必要な意識障害．綜合臨牀　49：205-207, 2000.
3) 加藤博之，川渕久司，伊藤栄近　他：薬物過量摂取とともに水中毒による意識障害，頻回の痙攣を呈した精神分裂病の1例．治療　81：1425-1428, 1999.
4) 加藤博之，江村　正，高島敏伸　他：精神科患者の身体疾患への対応－Generalistのための診療の心得．JIM　7：756-757, 1997.
5) 加藤博之，早川正樹，岩村高志　他：救急医を悩ませた譫妄状態を呈する病的酩酊患者．綜合臨牀　48：2718-2720, 1999.

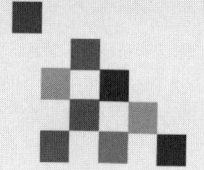

第2章 身体合併症

1. 熱傷による自殺企図患者/ 37
2. 発熱を呈する精神科患者について/ 45
3. 慢性難治性疾患との戦い/ 51
4. 癌恐怖と自殺企図/ 57
5. 精神障害者における異物誤飲/ 63
6. 交通事故後にみられる精神障害/ 69

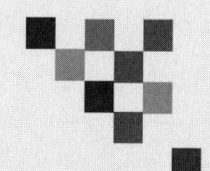

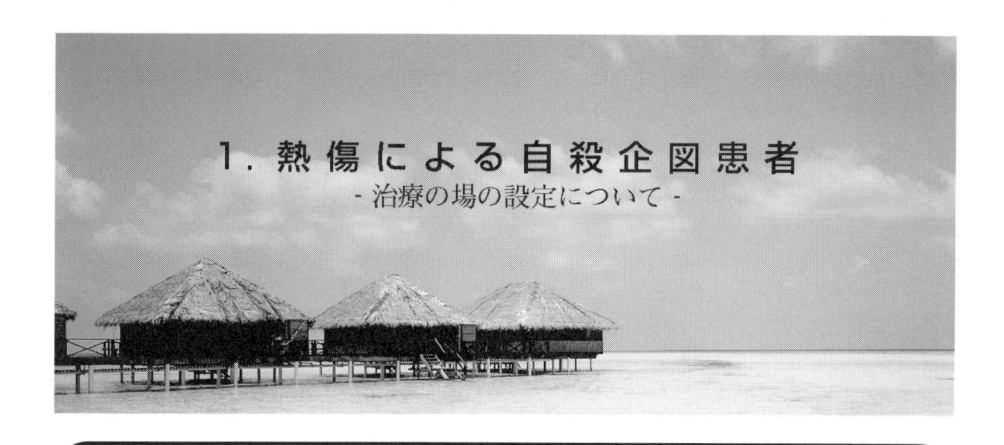

1. 熱傷による自殺企図患者
- 治療の場の設定について -

ポイント

熱傷による自殺企図は，気道熱傷と一酸化炭素中毒の鑑別を行い，適切な病棟での入院治療が重要である．

熱傷患者の精神的問題は急性期，中間期，後期に分類される．自殺企図の予測は困難であるが，治療施設の構造の問題と家族の支援がどの程度得られるかが重要である．

一般に重度の熱傷で救急受診した患者の場合，生命の危険を伴うため，ICUに入室のうえ，ショックの予防および集中的な治療が行われる．同時に感染の予防と治療，疼痛やせん妄の管理がそれぞれの専門家の協力の下に行われる．しかし，自殺企図による軽度〜中等度の熱傷を伴う精神障害者の場合はどうであろうか．

自殺企図自体が精神的に重症と判断される場合もあり，精神科専門治療施設に入院して指示された皮膚科的治療を受けるのがよいのか，総合病院の精神科病棟に入院して，皮膚科医による専門的な治療を受けるのがよいのか，症例によっては，その判断が難しい場合がある．

自殺の再企図が十分考えられる熱傷患者の治療をめぐって，より安全で確かな治療の場の設定を考えさせられる症例に出会ったので，以下に紹介し，自殺企図による熱傷患者の包括的な治療を考えたい．

65歳の女性

主　訴　熱傷，自殺企図，うつ状態

生活歴・現病歴　生来，生真面目，几帳面．気の強い性格であった．母親は本人が10～12歳時に死去し，父親は本人が28歳ごろに死去した．地元の中学を卒業後，28歳時に結婚．二人の子供に恵まれ，35歳ごろより20年間土木作業の仕事に従事していた．これまで，特に精神的な問題はみられず，夫，息子夫婦と二人の孫の6人生活を送っていた．

発病のきっかけは

平成X年12月12日，夫の母親が死去．初七日までは特に問題なかったが，14日ごろより，周囲の方が自分の悪口を言っているような気がし始め，不眠，不安，焦燥がみられるようなった．同じことを何度も繰り返し確認したり，部屋にじっとしておれずに，ウロウロする行動が認められた．

平成X+1年1月，祈祷師へ相談．祈祷場でくじを引くと，「隣のおじいさんが祭られていないので，あなたに憑いている」と言われ，その後，憑依妄想様症状が出現するようになったため，当院精神神経科を受診（初老期妄想状態）．入院治療の必要性があり，精神科の専門病院へ紹介入院となった．退院後も投薬を受けながら，土木関係の仕事に従事していたが，不景気もあり仕事がなく，自宅で家事を手伝っていた．

たびたびの自殺未遂

平成X+5年2月，A病院から近くのB病院へ通院治療を変更．一時，不眠，憑依妄想，抑うつ気分などの症状の増悪がみられたが，通院治療にて寛解していた．しかし，同年12月18日に七年忌が行われ，その際に以前の症状が再燃したため，祈祷師へ相談．祈祷師から以前と同様の指示がなされ，家族ぐるみに供養したが，その効果はなく，同年12月24日にB病院に入院．拒食・拒薬・被害妄想がみられ，自殺企図の可能性がみられたため，閉鎖病棟へ転棟．3ヵ月後に寛解し，退院．

平成X+6年6月21日　5日分の投薬を一度に服用し，救急車にて当院救急部へ搬送．その後，B病院の外来治療が継続されたが，自殺念慮は持続し，自殺未遂も数回みられた．同年8月5日午後4時30分ごろ，夫が2～3分目を離した隙に，玄関先で新聞広告を首に巻きつけ，ライターで火をつけ，それがさらに木綿の着衣に着火し，受傷．夫が発見し，すぐに当院救急部を受診．

耳鼻科医による診察の結果，気道熱傷は否定され，精神科コンサルテーションが依頼され，当院皮膚科に緊急入院となった．皮膚科医の診察では，「受傷部位は躯幹に限られており，落ち着けば，すぐに歩行可能となる」とのコメントであった．

熱傷受傷後ひとまずは

翌日，患者の精神状態は比較的安定していたものの，入院前までの頻回の自殺企図から考えると再企図防止が第一の問題であると判断された．さらに，精神科病棟の観察室が満床であったため，同年8月6日，皮膚科医はいないが，内科医と精神科医が勤務している精神科専門医療機関であるC病院へ転院となった．

転院後の採血結果では，総タンパク4.0 mg/dl，アルブミン2.2 g/dl，血小板9.3万/mlと増悪傾向を示し，全身管理の必要性が高くなったため，同年8月9日，C病院から当院皮膚

科に再入院．全身状態が安定したため，同年8月12日，当院精神神経科へ転科となった．

転科時所見とその後の経過

体型はやせ型で無表情．動作は緩慢，意識レベルは正常．胸部，上腕，頸部に合計約10％のⅠ～Ⅲ度の熱傷が認められた．肺炎などの合併症はない．喀痰培養によりMRSAが検出．血液検査では，AST（IU）253，ALT（IU）364，ALP（IU／l）969，CRP（mg／dl）3.13であった．

熱傷に対しては，植皮術が必要であり，そのために肝機能の改善に当面の治療が行われた．向精神薬の投与は最小限とし，入院後6週目に肝機能の正常化を確認したうえで，全身麻酔下にて，前胸部・頸部のデブリードメント，中間層植皮術（両大腿部前面より採皮）が施行された．手術後3週目までの経過では，MRSAが検出されているものの，上皮化が進み，順調に回復している所見が得られた．

精神症状については，手術に対する不安が持続していたが，保証すると安心できるレベルであった．術後，睡眠障害が深刻となったため，一時睡眠導入剤を使用した．全体としては順調な経過を経て退院となった．特記すべき事項は，入院直後から歩行可能な程度の受傷と判断されていたものの，実際には手術後に至るまで自立歩行できず，歩行リハビリが必要であった点である．おそらく，精神症状としての失立失歩であったのではないかと考えられた．

救急医のコメント

熱傷の診断

救急外来に熱傷の患者が来院した際に，救急医が必ず行っていることは，熱傷深度の評価，熱傷面積の算定（**図1**）ならびに熱傷の重症度（**表1**）の判断である．熱傷深度は**表2**に示すように分類されており，受傷部の色調や針による刺激に対する疼痛の有無（pin prick test）によって判定している．熱傷面積は体表の何％（％BSA）が受傷面積かを正確に判定することは実際上なかなか困難な場合があり，受傷後1～2日経ってからの再評価が必要である．重症度を左右する因子には熱傷の面積，深度，受傷部位，年齢がある．実際には表2に示すようなArtzの基準を用いて判定するのが便利である．この基準を用いることにより，入院適応の有無につき考えることができるからである．

気道熱傷とその鑑別

実際の現場では気道熱傷の有無を判断することに救急医は大変気を配って

いる．なぜなら，気道熱傷に引き続いて生じる気道の浮腫によって容易に窒息を起こし得るからであり，また，いったん気道の浮腫が生じてからでは気管内挿管をすることは大変困難になるからである．このため気道熱傷が存在すると判断した場合には早期に気管内挿管や気管切開により気道を確保しなければならない．

　実際上，気道熱傷が存在するかどうかの判断は，本例で行われたように耳鼻咽喉科医の診察を受けることはもちろん大切であるが，それ以前に「眉毛や鼻毛がちぢれていないか」「口内にすすや発赤がないか」「痰にすすが混じっていないか」などの症状や所見も重要な手掛かりとなる．爆発事故等による熱傷の場合は熱傷のみならず，強い外力が加わることによる内臓損傷，骨折の有無も大切であり，熱傷に先んじて処置をしなければならない場合もあり得る．

　また火災等による熱傷の場合には熱傷ばかりに目を奪われず，一酸化炭素中毒の有無にも注意を払う必要がある．必ずCO－Hb濃度（％）を測定する．一酸化炭素中毒の典型的な症状として

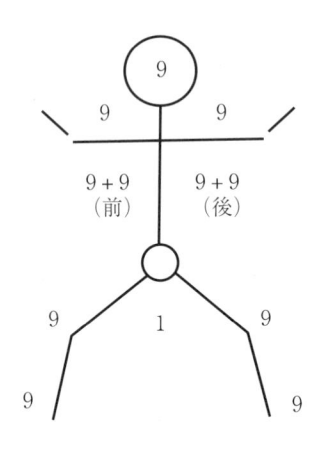

図1　9の法則

島崎修二：熱傷，化学損傷，電撃症．
日本救急医学会監修　標準救急医学第2版．pp.289-306,医学書院．1995，東京より

表1　熱傷深度の分類

	分類		外見	症状
表層熱傷	Ⅰ度	epidermal burn (ED)	発赤 紅斑	疼痛 熱感
	Ⅱ度	superficial burn (SDB)	水疱 赤疱	強い疼痛と 灼熱感
	ⅡD	deep dermal burn (DDB)	糜爛	知覚鈍麻
全層熱傷	Ⅲ度	full thickness burn (DB)	蒼白 羊皮紙	無痛性

島崎修二：熱傷，化学損傷，電撃傷．日本救急医学会監修 標準救急医学第2版．
　pp.289－306，医学書院，東京，1995．より引用

表2　Artzの基準の重症度

重症度	Artzの基準
1．重症熱傷 　　（総合病院にて入院加療を要する）	1．Ⅱ度　30％以上 2．Ⅲ度　10％以上 3．顔面・手・足の熱傷 4．気道熱傷 5．軟部組織の損傷・骨折の合併
2．中等度熱傷 　　（入院施設のある病院にて 　　　　入院加療を要する）	1．Ⅱ度　15〜30％ 2．Ⅲ度　10％以下
3．軽症熱傷 　　（外来通院にて治療可能）	1．Ⅱ度　15％以下 2．Ⅲ度　2％以下

島崎修二：熱傷，化学損傷，電撃傷．日本救急医学会監修 標準救急医学第2版．pp.289 − 306，医学書院，東京，1995．より引用

は，強い頭痛，嘔気，嘔吐，意識障害，痙攣などがある．また心電図上心筋虚血を示すことがある．一酸化炭素中毒が存在する場合には必ず100％酸素を投与し，高圧酸素療法を積極的に行うように心掛けるべきである．

連携診療が必要

さて本症例は初期評価の結果「入院が必要」と判断されたわけであるが，その際具体的にどのような施設に入院させるかが問題となる．「集中治療室に入室させるほど全身状態が悪いわけではないが，身体疾患があるために精神科病棟で管理するのも適切ではない」という精神科的問題を持つ症例を，実際上どこに入院させるかはいつも救急医を悩ませる問題である．

本症例のように，入院直後に意識障害があるわけでなく，自殺念慮が非常に強い場合には熱傷と自殺念慮のどちらが，より患者の生命を脅かすかを考え，精神病院での治療を優先する判断もあり得るかもしれない．精神科，皮膚科医，救急医が密接な連携プレーを行って総合病院内で管理できれば理想的かもしれないが，現実には「空床がない」等の理由で，いつもうまくゆくとは限らない．

熱傷患者で，特に植皮手術やリハビリテーションを必要とするような症例は長い治療期間が必要とされることが多く，患者の心理も移り変わってゆくのが普通である．やはり，その期間，その時期の創傷の状態や心理状態を考慮したうえで，最善の治療施設を考えてゆくしかないように思われる．

精神科医のコメント

　精神科医の役割は，熱傷による急性期治療あるいは皮膚科医による植皮術などの治療を患者が十分に受け入れられるように，精神症状の評価およびコントロールできる治療の場の設定を行うことにある．

　自殺企図後の熱傷患者に限らず，一般に熱傷患者の精神的問題は，概して急性期（受傷後早期），中間期，後期の三つに分類され，対処される．

1．急性期（受傷後早期）

　熱傷の急性期における精神的問題としては，意識がやや混濁した不安焦燥の強い状態がみられる．ショック状態に至った場合は，せん妄の出現をみる場合も多い．時に，幻視や幻聴がみられ，精神病状態と診断されることもある．このような場合，向精神薬を投与し，患者の異常体験を軽減することが先決である．患者の生命を維持することが何よりも重要視される．

2．中間期

　約6週間を経たころより，患者はやや抑うつ状態を呈する．例えば，失望，イライラ感，食欲の低下，無価値感などである．過眠か中途覚醒などの睡眠障害が出現し，身体的にもイライラ感が持続し，入院して身体が拘束された患者の場合，さらに，精神運動抑制がみられることもある．外傷についての罪責感は，実際の状況にそぐわないものである．集中力に欠け，自殺念慮を何度も抱く時期がある．新聞を読んだり，ニュースを聞いたりすることに興味を示さない．抗うつ薬への反応も悪いが，身体状態が改善するにつれ，個室での一人生活から他の患者とのコミュニケーションを持つようになる．

3．後期

　患者はより外界と接触を持とうとする．復職や復学を考えることも多い．外泊をしたり，外食へ行ったりできるようになる．しかし，退院後の環境が望ましくない場合，患者はこれまでの社会的活動にうまく適応できず，社会的に孤立しないように，家族の支援と相談が重要になっていく．

以上のようなプロセスを経て，熱傷患者は少しずつ社会復帰へと向かっていくのであるが，このような細かい観察およびサポートが精神科医の仕事である．皮膚科医は熱傷の部位の回復を詳細に観察および記載し，最善を尽くすように，精神科医は患者の熱傷からの心理的打撃から本来の自分を取り戻していく過程を詳細に記載し，援助していく．すなわち，身体的問題と精神的問題は平行して治療していかねばならない．

自殺企図の予測は

　熱傷患者の中でも，精神的問題を精神科的に考慮すべきさらに重要な問題は，自殺企図後の熱傷患者である．身体的治療を十分に受けるために最も大切なことは，再企図の可能性がどの程度あるかを評価することにある．熱傷（自殺企図）後も希死念慮が持続し，再企図の可能性が高い場合には，閉鎖病棟などの自殺のリスクを最小限にし得る治療の場の設定が肝要となる．しかし，再企図の確率をある時点で予測することは，時として困難であり，長期にわたる皮膚科的治療の中で，精神症状は継時的に変化し，「絶対安全である」と言い切ることは不可能である．

　また，主治医として長期にわたり診察していた患者の精神状態であれば，自殺企図後も比較的正確に把握できるが，本症例のように受診後に初めて診察し，その時点で自殺再企図の可能性を判断することはきわめて難しい．本症例では結果的には，再企図もなく，歩行さえもリハビリが必要であったため，皮膚科などの一般病棟での治療が可能であったのかもしれない．しかし，安全を第一に考えると，精神科病棟での管理が最適であったと思われる

希死念慮の評価と対応

　一方，自殺企図後の精神科患者が「我に返り」，精神症状（希死念慮を含む）が一時期やや軽快することをよく経験する．希死念慮に関しても，一時的に軽快する印象があるため，精神症状の評価はさらに重要となる．自殺企図直前の情報によって，希死念慮の状態を判断すると，やや実際より過大評価する傾向があるが，状況により精神科病棟での身体治療が受け入れられない時，これらの点を加味したうえで，一般科病棟での治療を継続することを選択すべき症例であったと考える．

　その際，家族の付き添いなどの自殺企図の確率を少なくする工夫が必要とされる．総じて，明らかに再企図が考えられる場合は精神科病棟（閉鎖病棟など）での管理ならびに皮膚科治療が最も適切であると考えられる．しかし

病床が確保できない場合，総合病院以外の精神科専門治療施設への転院を考えるより，短期的に一般科へ入院し，家族の付き添いや精神科コンサルテーションなどの援助を受けながら，自殺企図の危険性を最小限にした状態で，熱傷の急性期を乗り切ることがより良い治療と言えるだろう．

文　献

1) Bernstein N R：The burn unit. In Manual of Psychiatric Consultation and Emergency Care, eds. FG Guggenhaim, MF Weiner, pp. 297－305, Jason Aronson Inc., New York, 1984.
2) 島崎修二：熱傷，化学損傷，電撃傷．日本救急医学会監修 標準救急医学第2版．pp.289－306, 医学書院，東京，1995.

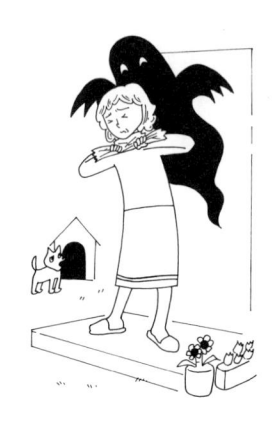

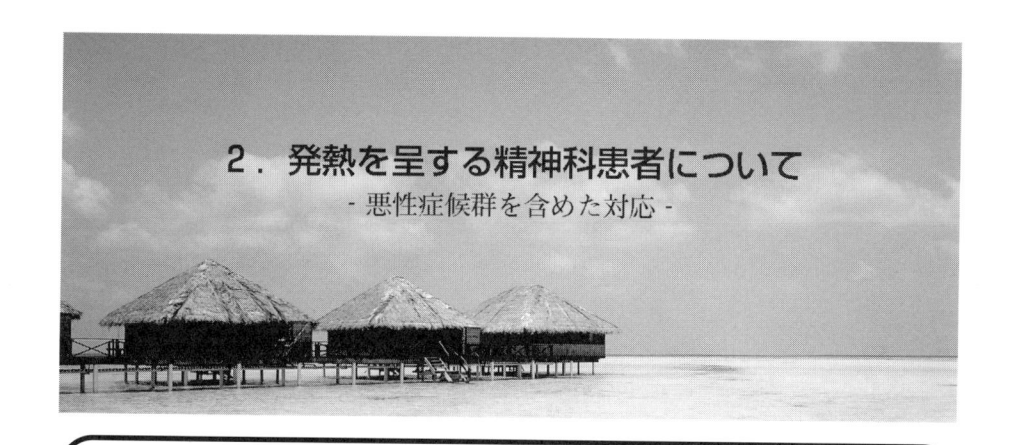

2. 発熱を呈する精神科患者について
- 悪性症候群を含めた対応 -

> **ポイント**
>
> 向精神薬を服用している患者で，高熱と意識障害を呈して救急部を受診してくる場合，まず悪性症候群の鑑別が重要である．
>
> 悪性症候群と似た病像を呈する重篤な疾患はいくつかあるため，救急医はすぐに悪性症候群と診断せずに，その鑑別診断を念頭に入れておくべきである．

　一般に向精神薬を服用している患者が高熱と意識障害を呈して，救急外来を受診してきた場合，診断として悪性症候群をまず疑うであろう．しかし，ほとんどの臨床医は悪性症候群について漠然とした知識しか持っていない．本症は多彩な症状を呈するため，実際の症例を経験しなければ，その重症度について把握は困難である．緊急に血液検査を行うことが可能であれば，CPKの異常高値は診断をより確実とするだろう．

　以下に向精神薬の長期投与を受ける精神分裂病（統合失調症）患者が高熱，意識障害，筋強剛を呈し，尿・血液検査ではCPKの異常高値とミオグロビン尿が認められ，悪性症候群が最も疑われたが，ほかに合併している筋融解症，急性腎不全，頸部膿瘍のために呼吸停止などを呈し，幸いにも各科専門医の協力にて，一命をとりとめた症例を提示する．

60歳の男性

主　訴　高熱，意識障害．
生活歴・現病歴　昭和40年ころに明らかな原因もなく幻覚や妄想が出現したが，数ヵ所の精

神病院で入院治療を受け，寛解した（診断名：精神分裂病（統合失調症））．しかし，意欲低下などの陰性症状が中核症状となり，自営農業を営みながら，家族4名で細々と生活していた．

近医の精神科クリニックにて外来を定期的に通院していたが，平成X年6月15日，39℃の高熱を呈し，頸部に炎症が見られたため，抗生物質を投与し，自宅にて様子観察となった．しかし，患者の精神状態は不安定となり，医師の指示に反して，患者はレボメプロマジン600mg／日を連日服薬していた．次第に，高熱，意識レベルの変容，尿が出ないなどの愁訴で，6月19日，救急車にて緊急受診した．

救急部受診時所見およびその後の経過　血液検査では，CPK 5,659 IU／l，GOT 265 IU／l，GPT 129 IU／l，LDH 804 IU／l，尿検査では，尿ミオグロビン600 ng／mlであり，筋原性酵素がいずれも高値を示した．病歴，臨床症状および検査所見から，悪性症候群の診断にて入院した．血清クレアチニン値は一時，2.5 mg／dlまで上昇したが，徐々に0.99 mg／dlまで低下したため，腎透析の必要性はなくなった．

頸部膿瘍の問題は深刻であり，気管の圧迫および呼吸停止みられたため，切開排膿術と気管切開術が施行された．その後，浮腫は順調に軽減して，気管開口部閉鎖が行われたので，8月16日，精神神経科へ転科した．

精神神経科では，長期臥床により下肢の筋力低下が目立っていたため，主に身体的なリハビリテーションおよび患者家族への教育に治療の重点が置かれた．家族全員が精神科治療を受けており，経済的な問題にも対処した．患者は一時，周囲の指示を受け入れられず，点滴や服薬の拒否などが見られたが，歩行可能となるにつれ，精神状態も安定してきた．約3ヵ月間精神神経科病棟でリハビリテーションを受け，同年11月22日に退院した．

われわれの経験した悪性症候群

悪性症候群で救急部を受診した10症例（表1）を見ると，いずれの症例も高熱，筋強剛，CPK高値を伴い，Levensonの診断基準を満たしていた．症例呈示を行ったのは症例番号2であるが，症例番号1（56歳，男性，精神分裂病（統合失調症））では，精神症状が再燃し，経口摂取が不良であった．ハロペリドール10mgが筋注された後に，急激に発熱し，意識混濁，筋強剛，CPK高値などを呈した症例である．症例番号3（21歳，男性，せん妄状態）では，マラソン走行後，突然意識消失し，転倒．その後，興奮状態となったため，救急部を受診．鎮静を目的として，ジアゼパム10 mgを筋注したのちに，高熱，GOT，GPT，LDH，CPKの高値を呈し，緊急入院となった症例である．

これらの3症例はいずれも，尿中ミオグロビンが高値であり，筋融解症を合併していた．症例1では腎透析が施行されたが，症例2と3では腎機能は徐々に改善し，腎透析を行う必要はなかった．このように悪性症候群が単独の原因で熱発している症例がほとんどであり，症例番号2のような場合では，時に適確なアセスメントができないと治療に難渋することになる．

表1　佐賀医科大学附属病院救急部へ搬送された悪性症候群の症例一覧表

No.	sex	age	B・T	muscle rigidity	WBC	Ht	CRP	CPK	BUN	Cr	Ca	Mb	drug	style
1	M	56	39.2	+	7,900	23.3	2.2	20,210	166.8	12.2	3.9	120,407	HPD	IM
2	M	60	39.0	+	3,800	31.9	2.0	5,659	52.1	2.5	3.1	600	LPZ	PO
3	M	21	38.9	+	6,100	40.7	1.1	7,800	16.3	1.0	4.1	559	DZP	IM
4	F	49	38.0	+	5,000	27.2	2.O	7,020	29.3	0.9	3.2	84	CPZ	PO
5	F	39	38.7	+	12,300	39.8	6.2	5,420	10.5	0.5	4.0	−	HPD	IM
6	F	17	38.5	+	9,000	34.6	2.7	2,065	7.9	0.5	4.6	97	HPD	IM
7	F	56	39.1	+	13,300	44.1	?	1,384	21.5	0.6	4.6	6	MSR	PO
8	F	29	38.1	+	4,800	39.1	(−)	810	9.0	0.8	4.6	4	lHPD	IM
9	F	72	38.0	+	7,000	36.2	(−)	616	28.3	0.9	4.5	87	HPD	PO
10	F	62	38.5	+	6,800	29.9	?	373	31.5	1.0	4.1	−	CPZ	IM

HPD：Haloperidol，CPZ：Chlorpromazine，LPZ：Levomepromazine，DZP：Diazepam，
MSR：Mianserine，TPD：Tiapride，IM：筋注，PO：経口

Levenson（1985）の診断基準：大症状（発熱,筋強剛,CPK上昇），
　　　　　　　　　　　　　　小症状（頻脈,意識障害,血圧異常,発汗過多,呼吸促迫,白血球増多）
　　　　　　　　　　　　　　のうち，
　　　　　　　　　　　　　　大症状の3項目または大症状の2項目＋小症状の4項目

精神科医のコメント

悪性症候群とは

　悪性症候群の基本症状は精神症状（意識変化），錐体外路症状，自律神経症状の3徴候からなる症候群である．発病の誘因としては，抗精神病薬のみならず，抗うつ薬や抗不安薬，さらには制吐剤など，中枢神経作用のある薬剤で発症する．用量もあまり関係がないという報告もある．重要なのは，何らかの準備状態が見られることが多い．

　すなわち，身体的に脆弱な状態（低栄養・脱水・昏迷・不穏・興奮など），生理的動作の減弱状態（動作の鈍い者，錐体外路症状の持続している者），持続的ストレス状態（精神的・身体的に緊張しやすい者）には特に注意が必要であると言われている[1]．発症の仕方は，治療開始直後あるいは薬剤変更2週間以内が多いと報告されている．

精神・神経症状とその対応

　精神症状は無動緘黙で昏迷状態となるが，稀に興奮・もうろう・せん妄を呈する．しかし，秋本によれば，いわゆる「昏迷」とは印象が異なり，むしろ特殊な意識障害と言われている「失外套症候群」あるいは「無動緘黙症」のような独特な病像を呈すると言われている．

　錐体外路症状として，筋強剛，筋攣縮（顔面・舌・咀嚼筋），嚥下困難，尿閉，溜涙が見られる．自律神経症状としては，頻脈，著明な発汗，唾液分泌過多，血圧の上昇が多く認められる[2]．本症例で悪性症候群に合併した筋融解症（rhabdomyolysis）は悪性症候群の患者53名中14名（26.4％）に見られ，悪性症候群合併症の中でもその頻度は高く，重篤例では透析が必要とされる[3]．本合併症の発生率は約１％前後と，決して稀な副作用ではないが，見過ごされると死に至る重篤な副作用である．最近では，医療訴訟も報告されている．我々の症例では，幸いにも死亡に至った例はない．最も大切なことは，早期に診断し，早期に向精神薬をすべて中止し，輸液を行い，全身管理を行うことである．

　悪性症候群に対する薬物治療として，ダントロレンやブロモクリプチンなどが報告されているが，その有効性や速効性については論議がある．しかし，精神障害，特に精神分裂病（統合失調症）の緊張型では，急性期にCPKが高値を示すことから，精神状態が悪化しているために，CPKが高値となっているのか，悪性症候群のために，CPKが高値になっているのかの鑑別が難しい時がある．その判断を誤ると，正反対の治療を行ってしまう結果となる．

本症候群の留意すべきは

　本症例は，精神症状が増悪したため，精神科クリニックの担当医は，抗精神病薬を増量した．さらに，患者は精神状態の悪化のために，処方された投与量の倍量を服用してしまうというダブルの誤りを犯したことになる．一般に熱発が生じると，精神科医はすべて悪性症候群ではないかと疑ってしまうが，精神状態が悪化した際にも，熱発が生じることもある．概して，精神障害者に見られる熱発の鑑別診断は精神科医にとって難しい課題である．

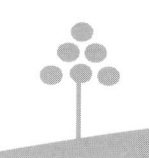

救急医のコメント

診療上の三つのポイント

悪性症候群を考える際に，ポイントとなることは三つあるように思われる．第1のポイントは当然のことながら「悪性症候群について知れ」ということである．多くの臨床医は悪性症候群についての知識が非常に乏しい．

しかるに現実には向精神薬を服用している患者を診察する機会は意外に多いものであり，発熱している精神科患者を診る際に，本症を念頭においているか否かで診断が大きく異なってくる場合があり得る．それゆえ，とにかくまず本症についての知識を持っていることが不可欠である．

本症があまり知られていない理由は，内科と精神科のはざまに位置する疾患であるためと思われる．精神科医にとっては高熱を始めとする多彩な身体症状および異常データに対して苦手意識が働くであろうし，内科医によっては精神科疾患および向精神薬になじみがないこと，また精神科疾患を有する患者は時としてコミュニケーションが非常に取りにくいことなどが，病態把握の際にブレーキとなるであろう[4]．したがって精神科医も内科医も本症についての知識を深め，かつ互いに率直に意見を交換できる関係を日頃から作っておくことが肝要である．

第2のポイントは逆説的な言い方であるが，「精神科疾患を持つ患者の発熱―悪性症候群とは限らない」ということをあえて強調したい．前段で確かに「悪性症候群について知れ」と述べたが，逆に本症について多少なりとも知識のある医師の中には，発熱している精神科患者を見るとすぐに「悪性症候群ではないか？」と短絡的に考える人がいる．

しかし精神科疾患を持つ患者で

表2　悪性症候群の鑑別疾患

1. 髄膜脳炎
2. 熱中症
3. アルコール離断症候群
4. 敗血症
5. ウイルス感染による横紋筋融解症
   （インフルエンザ，コクサッキー，パラインフルエンザ，EB，エコー，単純ヘルペス，サイトメガロ，麻疹の各ウイルスによる）
6. 糖尿病ケトアシドーシス
7. 甲状腺機能亢進症
8. 破傷風

あっても，当然，普通感冒等の様々な悪性症候群以外の疾患によって発熱し得るわけであり，むしろ発熱の原因としては悪性症候群以外の疾患のほうが圧倒的に頻度は高い．

また，例えば感冒が原因の発熱であっても高齢患者では，感冒→食思低下→脱水→意識障害，電解質異常，腎障害など一見悪性症候群に類似した一連の病態を呈し得ることに注意しなければならない．精神科疾患を持つ患者の発熱を見た際は，悪性症候群は鑑別疾患の一つとして挙げなければならない重要な疾患であるが，やはり一般に頻度の高い感染症等の疾患から考えてゆく常識的なアプローチが大切である．

第3のポイントとして「悪性症候群と似た病像を呈する重篤な疾患の鑑別に強くなろう」ということを述べたい．悪性症候群は高熱以外に意識障害，横紋筋融解症などを呈し得る症候群であるが，**表2**に類似した所見を得る疾患を挙げた．いずれも生命にかかわる重篤な疾患であり，鑑別には注意を要する．

特に熱中症，アルコール離脱症候群は悪性症候群と同様に，一般の医師にとってなじみが薄く，かつ現実には意外に頻度の高い疾患である．決め手となる検査所見にも乏しいので，病歴が重要である．治療に当たっては，精神科医，救急医ばかりでなく，病態に応じて各専門科の熟練した医師達によるチーム医療，連携医療が必要である．

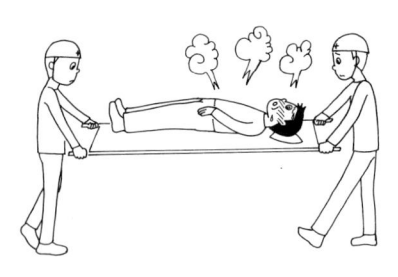

文　献

1) 秋元勇治：悪性症候群の臨床特徴―自験例の体験を通して―．山脇成人（編）：悪性症候群―最近の進歩―．ライフ・サイエンス，東京，pp. 17-24, 1994.
2) 木下　潤：抗精神病薬の使い方と随伴症状．吉富製薬，大阪，1979.
3) Levenson J L：Neuroleptic malignant syndrome. Am J Psychiatry 142：1137-1145, 1985.
4) 加藤博之，江村　正，高島敏伸，ほか：精神科患者の身体疾患への対応―Generalistのための診療の心得．JIM　7：756-757, 1997.

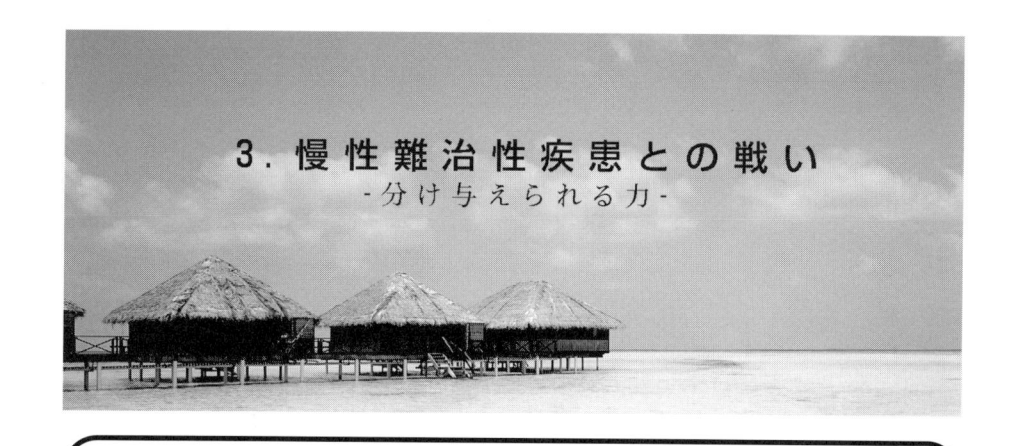

3. 慢性難治性疾患との戦い
-分け与えられる力-

ポイント

慢性難治性疾患をもつ患者をどのように支えていけばよいのかという問いに対して,医療者は倫理的な問題を学ぶ必要がある.

慢性難治性疾患をもつ患者が救急外来を受診した場合,救急医と精神科医の役割をある程度明確化しておいたほうがよい.

こころの悩みは

　パーキンソン病や脊髄小脳変性症などの慢性難治性疾患をもつ患者は病気が徐々に進行するにつれ,その心理的反応として将来に対する悲観,抑うつ,自責感へと発展し,自殺未遂に至る症例がある.医療者は患者が抱く病気に対するネガティブなイメージを少しでも変えられるように,長期にわたり外来通院治療の中で支えていくのだが,患者が病気に対して抱く主観的イメージと医療者が病気に対して抱く主観的イメージはどうしても嚙み合わないことがある.

　患者のこころの痛み（悩み）に対して,我々医療者は少しでも接近しようと試みるが,真の意味では理解できないのが現実であろう.このような問題をもつ慢性疾患患者をどのように支えていけばよいのか,そこでは医療者は医学という技術を超えた倫理的な問題を学ぶ必要性が生じる.

　ここに提示する症例は,Charcot-Marie-Tooth病という慢性疾患をかかえる患者が,緩徐に進行する身体的変化をうまく受け入れられず,対人関係の失敗を繰り返す中で,自殺未遂に至った例である.長期にわたる疾患に悩む

◎こころの110番－外来における対応のポイント－◎

患者を前にして，医療者はどのような役割を認識し，どのように支えていけばよいのかを考えたい．

31歳の女性

主　訴 眠れない

生活歴・病歴 幼稚園や小学校頃より，歩行が不安定となり，次第に両手のこわばり，四肢遠位部の筋力低下・感覚障害・躯幹失調が進行した．高卒後，事務系の仕事に勤務したが，手指に力が入らず，体のバランスが悪く，真っ直ぐに立つことができないなどのため仕事を継続できず退社．現在，自宅で病気との戦いの日々を送っているが，将来に対する不安や失望などを背景に不眠傾向．内科医による多量の睡眠導入剤などの投与によっても，不眠が改善されないため，平成X-2年9月，精神科コンサルテーション，車椅子により受診．身体が思うように動かなくなっていくことを悲観し，食事もすすまないほどの不安抑うつ状態．心の支えになる人を見いだすこともできず，孤独な生活を強いられ，毎晩眠れない日が続いていた．

葛藤の末に

これまでの永い病気との葛藤を表現した十数編の書簡を主治医に手渡した．その一部を以下に提示する．「身体が少しだけわがままで，思うように動いてくれないという"現実"が目の前にあり，それは自分でどうにもできないことだとしたら，ありのままに受け止めて向き合うしかないんだと，どうして覚悟できない？そんな段階は，もうとっくに乗り越えていい頃だ．嘆くな，目を反らすな．本当の意味で強くなれ．そのために，現実を"現実"として正視しろ！それすらできないのなら，永遠に扉を開くこともできない．何も見つけられないままで心を失って行く，私は私でなくなってゆく…」．

精神科の通院を始めて10ヵ月後，友人との関係の破綻，失恋などを背景として，平成X年6月左手首に6ヵ所の切創，睡眠導入剤や抗うつ薬などの向精神薬を約50錠まとめて服用し，自室に倒れているところをヘルパーさんが発見し，救急車にて当院救急部を受診した．

救急部における所見と治療 救急部受診時（6月9日），血圧136/95 mmHg，脈拍68/min（整），体温35.8℃，意識レベルはⅡ-20（刺激すると覚醒する状態：大きな声または体をゆさぶることにより開眼する，3-3-9度方式）．救急医は血算・生化学・血液ガス，心電図，頭部CTなどの検査による原因検索および輸液，胃洗浄，活性炭，マグコロールPなどによる身体的治療を行った．

一方，精神科医は家族より患者の近況を詳しく聴取した．自宅に遺書めいた手紙があり，今回のエピソードは自殺企図によるものと判断し，家族の承諾を得て，精神科へ入院とした．

入院後の経過および外来フォロー 友人関係の破綻とともに家族のサポートが十分でなく，また他人の言葉や仕草に敏感な患者の性格傾向も重なり，不安抑うつ状態に陥っていたと診断された（適応障害）．「両親の関係に敏感となり，自然に振る舞うことができない」「いつも誰かに認めてもらいたい」「両親に甘えたくとも，甘えられない」などの複雑な心境を語った．いつも自分の感情を押し殺し，口論やトラブルにならないように絶えず気を遣っているなどの緊張

した雰囲気に対する不満を語った．

　入院治療では，主として身体的リハビリテーションを中心とし，一方では筋緊張を和らげる目的にて，1日2回漸進性筋弛緩法（progresssive muscle relaxation）を行った．約1ヵ月の入院後，自分の感情をうまく表現できるようになったため，寛解退院とした．その後，現在にいたるまで，2回入退院を繰り返したが，突然の緊急入院という形式を取らず，予約したうえでの環境調整を目的とした入院がとれるようになった．

新たな試みと…

　しかし，平成X＋3年に入り，患者がインターネットを購入したため，試みに状態が悪化した場合，メールによる連絡がとれるようにした．これまでに百数十通のメールが送られたが，状態が悪化すると，メールが頻回となり，状態が安定すると，全く来なくなるという極端な行動をとるようになった．メールによるサポートには限界があり，あまり好ましくないと主治医は判断し，近くのデイサービスとバスケットボールのサークルを紹介した．

　当初，集団の中に入ると，パニック発作が頻発し，参加者に迷惑をかけるといつものように周囲を過剰に気にする傾向がみられたが，この二つの集まりによるサポートは患者の生活を大きく支えるものへと変化していった．現在，メールが送られることもなく，定期的な受診と安定した家庭生活が送れるようになり，主治医とも安定した関係が維持されている．

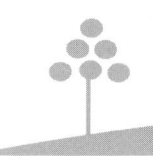

精神科医のコメント

医師としての立場から

　緩徐に進行する慢性疾患を支えていくには医療者の医学倫理の問題に触れないわけにはいかない．一般に，PumaとSchiedermayer[1]によれば，外来での医学倫理のために提唱された分類として，相互の忠誠（患者の利益にかかわる財政的な葛藤，法的義務，患者の利益に反する家族の要求，紹介とコンサルテーション，勤務医としての医師，医師の私的時間とニーズ），コミュニケーションの問題（心理的要因，難しい患者，指示に従わない患者，治療拒否，生活習慣への介入，民間療法，終末期ケアへの意志表示，自殺と安楽死），医師および社会としての責任（学生とレジデントの外来教育，製薬会社との関係，利潤のための医療および研究，問題のある同僚医師，地域住民のための健康教育）が重視されている．

　一方，Brody[2]によれば，その他の重要な問題として，適切なコミュニケーション（言語的，非言語的），患者の自立に対する尊重と助言者としての医

師の役割（丁寧な話合いと患者の受け止め方に対する適切な調整，適切な時間）および医師と患者間の価値観の葛藤を追加している．

　このような倫理的問題をうまく処理しながら，医療者として患者を支えて行かねばならないが，医療者は医師という資格を有することで，医学的知識と技術，影響力，社会的地位と権威を同時に持ち合わせることになる．この力は患者を助けることにもなるし，害するものにもなる．日常診療では，医師として力を倫理的に反しない形で使用していく必要があるが，それは患者との出会いの社会的背景を十分に踏まえた上で，患者の人生の物語や病気の経験が持つ意味を理解していくことにある．

いかにして支えるか

　診療の中で，力の倫理的使用としては，大まかに三つに分類される（**表**）．それは，「医師としての本来の力(Owned power)」，「目的に向けられた力(Aimed power)」，「分け与えられる力(Shared power)」からなる．特に慢性疾患に対して，大きな力となるのは「分け与えられる力」を提供することにある．長期的に患者の健康を維持するより強力なパートナーとなることが，我々の使命であるともいえる．

表　日常診療における力の倫理的使用

医師としての本来の力(Owned power)
・医師は医学的役割に伴う力を容認し，認識する．
・医師は患者や病気の過程で使われる力の過小および過大評価はしない．
・医師はその力がいかに使われるかについて道徳的な責任がある．

目的に向けられた力(Aimed power)
・力を行使する医師はそれに向けて力が行使されている目標を説明できる．
・力の種類や大きさは，目的に見合った適切なものである．

分け与えられる力(Shared power)
・医師は力の独占を維持するよりも，可能な限り患者に力を分け与えるように努める．
・患者が自分自身の健康を求める際に，より強力なパートナーとなるのであれば，医学的役割を果たす医師の力は，小さくなったのではなく，より大きくなったのだと実感する（プラスマイナス・ゼロではない）

　本症例では，緩徐に進行する神経疾患を有する患者の病気に対して，その進行を防ぐ有効な治療法もなく，その苦悩を真に理解することもできない医師側の無力さを背景とする中で，医師はどこに存在感を見いだせばよいのか絶えず葛藤の中にいる．その苦悩は患者とともに生活する家族も同様であろ

う．そこで，この慢性的な葛藤に対して，「分け与えられる力」という意識を持つことで，医療者が必要とされる存在意義をいくらかでも理解できるのではないかと思われる．

救急医のコメント

慢性疾患の急性化と…

慢性難治性疾患を有する患者が救急外来を受診した際の留意点について述べる．このようなケースは内容的にみて二つの場合がある．一つは，慢性疾患そのものの急性増悪によって救急外来を受診してくる場合で，例としては，気管支喘息発作，慢性気管支炎の急性増悪，慢性腎不全患者の肺水腫，肝硬変患者の肝性脳症などがあり，てんかんによって外来通院中の患者が痙攣発作で救急外来に受診してくる場合も，この範疇に入れてよいであろう．このような場合には，救急医は各病態に応じた初期対応を行った後，おのおのの外来主治医に連絡して今後の対応を依頼するのが普通である．

もう一つは慢性疾患を有する患者に，基本的にはその疾患と無関係な（あるいは別の病態の）疾病が生じて救急外来に受診してくる場合がある．具体例としては各種慢性疾患を持つ患者が偶然交通事故に遭った場合や，自殺企図によって受診してくる場合がある．特にここで述べられているような神経系変性疾患を有する患者の自殺企図例のような場合には，救急医はそれまでに存在していた患者―外来主治医間の人間関係に格別の注意を払わなければならない．すなわち救急医は「自分はこの患者に関する何人目の医者か？」，また「自分が関与することが，事態をさらに複雑化させていないか？」について自問自答すべきである．

複数の担当医

なぜなら，例えばここに述べられているような患者はCharcot-Marie-Tooth病の主治医たる神経内科医と，心理面でケアを担当している精神科医の二人の外来主治医がすでに存在しているのがふつうであり，患者―神経内科医―精神科医の三者間での人間関係が存在していて，その関係は，慢性疾

患の難治性とそれによって惹起された患者のこころの痛み（悩み）の深さゆえにすでに十分複雑である（いかに複雑かは上記「精神科医のコメント」に述べられている通りである）．そこに第3の医師として救急医が介入するわけであるから，話はますます複雑化する．

　救急医は自殺企図の結果，身体的に例えば重症中毒のような重篤な身体疾病を生じているのでない限り，不必要なあるいは不用意な介入を極力避け，以後の患者―神経内科医―精神科医の関係による継続治療の妨げとならないよう注意しなければならない．そのためには患者が救急外来に受診してきた際には，可及的すみやかに神経内科主治医および精神科主治医と連絡を取り，患者のそれまでの状況や今後の見通しについて綿密な協議を重ねるべきである．そして「救急医が手を引くタイミング」について上手に判断することが重要であろう．

文　献

1) La Puma J, Schiedermayer DL; Outpatient clinical ethics. J Gen Intern Med 4:413-420, 1989.
2) Brody H: Ethical issues in daily clinical practice (佐賀医科大学における講演).

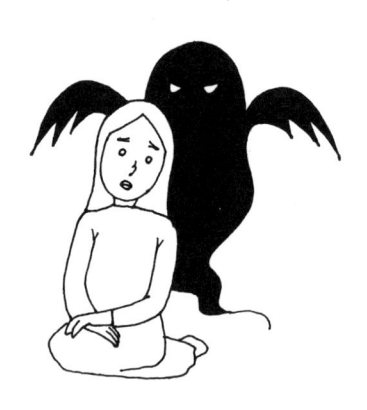

4. 癌恐怖と自殺企図

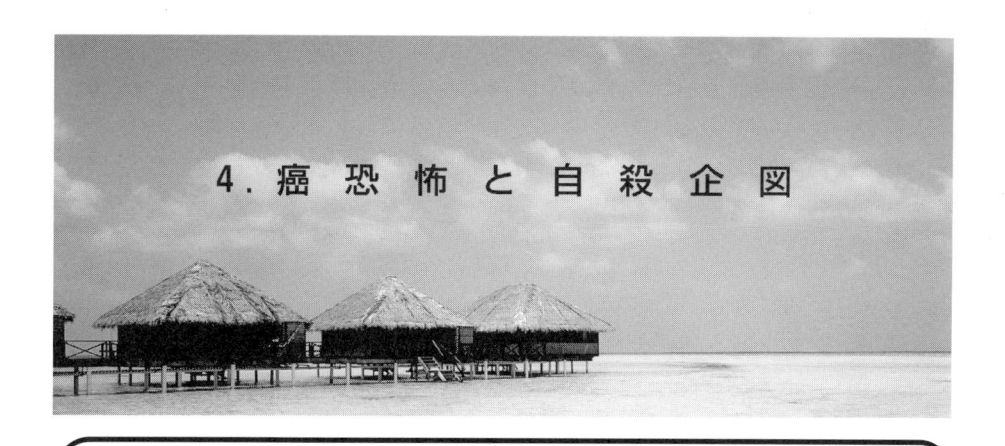

> **ポイント**
> 癌の診断を伝えるべきか否かは，患者の心理状態を考慮すべきであるが，癌の診断を受けた後の5年間は自殺の危険度は高いようである．
>
> 癌患者が救急部を受診した場合，本人や家族に病名がどのように伝えられているかを確認したほうがよい．家族だけが知っている場合は本人への配慮が必要とされる．

病名告知の難しさ

癌の診断を受けた後に，気分や精神身体機能あるいは実存的側面において本質的な変化が生まれることは一般的であろう．病名を受容できるかどうかは，情動や疾患に適応して生きる能力に影響する．さらに，心理社会的要因が病気それ自体の経過に影響を与える可能性もある．特記すべきものとして，孤独よりも社会的サポート，感情を抑制するよりも広く表現すること，敵意・否認・回避という防衛機制を用いないで認知的な関心を忠実に表現すること，受容的な承諾よりも積極的な対処，などの重要性を強調した研究があげられる．

要するに，感情の抑制，関心の否認，失望感または他人の要求への受動的な承諾あるいは社会的孤立は，疾患の発生，増悪および致死率の危険を高めるだけでなく，結果として低いQOLにつながるだろう．他方，自分の状態を積極的に改善しようとする努力をしながら，周囲の人々に感情や認知的関心を率直に表現することは，明らかにQOLを高め，身体の健康を増加させることにつながる．

◎こころの110番―外来における対応のポイント―◎

　ここに提示する症例は強い癌恐怖を抱き，感情を抑制するなかで，自殺企図に至ったケースである．その後，一時的に癌に対する恐怖は消失したものの，術後に再企図がなされた症例である．本症例を通して，癌に悩む患者の不安や抑うつによる自殺企図の予測が困難であること，およびその対応の難しさを提示したい．

76歳の男性

主　訴　癌で苦しむより，死んだほうがましだ．
生活歴・病歴　元来，几帳面で内気な性格．大学卒業後，教員として中学校に勤務し，27歳時に結婚後，二人の子供に恵まれた．35年間勤務後，現在長男夫婦，孫，妻の5人暮らし．自宅ではのんびりと趣味の盆栽を楽しみながら生活していた．これまで，21歳時に痔瘻，60歳時に脳梗塞，66歳時に尿管膀胱腫瘍，76歳時に胆石症の手術の既往がある．
　平成X年1月頃より，腹痛や便秘が出現するようになった．同年9月4日，消化器内科を受診し，大腸造影検査（逆行性）に異常がみられたため，大腸の内視鏡検査を受け，大腸ポリポージスの診断を受けた（その後に病理所見からS状結腸癌（タイプ1）の診断がなされた）．今後の検査や手術の必要性および予後についての説明が十分になされたが，癌に対する不安や恐怖で頭の中が一杯となったという．
　内科入院中に，検査に際して便失禁をしてはならないと下剤を服用しないなど，疾患への不安が強い徴候が看護婦によって観察されていた．10月に手術を受けるという約束で，いったん退院となるが，同年9月下旬，早朝に頸部をハサミで6ヵ所切創を加え，家族に連れられて救急部を受診した．
救急部における所見と治療　救急部受診時，下肢の切創に関しては，十分な処置がなされ，特に大きな問題とはならなかったが，自殺企図の評価の目的で精神科コンサルテーションが依頼された．患者との面接では，「癌が腸全体に広がっているのではないか」との恐怖や不安感，手術後の疼痛への不安，再検査に対する不安など，癌に関連する恐怖や不安が急激に強まったために衝動的に自傷行為に至った適応障害と診断された．
　家族との話では，日頃から，人との交流が少なく，自分の感情を外に表現しない性格であったという．診察時に「こんなことをしてしまって，みんなに恥ずかしい」という気持を表現する余裕はみられた．しかし，創部の処置が必要とされ，さらに癌への不安や不眠などがみられたため，患者の承諾のもとに，短期間，精神神経科に入院となった（任意入院）．
入院後の経過および消化器外科への再入院　精神神経科の入院では，薬物療法も奏効し，睡眠が十分にとれるようになり，疾患への不安や便へのこだわりも次第に薄れていった．創部の回復も順調であり，抜糸も無事に終了したが，右足先のしびれ感や歩行がやや不安定な時期もあった．しかし，2週間後，上記の問題点は解決したため，9月25日に退院した．

同年10月16日に手術目的にて消化器外科に再入院となった．再入院時，腹痛の訴えはなかったが，水様便が少量下着に付着し，患者自身ティッシュをきれいに四つに折りたたみ，常時それを入れたミニバッグを持参して，自ら処置していた．食欲に関しては，「食べないといけないから食べます」とやや減退していたようであるが，毎日全量摂取した．高齢であり，合併症（心房細動）もあったが，このまま放置しても患者が心配して悪いほうに考えていまうのではないかとの家族の不安が強く，患者自身の手術の受け入れが十分みられたため，手術が決定された．

手術とその後

その後，患者から癌という言葉は語られなかったが，自殺企図の既往があったため個室を使用し，夜間には妻が付き添った．患者は膀胱の手術を受け腫瘍という病名に関しては，十分理解しており，今回の手術も腫瘍という言葉で統一されていた．同年10月29日に左大腸切除術およびリンパ節郭清術が施行され，無事に終了した．

術後，左肩から側胸部にかけて痛みを語ったが，発赤，腫脹および熱感はなく，手指のしびれ感などの漠然とした痛みの訴えがあった．術後4日まで睡眠導入の目的にて，パモ酸ヒドロキシジン1〜2アンプルが静注された．飲水が可能となった以後はフルニトラゼパムを内服した．

便に対するこだわりは続き，便が下着に付着すると，気になる様子で，頻回にトイレへ行っては交換をした．便の量が少ないと出ないと過剰に心配したため，適宜下剤が投与されたが，毎日便の状態を気にしていた．痔瘻の手術を若い頃に受け，肛門括約筋が1/3切除され，それが原因で便が下着に付着するのは仕方のないことであった．

精神状態は？

しかし，「なぜ今になって，気にするのか」と尋ねられると，「昔は若かったから気にならなかった」と語ったという．看護婦の診療録には「老年期を迎え，仕事を引退され，静かに過ごす時間の中で身体の些細な症状が徐々に気になっている様子であり，加齢とともに変化する身体の衰えを自然なこととして受け止められない状態．同時に病気のひとつひとつが解決されていくたびに新しい疾患が現われ，混乱されているようであった」と記載されていた．

術後の経過も良好であり，身体および精神状態も良好であったため，退院の日程が検討された．11月14日，午前6時頃，4階のベランダより飛び降りようとしたところを発見され，柵に片足のみひっかかったため，大事には至らず，即日精神科コンサルテーション．同日，十分な静養と治療を受ける目的のために，精神病院へ転院した．

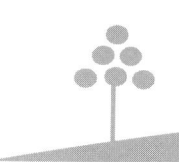

精神科医のコメント

がんに伴う自殺は男性，診断後5年以内は要注意

癌と自殺の関係を調べた報告がある．Campbell[1]によれば，男性の癌患者

は一般人と比較し，自殺の危険度が高かったが，女性では特に差がなかったと報告されている．LouhivuoriとHakama[2]は，癌の部位と自殺の関係を調べた結果，消化器系癌を有する患者に自殺が多い傾向を指摘した．さらに，化学療法を受けている患者や何も治療を受けていない患者は，手術や放射線療法を受けている患者より，自殺率が高いと報告した．Foxら[3]は，癌と診断された患者の調査では，女性に比較して，男性に自殺率が高いことを報告し，男性の場合，診断を受けた直後に多いことを報告している．

一般に，癌の診断を受けた後の5年間は自殺の危険度は高いようである．Dorpatら[4]によれば，80名の自殺患者の中で17名（28％）は癌に対する重度の恐怖を抱いていたとして，そのうち実際に癌と診断されたのは，わずか6名にすぎなかったと報告された．癌の不安や恐怖は自殺の要因として注目に値する．さらに，過剰な身体に関する関心，すなわち癌恐怖cancerphobiaはうつ病の部分症状であることが多い．うつ病に罹患している患者は癌恐怖という症状を同時に呈示する可能性を考慮しておく必要がある．

老年期うつ病とその対応

本症例では，便に対する過剰な執着をどう捉えるべきかが問題であろう．高齢者にみられる過剰な便に対する執着は，心気的症状として捉えられ，たび重なる保証が必要とされる．さらに，行動面で頻回にナースコールを行うほど，不安焦燥が高く，部屋の中をうろうろとさまようなど，じっとしておれない状態となる．このような激しい不安焦燥を伴う心気症状は，従来から老年期うつ病の特徴であるともいわれている．

さらに，重要なことは，うつ病と診断される状態であれば，その状態が寛解に至るには少なくとも6ヵ月以上を必要とする．1度の自殺企図は，繰り返される可能性がある．本症例では，手術が無事に終了し，退院を目前に控えた再自殺企図であったため，外科医，看護スタッフおよび家族にとってはかなり動揺を受けたことだろう．うまく自分の感情を言葉に表現できない老年患者，心気的な症状としてのみ表現される患者の場合，自殺を未然に予防することは困難であり，予測は不可能に近い．しかし，自殺企図に至った患者の場合，再企図の可能性を考慮せざるを得ない．癌という重大な疾患を抱えた老年期の患者の場合，どうしてもそのリスクは高くなるだろう．精神科コンサルテーションを最大限に活用すべきであろう．

第2章 身体合併症

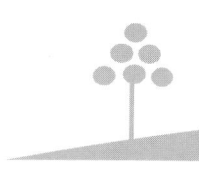

救急医のコメント

癌患者の診療にはとくに

癌患者が救急外来を受診することは決して珍しいことではないが，本人や家族が常に癌を認識しているとは限らない．認識の違いによって以下の三つのケースが考えられる．

① 本人，家族ともに病名を知らない場合（未診断の癌）

② 本人は癌であることを知らないが，家族は知っている場合．すなわち癌の診断はすでになされているが，本人に病名は告げられず，家族のみに説明がなされているケースで，わが国では依然として多く見られる．

③ 本人，家族ともに癌であることを知っている場合（本人への告知が行われている場合）

救急外来の診療では，この三つのケース各々に注意すべき点がある．

1）本人，家族ともに病名を知らない場合

本人が何らかの愁訴を訴えて救急外来を受診し，それがきっかけとなって癌が発見されるケースである．この場合，救急外来の初診時に必ずしも確定診断がつくとは限らず，一見癌とは直結しない症状で受診し，のちに癌が発見される場合もある[5,6]．症状に対する鑑別疾患として，常に癌の可能性も考えながら診断を進めて行くことが極めて大切である．

2）本人は癌であることを知らないが，家族は知っている場合

救急医は患者の前で，自らの言動に特に注意を払わなければならない．なぜなら救急医の不用意な言葉が，患者に大きな精神的ショックを与えたり，患者－家族－主治医間の人間関係を損なったりすることがありうるからである．患者は救急医に向かって「体調が悪い．その理由は何なのか」ということを盛んに訴え，そばにいる家族はその理由が癌であることを知っているのであるが，本人の前では救急医に対して説明することができないことが時々ある．救急医は家族の表情などから「もしかしたら」と事情を察知し，家族だけを別室に呼んでよく問診をする必要がある．またこの場合，本人に対してどのような病名が告げられているのかを十分把握し，救急医が

61

一方的に本当の病名を患者に告げたりすることのないよう気をつけなければならない．

3）本人，家族ともに癌であることを知っている場合

　ここで紹介されているようなケースが，救急診療上の要注意ケースに相当するであろう．一般に救急医は，たとえ進行癌の患者であっても，治療によって効果の期待できる急性の病態を見逃さないように訓練を受けている．

　そのような病態の例としては，①癌による急性脊髄圧迫，②上大静脈症候群，③消化器癌による腸閉塞，④癌性心膜炎による心タンポナーデ，⑤急性閉塞性化膿性胆管炎，⑥高カルシウム血症，などが挙げられる．癌に関連したこれらの病態は根治させることは難しいが，放射線療法やドレナージ等何らかの処置によって一時的にせよ病状の軽快が期待できるtreatable conditionであり，救急外来では発見し次第，積極的に治療するのが原則である．

　しかしながら，癌患者が病んでいるのは身体だけではない．ここで紹介しているように癌に伴う身体的および精神的苦悩は自殺企図に直結する危険性があり，かつ自殺企図の予期は困難であることも，十分に踏まえておかなければならない．癌患者を救急外来で診療する際には，上記に列挙したようなtreatable conditionだけでなく，患者の精神状態にもきめ細かな配慮を行う必要があるだろう．

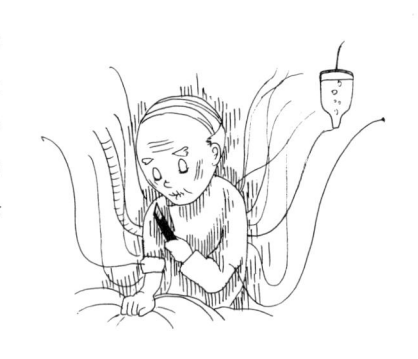

文　献

1) Campbell PC: Suicide among cancer patients. Connecticut Health Bulletin 80:207-212,1966.
2) Louhivuori KA, Hakama A: Risk of suicide among cancer patients. Am J Epidemiol 109: 59-65, 1979.
3) Fox BH, Stanek EJ, Boyd SD, et al: Suicide rates among cancer patients in Connecticut. J Chronic Dis 35:89-100, 1982.
4) Dorpat TL, Anderson WF, Ripley HS: The relationship of physical illness to suicide, in Suicidal Behaviors: Diagnosis and Management. Edited by Resnik HLP.Little Brown, Boston, 1968.
5) Kato H., Emura S., Takashima T., Ohmori K., Sunaga T. : Gadolinium-enhanced magnetic resonance imaging of meningeal carcinomatosis in colon cancer.Tohoku J Exp Med 176 : 121 - 126, 1995.
6) 加藤博之，江村　正，高島敏伸，大森啓造：高齢者の消化管出血 - 労作性狭心症や慢性閉塞性肺疾患を思わせる場合-. JIM 7:314-315, 1997.

5. 精神障害者における異物誤嚥

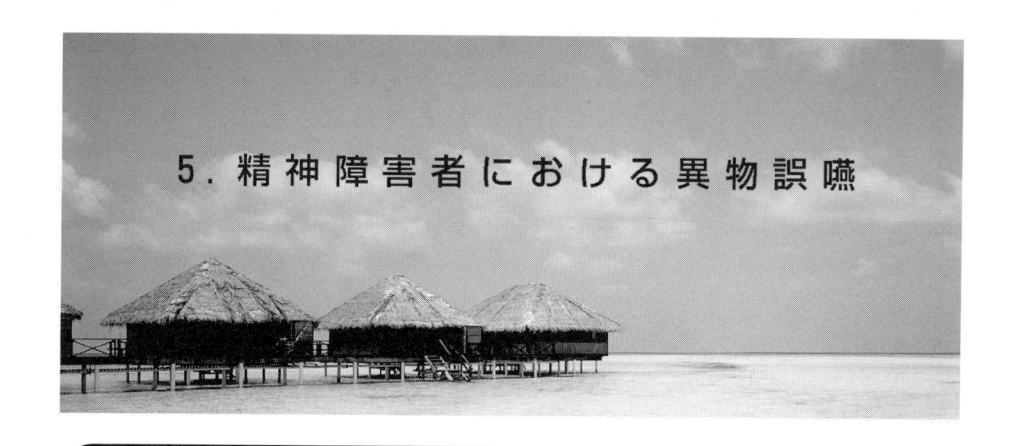

> **ポイント**
> 救急部を受診する異物誤嚥として幼児，成人の自殺企図，高齢者，健常成人の誤嚥，精神障害者，犯罪にまつわる異物などがあげられる．
>
> 精神遅滞を有する患者が入院する場合，医療者間の連携が特に重要であり，病棟として独立した役割を演じるのではなく，全体として機能することが必要である．

異物誤嚥も時には意外なものが

　救急部を受診する患者の中には，さまざまな固形物や液体を誤飲して搬送されることがある．一般的に小児が誤って電池などを口に入れてしまう場合が多いが，精神障害の場合，精神遅滞を有する患者では思いもよらないものを興味をもって飲み込んでしまったり，重症の患者の場合，自殺企図として，漂白剤・トイレの芳香剤・メタノール・タバコなどを飲み込んでしまう場合がある．

　精神科的に問題となるのは，このような誤飲した患者の治療の場をどこに設定すればよいかである．誤飲という行為自体がすでに精神的に安定した状態ではないため，精神科病棟における治療が望ましい場合が多い．しかし，万が一に誤飲した物質が同定できなかったり，予後が不良となる可能性のある物質を飲み込んだ場合，精神科病棟での治療には抵抗が生じる．

　ここでは，精神遅滞のために長期療養を受けている患者に2度の誤飲があり，このエピソードから，誤飲という救急を要する問題に対して，救急医と精神科医の連携がいかに重要であるかを提示したい．

20歳の女性

生活歴および病歴　正常分娩にて出生したが，精神的発達が遅れた．一般の子供たちと比較して，歩行が遅れ，自分の名前を言うことができなかった．1歳8ヵ月頃に，てんかん発作が出現し，熱性痙攣と診断された．大学病院に数日間入院して，検査を受けた．この時，同時に心室中隔欠損も指摘された．その後，てんかん発作の出現頻度が増加したため，抗てんかん薬の投与が開始された．

日常生活では，奇声を上げたり，唾を吐くような動作（患者にとっては親近感を示す遊びような動作）がみられるようになった．小学1年生より，養護学校へ通学するようになり，高等学校2年まで教育を受けた．16歳時より，現在まで専門の施設にて療養生活を送っている．

エピソード1　1月7日午後9時頃，漂白剤（ハイター）キャップ1杯（25ml）を約5Lに希釈した液を頭よりかぶり，その一部を誤飲し，当院救急部を受診した．牛乳200 mlを投与後，耳鼻咽喉科医師のファイバーを用いた検査結果，咽喉頭部に異常所見はみられず，帰宅可能と診断された．翌日，中毒症状の有無を電話にて確認し，食事も問題なく摂取できており，近医の内科外科クリニックと連絡をとり，フォローすることになった．このエピソードでは精神科的な問題が取り上げられることはなかった．

エピソード2　1月26日午前9時30分頃，オモチャに使用されている単3乾電池を2本飲み込み，嘔吐を2回した．吐物に乾電池の破片が出てきたため，同日11：15，患者が入所している専門施設の職員4名に連れられて，当院救急部を受診した．受診時，「あー，ぎゃー」と大声で叫び，終始落ち着きなく，飛び跳ねたり，寝転がったりして，じっとして治療を受けることができなかった．

症状と診察

顔色に不良はなく，バイタルサインでは，血圧100/62 mmHg，脈拍90/min（整），体温37.0℃，腹部単純レントゲン撮影では食道入口部に1個，十二指腸付近に1個の乾電池が認められた．消化器内科にコンサルテーションを行い，精神的な動揺が強いために，ジアゼパム10 mg，ドルミカム 7 mgの筋注にて鎮静をはかり，内視鏡下にて食道入口部の乾電池を除去できたが（図1），十二指腸部は除去できず，消化器外科コンサルテーションを行った．

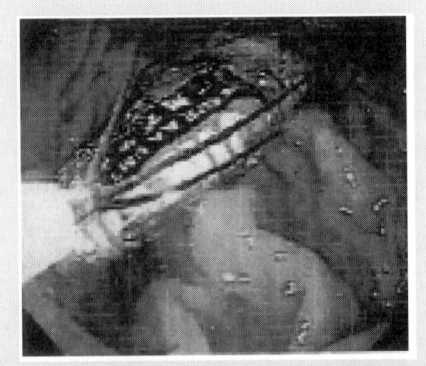

図1　食道入口部にみられる乾電池

治療と経過

胃チューブを挿入し，マグコロールP，ニフレックスを注入し，GE 120 ml浣腸を行った．反応便が1回みられ，消化管の運動は良好であったが依然小腸に乾電池が認められ，摘出は困

難であったので，このまま排泄されることが十分期待できるため，経過観察の目的にて救急部へ入院した．

救急部病棟では，落ち着かず，点滴抜去，転倒などの危険性が極めて高く，抗精神病薬の投与が必要とされた．さらに，患者の介護に携わる人全員に唾をかける行動が目立ったが，この問題行動は患者の習癖であるため，特に問題として取り上げることはなかった．

鎮静には家族（父）が不可欠

十分な睡眠剤を投与したにもかかわらず，夜間全く入眠することはなく，奇声を発し続けた．体動がひどく，胃チューブを自ら抜去した．転倒などによる危険性が非常に高くなったため，家族と十分に相談し，説明と了解を得た上で，一時的に抑制帯を使用せざるを得なかった．さらに，夜間には家族が同伴してくれるように指示した．その後，排便が少量みられたが，その中に乾電池はみつからなかった．医療スタッフに対しては，拒否的で興奮状態がみられたが，両親，特に父親に対しては笑顔を示すことがあった．父親が関与することが最も患者の安定へと繋がった．

ようやく摘出！

入院後2日目，腹部レントゲン撮影にて，乾電池の位置に変化はなかった．入院後3日目，ドルミカムを用い，大腸ファイバーを使用して，乾電池を摘出することとなった．S状結腸付近に乾電池が発見され，無事に摘出された（**図2**）．入院後4日目，抗精神病薬の鎮静効果が軽減され，自分で食事が可能となり，嚥下がスムーズに行えることを確認した上で，これまで入所していた専門施設に転所とした．

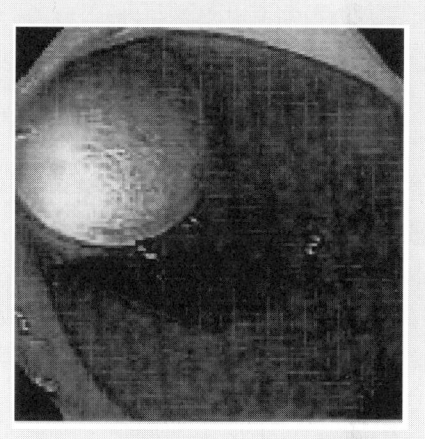

図2　s状結腸付近にみられる乾電池

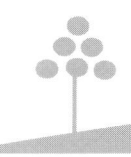

精神科医のコメント

機能する医療機関は多重連携

病院は，病気の治療やその改善を目的にし，かつ機能的な相互作用をもつ"システム"である．そこでは，患者・ナース・医師などが主役として構成され，伝統的に医師は病気を診断し，投薬を行う役割を担う一方，患者は検査を受け，健康の回復を目指し，適切な治療を受ける立場に置かれる．さら

に，ナースは医師患者関係のなかで，患者や医師のニーズに対し，専門的な見地からのケアやサービスを提供する．

それぞれの役割のなかで，治療環境に影響を及ぼす要因に，病気体験により特徴づけられる患者の性格特性や生活背景が重要な鍵として挙げられる．病気により作り出されるニーズやストレス，医師の態度や患者の感受性，病気に対する医師の捉え方や態度，患者の不安を高めたり，あるいは軽減させる治療上の内容，患者の病気による挫折感や不確実性など，これらの要因の相互関係が医師患者関係に重大な影響を与え，時には患者は治療を拒否したり，または病院から抜け出したい（離院）との衝動に駆られる．

しかし，患者と医師とナースは，束縛された病院のシステムの中で，各自それぞれの役割を果たさなければならない．すなわち，治療という共通の目的を成し遂げるために相互に影響しあい，それぞれが独立した役割を演じるのではなく全体として機能しなければ，良好な結果を得ることが困難となる．患者にとって病気が改善に向かうことが最大の目的であり，医療スタッフは患者の治療を通して，専門的な知識を供与し，医療行為が実施される．

意志の疎通が難しい場合は

本症例では精神遅滞をもつ患者とのコミュニケーションが問題として取り上げられた．表現能力の障害が顕著であるため，患者が何を考えて，どんな抵抗を示しているかが理解できなかった．自己を表現することは誰かに理解してもらいたいというメッセージであり，それによって対人関係が成立して，入院治療が円滑となる．

精神遅滞の成人は，自分の要求を表現する技術が不十分であるため，孤立感や疎外感を感じやすく様々な問題行動を起こし，ますます他の人から理解されないということになる．精神遅滞者のコミュニケーション支援の方法については，言語によるコミュニケーションが不可能な場合はそれに代わる方法でコミュニケーションを図ることが望まれる．

最終的には，父親の関与が最も患者の安定へと繋がった背景からすると，医療者の限界を感じざるを得ない．抑制帯の使用に関しては，患者の人権上，多くの倫理的問題が関与するが，その使用を考えざるを得ない状況も多々あり，その際には両親や近親者への十分な説明と理解が必要とされる．精神科病棟においては，医療保護入院という入院形態の変更を行うが，一般科病棟においては医療者サイドの慎重な配慮が必要とされる．

救急医のコメント

　救急医療の現場で遭遇する異物誤飲の患者は，年齢，基礎疾患等から以下のようないくつかの類型に分類され，それぞれ特徴のある病像を呈する．
　① 幼児
　② 成人の自殺企図
　③ 高齢者
　④ 健常成人の事故
　⑤ 精神障害者
　⑥ 犯罪にまつわる異物

1） 幼　　　児
　タバコ，コイン，おもちゃの部品等を遊んでいるうちに飲み込んでしまう場合が多く，その多くは軽症である．しかしボタン型電池などのように比較的早期から消化管穿孔などの重篤な状態を呈しうる物もある．ボタン型電池が食道に停留し胃内に24時間以上停滞している場合には摘出する．内視鏡を用いたり，磁石付胃チューブを用いることがある．

2） 成人の自殺企図
　希死念慮の強さや飲んだ物の種類または毒性の強さにより，軽症〜重症まで様々である．ときにパラコートのような毒性の強い農薬を飲んで致死的となる場合もある．

3） 高　齢　者
　高齢者の生活用品である入れ歯や内服薬の包装紙であるＰＴＰ(Press Through Pack)などが多い．放置しても自然排出が期待できない形状の物や，消化管穿孔の危険性がある物があり，内視鏡的に摘出しなければならない場合も少なくない．

4） 健常成人の誤飲事故
　健常成人の異物誤飲患者は少ない．しかし例えば，ガソリンや灯油をポリタンクから車やストーブに移す際に，ポンプを使わずストロー状の物を使っ

て口で吸引しようとして誤って飲み込むことがある．これらの石油製品の誤飲は化学性肺炎を生ずる可能性が高く，重篤化することがある．

5） 精神障害者

ここで示したように，電池，歯ブラシ等常識では考えにくい意外な物を飲み込んでいる場合がある．重症化する例は多くはないが，治療に際しては困難を感じる場合が少なくない．その主な理由は，摘出するための手技に対して本人の協力が得られないことによる．このような困難さは幼児の異物誤飲の治療における困難さに通じるところがある．摘出手技は内視鏡を使用することが多いが，安全に内視鏡を施行するために全身麻酔が必要な場合がある．

6） 犯罪にまつわる異物

例えば麻薬を胃内に隠して海外から持ち込もうとした例や，覚醒剤常習者が警察に逮捕される際に，とっさに所持していた覚醒剤をビニール袋ごと飲み込んだ事例がある．この場合，飲み込んだ麻薬や覚醒剤の量がいわゆる致死量を越えているかどうかの医学的判断だけではなく，内視鏡的摘出に対しての本人や家族の承諾，警察の立会い，摘出した物の証拠物件としての取り扱い方など，司法面への十分な配慮が必要である．

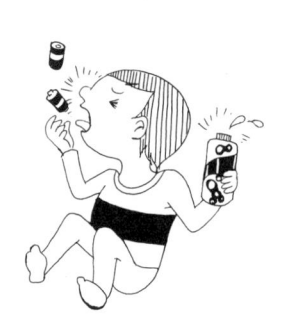

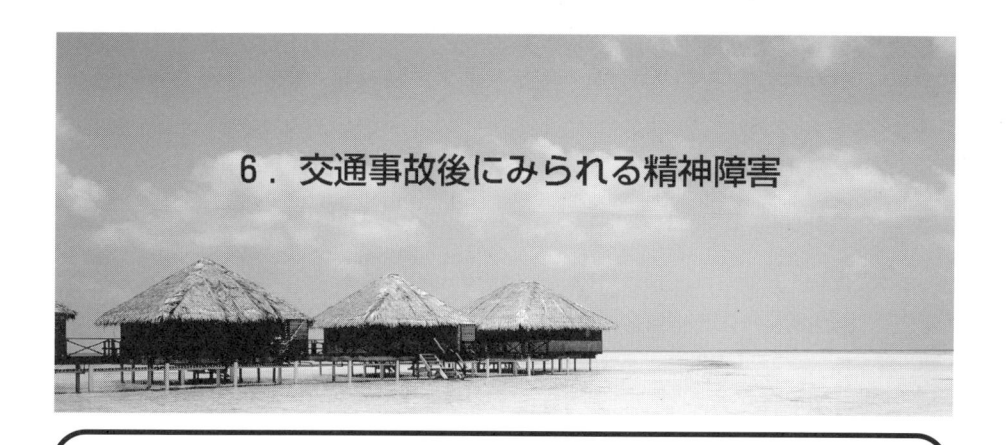

6. 交通事故後にみられる精神障害

> **ポイント**
> 交通事故にあった患者の心理的な適応プロセスとしてショック，否認，抑うつ反応，自立に対する反応および適応を考慮すべきである．
>
> 救急医の視点では，交通事故後の問題として，局所性脳損傷やびまん性脳損傷が混在する可能性を考慮すべきである．

外傷と精神障害の関連性は

　交通事故を含めた外傷後に，さまざまな精神障害が合併しやすい．その中には，うつ状態，躁状態，不安心気状態，精神病状態などの心理的なストレスによる機能的疾患および脳の実質的な損傷による脳器質疾患に大別される．救急医からの精神科コンサルテーションの中には，患者にみられる精神症状が交通事故（外傷）とどの程度関連しているかを評価し，その治療を円滑に進めたいという依頼がある．

　その背景には，事故に伴う損害賠償と関連した診断書にどのように記載してよいかという戸惑いや意欲低下などの精神症状のために，事故後のリハビリテーションがうまく進行しないなどの問題が存在する．実際，交通事故と精神症状の関連を明確に証明することは困難な場合が多い．明らかに脳内に病変を証明できる場合は可能であるが，そうでない場合，事故が引き起こす心理的ストレスをどのように評価すればよいか，その客観的な証明が困難なためである．また，精神障害の既往歴がある患者の場合，その証明はさらに困難であろう．

ここでは，交通事故後にうつ状態を呈し，リハビリテーションの治療中に意欲低下がみられ，その治療が円滑に進まず，精神科へ紹介された症例を提示する．本症例から，救急部へ搬送される交通事故患者がどのようなプロセスを経て，精神的に回復していくかを紹介し，その際にどのように対処すればよいかを考察する．

37歳の女性

主　訴　リハビリを受けたくない
家族歴　母親が現在，うつ病のために入院中である．
生活歴および現病歴　本来は明朗活発な性格であるが，短気な面もあり，自分の思うままに物事が進行しない場合，対人関係上のトラブルが生じやすい性格でもあった．大学卒業後，高校教師として就職した．28歳時に結婚し，33歳時に出産を経験し，これまで教師として勤務しつつ，夫婦円満な家庭生活を送っていた．

事故発生の状況と症状

平成Ｘ年3月，午前8時に子供を実家に預け，乗用車にて出勤途中に乗用車に追突し，頭部を激しく打撲したため，救急病院を受診した．頭部Ｘ線CT検査などによって，外傷性くも膜下出血，右頬骨骨折，右示指不全切断，右示・中・環指伸筋腱損傷などの診断がなされたため，救急車にて当院救急部へ転送され，即入院となった．

救急部受診時の意識レベルは，自力にて体動はあるが，呼名に返答はなく，Japan Coma Scale II－30であった．脳外科，整形外科，眼科などのコンサルテーションがなされ，整形外科病棟に入院した．24～48時間以内に遅発性の脳内出血の可能性が考えられたが，意識レベルは順調に回復した．受傷後2日目には，通常の会話に応答することは可能であったが，場所・日時などの見当識の回復は不十分であった．

入院後1週間から一月半まで

受傷後7日目，意識レベルはまだ変動を続け，特に場所の見当識が障害されていた．受傷後約1ヵ月，日中のややボーとした傾眠傾向と退行状態がまだみられたが，この間に骨接合術，腱形成術，腱剥離術などが施行された．受傷後約1ヵ月半，リハビリテーションを目的に，自宅の近医に転院となった．

しかし，リハビリテーション中に意欲がない，前向きにやろうという気が起こらない，リハビリテーション・プログラムに対する不満などが生じるようになったため，受傷後2ヵ月に精神科コンサルテーションが依頼された．当初，自責感，意欲減退，過剰な配慮，一方では気分の不安定性（衝動的な感情を抑えきれない）などが認められたため，交通事故を契機としたうつ状態と診断し，抗うつ薬（イミプラミン 30～60 mg/日）による薬物療法を施行した．

薬物療法2週間後には，徐々に抑うつ気分は改善し，前向きの思考もみられるようになった．しかし，子育てが困難なため，義両親と同居するようになり，家族関係における関係維持の困

難, うつ状態の遷延化などの問題があり, 家庭から離れて療養したいとの希望があり, 外傷11ヵ月後に精神科に入院となった.

精神科治療へ

患者は自己評価（自尊心）の低下のために, その低下を補うために非常に細かいことが気になり, 100％以上の自分を表現しようとして疲れ果てているという状態を繰り返していた. 周囲の顔色が患者の気分を左右してしまうといった抑うつ神経症（気分変調症）によくみられる精神症状も同時に存在した.

しかし, 時間の経過とともに, 細かいことや自分の思い通りにならないことに容易に立腹するようになり, その感情を抑えきれずに爆発するといった状態へ変化していった. 気分調節機能がうまく働かないために, 同室の患者とのトラブルが頻回となり, 状況によってコロコロと気分が変わりやすい, 気分の易変性が顕著となった.

退院に向けて

一方, 性的な衝動を抑えきれないことを自覚し, 時に問題行動に発展するなどの脱抑制症状もみられた. すなわち, 理性によって抑えることができず, より本能的に生きようとする症状である. このような症状の変化がみられる中で, 精神療法的なかかわりを通じて, 自分自身を客観的にみつめる第2の自分が見えるようになってきた時点で, 早期に退院とした（1ヵ月間の入院）. この間に施行した脳波では, α波の出現頻度は少なく, 全般性θ波の出現がやや多いなど, 連続性はあまりよくない所見であった.

その後, 抑うつ気分は比較的安定し, ごく限られた対人関係では円滑に対応できるようになったが, 再び義両親との関係に問題が生じ, 受傷後1年3ヵ月後に再度うつ状態に陥っている. 気分が周囲の状況に左右されやすく, 些細なトラブルが気分を大きく抑うつに引き込みやすい状態にある.

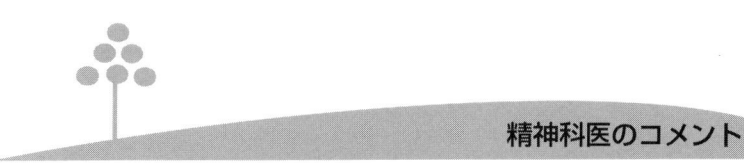

精神科医のコメント

受傷した患者がどのような屈辱を受けるか, すなわち患者の退行状態を促進するか, 適応能力を促進するかを決定する重要な要因として, 患者が受けた屈辱に対する患者自身や家族, さらには医療者の受容力に大きく左右される. この受容力を高めるには, 受傷後における心理状態の段階的な変化を評価し, それに対する理解が必要とされる.

Krueger[1]は, 身体的な外傷を受けた患者の心理的な適応プロセスを5段階に分けている. すなわち, その過程は1）ショック, 2）否認, 3）抑うつ

反応，4)自立に対する反応および5)適応からなる．

1) ショック

外傷直後にみられる心理的な反応はショックであり，あまりにも過激な変化にうまく適応できない状態である．事故がどの程度重大なものであるかを患者は認識できないことも多い．このような事態では，患者は情動的にも身体的にも麻痺した状態，すなわち一見，無関心なようにみえる．この時期はその瞬間から数日まで持続する．医療者は患者の辛い体験を家族の中にみることができるだろう．

2) 否　　認

外傷による喪失体験が生じると，新しい情報がこれまでの情報と直面する結果，急性の不均衡状態となる．この移行時期の当初の反応はショックであるが，情動麻痺を伴う否認へと変化する．この状態は患者が身体イメージや自尊心の急激な変化を受容できないことの表現であり，自己を守るための適応反応でもある．一般に，この時期に抑うつがみられることはない．

3) 抑うつ反応

否認が徐々に消失して，自己の損失と外傷の重症度を十分に認識および理解ができるようになると，悲哀と抑うつがみられるようになる．自己の損失が認識できる時点で抑うつがみられるようになるが，これは正常な反応である．自己評価を維持するために，抑うつは失望に気づくための反応であるとも言われている．夢や白昼夢，ファントムペインの出現で象徴されるように，この時期には患者の情動的なリハビリテーションが必要である．

4) 自立に対する反応

自立，セルフケアおよび退院といったことに対して，意識的にも無意識にも抵抗を示す時期が訪れる．また，正常なパーソナリティの患者であっても，このようなストレスに対して受傷した身体および心理的な統合ができなくなり，これまでの性格傾向が誇張される場合がある．依存的な患者はより依存的になるし，退行を生じやすい患者はより子供じみた態度をとることも多い．

5) 適　　応

患者はリハビリテーションを通じて，自己を取りもどすために，現実的な対処方法をもちえるようになる．その対処方法を意識的に操作し，環境へ合理的かつ有利に適応できるプロセスを選択できるようになる．しかし，あま

りにも過剰に適応しようとすると，ストレスが過剰となる場合もあり，要注意である．

　以上のようなプロセスを経て，患者は外傷を受容できるようになるが，その際にどのような治療的な対応をとればよいのだろうか．以下に箇条書きに提示する．
　1．現在，患者にみられる身近な関心事である身体的問題について話の焦点を合わせること
　2．外傷や病気について患者が洞察できるように援助できる状態をつくりあげること
　3．患者の内面に耳を傾けること
　4．身体的および情動的損失を伴う現実を受け入れ，共に前進できるように援助すること
　5．精神症状が顕著であり，または情動が不安定な場合，一時的に薬物を投与すること
　6．問題が生じれば，いつでも対処する保証を与えながら，治療的な関係における終結を明示すること

　本症例の場合，上記のような理想的な回復プロセスをたどることが出来ていないが，着実に現実生活に向かって前進していることは確かである．何らかの脳機能の障害が残るものの，社会からひきこもることなく，対人関係の失敗は続くものの，明るい展望を抱えているのは，夫および治療者の精神的サポートによるものだと考えている．

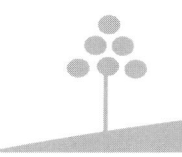

救急医のコメント

脳の器質的疾患

　交通事故による外傷後に見られる精神障害のうち，心理的なストレスによる機能的疾患については＜精神科医のコメント＞にゆずり，ここでは脳の実質的な損傷による脳器質疾患について述べる．頭部に外力が加わったことによる脳損傷は軽症から重症まで様々であり，種々の分類があるが**表1**に代表

的な分類を示す[2]．局所性脳損傷のうち脳挫傷はCTで壊死や浮腫を示すlow density area内に小出血巣を示す小さいhigh density areaが混在する像として示される．

硬膜下血腫は典型的には三日月型，硬膜外血腫は凸レンズ型の血腫として描出される．びまん性脳損傷のうち脳振盪は明らかな局所損傷がなく，一過性意識障害をきたすものの，神経学的異常を残さずに回復するものを言う．このうち6時間以内（多くは10分以内）に意識障害が改善するものを古典的脳振盪と呼んでいる．

表1　脳損傷の分類

1. 局所性脳損傷
　脳挫傷
　硬膜下血腫
　硬膜外血腫
　脳内血腫

2. びまん性脳損傷
　軽度脳振盪
　古典的脳振盪
　びまん性軸索損傷

また意識低下よりも錯乱状態が主なものを軽度脳振盪と称している．びまん性軸索損傷とは病理学的には「頭部外傷によって脳内に軸索と血管の損傷が一次性，びまん性に生じている状態」である．臨床的には受傷直後から意識障害が持続し，脳腫脹・脳偏位を伴わないものとされている．受傷直後の頭部CTは何ら所見のない正常像を基本とするが，脳内に散在する点状出血を見る場合もある．

びまん性軸索損傷の最重症型では除脳硬直，瞳孔症状，呼吸不全などの脳幹機能障害を呈する場合もある．その他，開眼するようになっても無言，失調性構語障害，記銘力の欠如，尿便失禁，暴力，性器露出などの脱抑制症状，失調歩行，振戦，めまい，短気，病的嫉妬などが見られる[3]．

救急医が見る実際の症例では，以上の局所性脳損傷やびまん性脳損傷がしばしば混在し同時に存在しうる．重症頭部外傷の患者にはほかに胸腹部外傷や骨盤骨折，四肢開放骨折などを伴う重症多発外傷の一部としての頭部外傷を呈している患者も多い．

脳損傷患者の対応

このような症例はICU管理が必要であり，全身の安静を保つために大量の鎮静剤投与を行って長期間にわたって鎮静を行わざるを得ない場合もある．その場合，精神症状が問題となるのは鎮静剤を中止したあとであり，受傷後2〜3週間経過していることも多い．この段階で見られる精神神経症状の鑑別としてICU症候群，夜間せん妄，頭部外傷後てんかん（post traumatic epilepsy）などが挙げられるだろう．

頭部外傷後の精神症状について，救急医から精神科医にコンサルトを行うことは多くの場合有益と考えられるが，すべての精神科医が頭部外傷の患者について豊富な経験を持っているとは限らない．救急医は頭部外傷後におこりうる精神症状について十分な知識を持っておくべきであろう．

文　　献

1) Krueger D: Emotional rehabilitation of the physical rehabilitation patient. Int J Psychiatr Med 11:183-191, 1982.
2) 山田直司：脳損傷．こんなときどうする外科系急患．平林慎一，星野雄一編著．pp.24 - 33，中外医学社，東京，1997.
3) 益澤秀明：びまん性軸索損傷の病態；とくに後遺症からみて．救急医学 22：977 - 981, 1998.

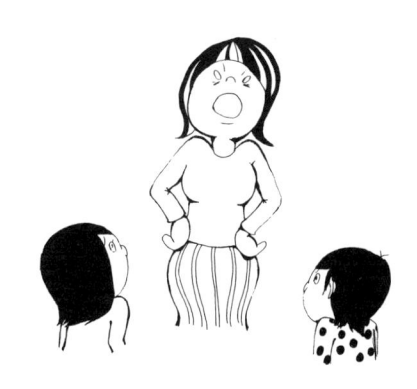

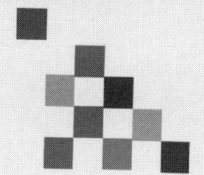

第3章 意識障害

1．精神科医のコンサルトが必要な意識障害/79
2．意識障害で救急部へ搬送された精神障害者/85
3．コミュニケーションがとれない患者/90

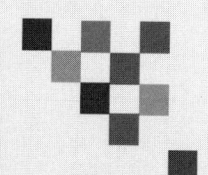

1. 精神科医のコンサルトが必要な意識障害

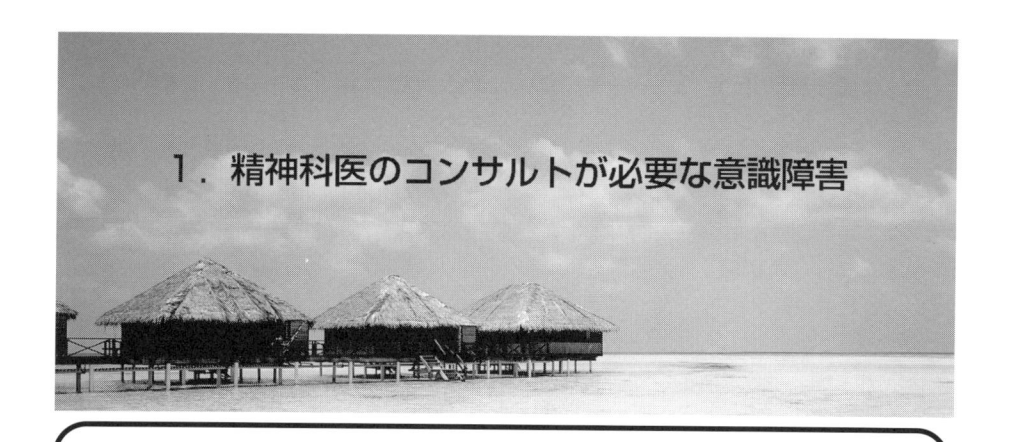

> **ポイント**
> 意識障害で受診する若年女性の場合，薬物中毒や転換性障害（ストレスで意識障害を思わせるような神経症状）の鑑別が重要である．
>
> ヒステリーと診断可能な場合，患者にとって対処できない葛藤やストレスを，解離や転換症状に変換することで回避しているという理解が必要である．

　意識障害を呈する疾患は多数あり，このうち救急外来で遭遇する機会が多いのは脳血管障害や代謝性疾患である．しかし，中には精神科医にコンサルテーションが必要な例も存在する．ここにその代表的な2症例を提示し，その鑑別診断のプロセスを考える．

30歳の女性

　平成X年10月19日入院中の知人の見舞いのために当院を訪れていたが，17：13ごろ，院内のジュース自動販売機の前で突然ペタンと尻餅をつく形で倒れ，呼びかけに応答しなくなった．ただちに救急外来に患者を移した．

　救急外来にて意識レベルはⅢ—100であるが，穏やかに閉眼している印象．血圧120／70 mmHg，脈拍90／分，瞳孔直径4mm，左右差なし，対光反射迅速，胸腹部に異常なし，明らかな片麻痺なし，病的反射なし．

　血液検査　WBC 5,400／μl, RBC 441万／μl, Hb 11.3 g／dl, Ht 34.7%, Plt 20.6万／ml, Na 140 mEq／l, K 4.2 mEq／l, Cl 101 mEq／l, BUN 8.5 mg／dl, Cr 0.55 mg／dl, glucose 97 mg／dl, GOT 24 IU／l, GPT 39 IU／l, LDH 279 IU／l, T-P 7.1 g／dl, T-Bil 0.3 mg／dl, AMY 44 IU／l, CRP 0.52 mg／dl.

　動脈血液ガス（room air）pH 7.39, pCO_2 47.2 mmHg, pO_2 69.7 mmHg, HCO_3^-

28.3 mM, BE 3.3 mM, SAT 93.4%.

　心電図に異常を認めなかった．神経学的に明らかな異常を認めず，ほかに意識障害を呈するような代謝性の異常を認めなかったため，心因性の症状を疑い一緒にいた友人に話を聞いてみると，以前より某国立病院精神科に通院中であることが判明した．家族に連絡を取り，来院した父親に話を聞いてみると，過去にも数回同様の意識消失発作を起こしているとのことであった．同病院精神科の外来主治医に連絡を取ったところ「人格障害」にて通院しており，ハロペリドール18 mg／日やクロルプロマジン200 mg／日を服用中であり，過去にもたびたびヒステリーによる意識消失を起こしているとのことが判明した．

　救急外来でハロペリドールを筋注したところ3秒もたたないうちに，意識清明となり，会話が可能となった．本人の話では7年前に母親が肝臓癌で亡くなっており，病院に対して良いイメージを持っておらず，本日は見舞いのために来院したものの，院内を歩いているうちに7年前の辛かったことがいろいろ頭に浮かび，わけが分からなくなってしまったとのことであった．通院中の精神科の外来主治医に紹介状を書き，帰宅させた．

20歳の女性

　平成X年3月に福岡の専門学校を卒業後，自動車学校に通っている．しかし4月，5月は1ヵ月のうち1/3くらいは体調が悪く，1週間ぐらい前から自動車学校に通っていなかった．5月25日午前6時ごろ，本人の部屋からガタガタという音がしたため両親が奇妙に思って行ってみると，階段の途中に座り込んで小さな聞き取れないくらいの声でブツブツ言っている本人を発見した．尿失禁あり．本人の部屋に行ってみると床に尿失禁と思われる濡れたあとがあった．

　同日午前6時35分当院救急部に来院．血圧100／50 mmHg，心拍数103／分，体温35.8℃，呼吸数26／分，意識レベルはJCSでⅢ-300，ほかに身体所見も神経学的所見も含め特に異常は見られなかった．

　血液検査　WBC 5,300／μl, RBC 395万／μl, Hb 10.7g／dl, Ht 33.4%, Plt 22.2万／ml, Na 142 mEq／l, K 3.7 mEq／l, Cl 106 mEq／l, BUN 6.5 mg／dl, Cr 0.39 mg／dl, glucose 175 mg／dl, GOT 8 IU／l, GPT 4 IU／l, LDH 144 IU／l, T-P 6.7 g／dl, T-Bil 0.2 mg／dl, AMY 91 IU／l, CRP 0.3 mg／dl.

　動脈血液ガス（room air）　pH 7.36, pCO$_2$ 35.1 mmHg, pO$_2$ 112.9 mmHg, HCO$_3^-$ 19.4 mM, BE -4.9 mM, SAT 98.5%

　検　　尿　異常なし．

　心 電 図　洞性頻脈（HR 104／分）．

　腹部エコー　異常なし．

　以上のように意識障害を引き起こす明らかな原因が特定できなかったが，尿失禁を伴っており心因性の意識障害とは思えなかったため，母親に自宅に帰ってもらいゴミ箱を調べてもらったところ，ナロンエース24錠分，バファリンエル14錠分の空薬包が見つかった．このためこ

れらの薬剤による急性薬物中毒の可能性が高いと判断し，生食5リットルにて胃洗浄後，活性炭30g，マグコロールP34gを注入した．同日午前10時ごろから呼びかけに対し，はっきり応答するようになり，「午前2時ごろ（上記の）薬を飲んだ」との本人の言葉による裏付けが得られた．

精神科医のインタビューに対し，「死んでみようかなと思って薬を飲みました．おじいちゃん，おばあちゃんが私の悪口を言っているのがつらい．『あの子は外孫に比べて出来が悪い』と言われる．原因はそのことだけではないような気もするけど，何だかよく分からない．生きていてもしようがないかなあと思って」と答えている．精神科医により，抑うつを伴う適応障害と診断された．

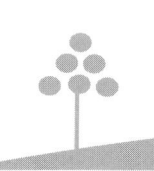

救急医のコメント

意識障害の鑑別

意識障害を呈する疾患は**表1**のごとく多数存在するが，その多くはバイタルサインのチェック，神経学的診察を含む綿密な診察および血液検査で，何らかの異常が見つかるものである．しかしながら，救急外来を受診する意識障害患者の中には，これらの診察や検査でも何ら異常を呈さない例も存在する．このような症例は結果的に精神科医にコンサルトを必要とするような症例が多い．

表1　意識障害を呈する疾患

Ⅰ．脳に肉眼的器質的病変あり
　1．急　性：①脳血管障害（脳出血，脳梗塞，くも膜下出血），
　　　　　　②脳外傷，③炎症（髄膜炎，脳炎）
　2．亜急性，慢性：①脳腫瘍，②脳膿瘍，③血腫（硬膜外，硬膜下），④静脈洞血栓症

Ⅱ．脳に肉眼的器質的病変なし
　1．心血管系：①ショック，②高血圧性脳症
　2．血ガス異常：①低O_2，②CO_2ナルコーシス，③低CO_2，④アシドーシス
　3．電解質：①高Na，低Na，②高Ca血
　4．血　　糖：①糖尿病性昏睡，②低血糖，
　5．毒素の蓄積または中毒：①肝性昏睡，②尿毒症，③CO中毒，④睡眠薬，
　　　　　　　　　　　　　⑤アルコール，⑥ポルフィリア
　6．内分泌疾患：①Basedowクリーゼ，②粘液水腫，③副腎クリーゼ，④下垂体腺腫
　7．高体温，低体温，感染症（敗血症）
　8．精神科疾患：①てんかん，②ヒステリー，③ナルコレプシー，④Wernicke脳症，
　　　　　　　　⑤精神分裂病，⑥うつ病

ヒステリーを考える

その代表例が第1例で示したようなヒステリー患者である．比較的若年の女性で特に身体的な基礎疾患もなさそうな人が突然意識障害を呈し，しかも診察や諸検査でも明らかな異常を認めないような場合にヒステリーが考えやすい．病歴を友人や家族から詳しく聴取すると，精神科への通院歴が判明し，外来主治医への連絡によって同様のエピソードを過去に繰り返していることが判明し，一件落着した．

しかしながら診察や検査で異常を呈さない若年女性の意識障害がいつもヒステリーと考えるとピットフォールに陥る．第2例は意識障害を主訴に来院し，診察や検査で有意な異常を認めなかった症例であるが，意識障害の真の原因は薬物中毒であった．

市販薬の組成

ナロンエースの成分はイブプロフェン，エテンザミド，ブロムワレリル尿素，無水カフェインであり，バファリンエルの成分はアセトアミノフェン，エテンザミド，アリルイソプロピルアセチル尿素，無水カフェインである．このうち最も含有量が多かったものはブロムワレリル尿素であり，意識障害の主な原因も催眠鎮静作用を持つブロムワレリル尿素であると推定された．

薬物中毒を疑う

ブロムワレリル尿素の血中濃度を測定したところ，5月25日午前6：40で334.0 mg／mlであり，同日12：30の時点では111.3 mg／mlであり，服薬の事実と血中濃度の推移がデータ上も裏付けられた．ただこの症例の場合，自殺企図を前もって窺わせる言動は何もなく，かつ空の薬包も当初家族は見つけていなかったため，家族からいくら病歴を聴取しても自殺企図や薬物中毒につながる情報は得られなかった．

救急医が「もしかしたら」と思い，家族に自室のごみ箱を調べてもらい，初めて空の薬包が発見された．結果的には薬物中毒は軽症であり，自殺企図という問題行動についてやはり精神科へのコンサルトが必要となった．

2例を通じての教訓は，診察や検査で異常を呈さない意識障害患者を診た時は，精神科疾患を考えて綿密な病歴をとるように心がけることと，薬物中毒の可能性も考慮し現場周辺の状況を確認するとともに積極的に血中の薬物を検出するよう努めることと思われる．

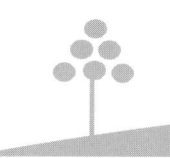

精神科医のコメント

意識障害か昏迷状態か

患者に話しかけても何も返事がない場合，意識障害が存在するのか，思考が混乱して昏迷状態にあるのかを精神科医は考える．昏迷とは一切の自発行動がなくなり，極端になれば，外部からの刺激にもまったく反応しなくなる状態である．しかもこの場合意識は明瞭で外部の状況をよく認識していることが多い．意識とは何かという非常に難しい問題があるが，救急場面では生命を脅かす重大な身体疾患が存在するか否かの意識障害の鑑別がより重要である．当初，ヒステリーと診断された患者であっても，後方調査により，その13～30％が原症状に関連した器質疾患に罹患していたという報告があるからである．

鑑別のためには

したがって，詳細な観察と病歴の聴取を行うと同時に，身体疾患を除外するための徹底した検査が必要とされる．さらに，ヒステリー症状を呈する患者は過去に同じようなエピソードを経験していることが多い．家族からの情報が治療者側の疑問に答えてくれることも多い．

一方，ヒステリーと診断するためには心理学的所見ばかりでなく，うまく機能していないとされる身体部位における正常な機能を証明することにある．患者が医療者の存在に気づいていないときの観察も含まれる．詐病の鑑別を試みていることにもなる．すなわち，患者が表現する症状と神経学的所見との矛盾を発見することにある．

ヒステリー症状の起源は一般的に心因性であり，外傷的出来事，耐え難いストレスや心的葛藤をきっかけとして，人格の一部が変化したり（解離），けいれん，失立，失歩などの身体症状（転換）が生ずるというメカニズムは，フロイトにより明らかにされたものであるが，現代でも基本的には同じである．

2症例の精神科診断は

第1例に関しては，精神科診断名からは考えにくいほどの抗精神病薬が投与され，ハロペリドール筋注数秒後に意識清明となり，会話が可能となって

いることから，薬物が奏効したとは考えにくく，注射という刺激がなんらの効果を及ぼしたと推察される．母親の肝癌による死という過去の記憶が病院という現在の場と重なり，それが心因性動機となって生じたヒステリー性昏迷と考えることもできるが，緊張病性昏迷との鑑別は必ずしも容易ではないだろう．

一方，第2例はヒステリーと誤診されそうになったケースであるが，意識障害を主訴に来院する場合まず薬物中毒を鑑別しなければならない教訓的なケースである．意識障害を呈する患者に対して，ヒステリーという精神科診断をつけるのは最終段階で行うべきである．

ヒステリーと分かれば

ヒステリーと診断可能な患者に対する治療上のポイントは，患者にとって対処できない葛藤やストレスを，解離や転換症状に変換することで回避すること（一次疾病利得）の理解である．このことは，無意識に起こり，患者の自我は意識化できないことに留意する．こうした現実を受け入れられるようになることが必要であり，性急な症状の改善を求めない．治療は長期に及ぶことが多く，救急の場面で行えるものでもない．

次に，症状を持ったり，病気であることによって，周囲からの同情や関心を得たり，自分のとるべき責任を回避するなどの行動（二次疾病利得）によって症状は固定される．したがって，二次疾病利得を強化させないことが重要である．

対応を誤らないために

結局，意識障害とヒステリーの鑑別を考えるうえで重要なことは，時間の推移とともに，治療者が患者に対して抱くイメージが深刻となるかどうかにかかっている．意識障害であれば，性急とならざるを得ないだろう．ヒステリーであれば，治療者がバタバタとしているが，患者の様態は変わらず，そのうちに患者のほうから検査や点滴などの処置を拒んだり，非協力的となり，おそらく検査を短くして欲しいと望むような行動がみられるようになる．

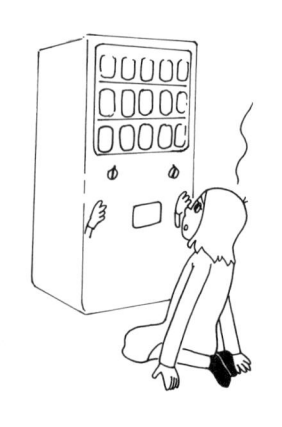

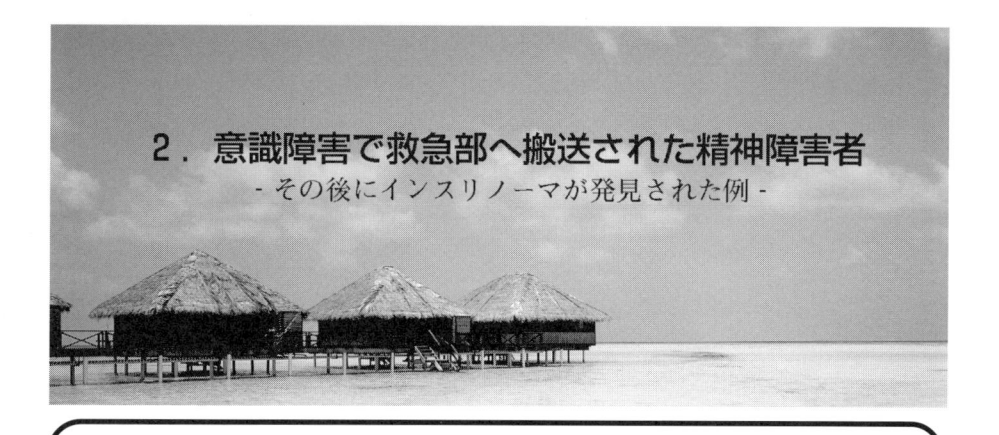

2. 意識障害で救急部へ搬送された精神障害者
- その後にインスリノーマが発見された例 -

> **ポイント**
> 意識障害で受診する患者の場合，精神障害を有していても，まず身体疾患の有無を確実に除外することが有用である．
>
> 精神疾患の診断がついている場合，精神科医は精神症状にばかり目が向きがちであるが，絶えず重大な身体症状が存在するかどうかを念頭に置かなければならない．

意識障害患者を診るとき

　意識障害のために救急部を受診する精神障害者を診察する場合，どのような鑑別疾患を頭に思い浮かべることができるだろうか．一般には，向精神薬やその他の薬物（農薬など）の多量服用，急性アルコール中毒，頭部外傷，脳出血や梗塞などの脳血管障害，悪性症候群，などがその代表的な原因としてあげられる．しかし，救急部を受診する精神障害者の診察では，精神にばかり目が向きがちで，重大な身体疾患を見失う可能性がある．

　ここでは，精神分裂病の治療のために，長期にわたり通院されている患者で意識障害，けいれん，尿失禁，などを呈して救急部を受診した症例を呈示する．救急部受診時，低血糖が見られたため，その精査目的にて入院としたが，その後にインスリノーマが発見された症例である．本症例を通じて，精神障害者に隠された身体疾患の鑑別の重要性を強調したい．

29歳の女性

主　訴　意識障害．
家族歴・生活歴　元来，神経質な性格であるが，子供の頃は手がかからなかった良い子であ

った．中学時代に両親の仲が悪くなり，別居生活となった．その頃より，異性との交際やシンナーなどの問題行動が始まった．高校進学後，家業の経営が悪化し，家庭の経済状況の問題を背景として，高校を中退した．その後，料理店，居酒屋，ファーストフード店，ガソリンスタンド，着物の着付けなどの職を転々とした．

現病歴 21歳時，男性との交際が始まり，妊娠を経験した．しかし，その男性の行方が分からなくなり，結婚に対して両親の強い反対も重なり，人工流産（妊娠6ヵ月目）という結果になった．人工流産後より，「子供は死んだけど，生きているような気がする」，「人の足音が聞こえる」，「包丁を持って人が立っている」などの訴えが見られるようになった．

精神科外来へ

内科医院を受診したが，特に身体疾患は見られないと診断され，平成X年6月23日，当院精神神経科を紹介された．初診時，物音に敏感で，「子供は生きている」，「弟がふたりいる」，「誰かが隠れている」などとつじつまのあわない言葉が見られ，場にそぐわない笑い（空笑）や夜間まったく眠れないなどの精神症状が見られたため，4日後に検査入院となった．

入院当初，まったく病識に欠け，離院や頻回の退院要求があった．胎児についての妄想は抗精神病薬（ニューレプチル）の投与にて軽減し，情動の不安定さや易刺激性に関しても，2ヵ月後には安定した．入院後5ヵ月，まだ十分な病識は得られず，規則正しい服薬が困難な面を残したまま，退院とした．

2度の救急部外来

平成X+7年7月，結婚のことで妹と口論となり，自宅の3階より飛び降り，多発骨折にて当院救急部を受診し，整形外科に入院となった．労災病院にて手術を受け，再度，リハビリテーションの目的で当院精神神経科に入院治療を受けた．その後，定期的に精神神経科外来を通院していた．

同年10月29日，眠前薬を内服し，翌朝になかなか起きない状態が見られた．呼びかけに開眼反応があるため，母親はそのまま様子を見ていた．しかし，夕方より叩いても開眼せず，尿失禁が見られたため，救急車を呼び，当院救急部に搬送された．

救急部受診時の意識レベルはJCS 100～200，血圧，脈拍，呼吸などのバイタルサインに異常を認めなかった．頭部X線CT検査においても異常はなかった．しかし，血算と血液生化学の救急検査では，血糖が25 mg／dlであり，低血糖の治療のためにブドウ糖の静注が行われた．意識レベルの改善は十分ではないため，糖尿病などの身体疾患の精査目的で，同日精神神経科に入院となった．

入院後経過 入院時の血算および血液生化学の結果では，WBC 16,500／μl，Hb 13.4 g／dl，Plt 34.2×10^4／μl，グルコース25 g／dlであった．腫瘍マーカーであるCA19-9は93 U／ml（正常37以下）．インスリン抗体は陰性．C-PEP 3.6，甲状腺ホルモンおよび副甲状腺ホルモンは正常範囲内．ブドウ糖負荷テストの結果（30分，60分，120分後），C-PEP，インスリン，グルコースの変化は正常範囲内．

腹部エコーの結果では，膵臓のサイズは正常範囲であり，膵内に明らかな腫瘍を疑わせる病

変は存在しなかった．また，腹部X線CT検査でも明らかな膵腫瘍の存在は見られなかった．低血糖の精査のため，GH，TSH，ACTH，コルチゾール，グルカゴンなどのホルモン値を測定したが，異常は認められなかったため，代謝内分泌の専門医へコンサルテーションを依頼した．

代謝内分泌学的検査では

カルシウムによるIntra－arterial stimulationにより，インスリンのサンプリングを行った結果，膵尾部よりインスリンが過剰に分泌する所見が得られた．グルコース値やインスリン値，他の刺激テストにより強くインスリノーマが疑われるとのコメントが得られた．繰り返す低血糖発作のため，ERCPを施行．膵臓尾部の一部に壁の不整を認め，径1.5cmの腫瘍の存在を疑うとの所見であった．血管造影を行ったが，画像上に異常は認められず，超音波内視鏡にて膵尾部に径1cmに低吸収性のsolid massが認められたため，膵尾部のインスリノーマの可能性が強く示唆された．

確診・手術・退院

11月18日の時点では，意識レベルは徐々に上昇してきていたが，まだ十分な見当識は得られなかった．12月11日の血糖値は30であり，意識レベルは確実に明瞭になってきたが，食事が十分に摂取できているにもかかわらず，血糖値は上昇しなかった．精神的には，いらいら感，易刺激性，注意の持続しない傾向が見られた．平成X＋8年2月6日に手術の目的で消化器外科へ転科となった．

2月10日に消化器外科医のもとで膵尾部切除術が施行された．その結果，切除前後の末梢血インスリン値およびグルコース値は，それぞれ93.7→38.0，93→125と良好な結果が得られた．術後のフォローアップ検査結果においても血糖値とインスリン値は安定していた．切除された膵尾部の病理診断では，malignant islet cell tumorの結果であった．入院期間中の精神状態は比較的良好であり，手術に対する理解と承諾も十分に得ることができた．同年2月25日に退院となり，現在も外来治療が継続されている．

精神科医のコメント

精神症状と身体症状の関連

精神症状は精神疾患だけでなく身体疾患においても生じる．精神科診断は身体疾患と高い関連性がある．特定の身体疾患には特定の精神症状が出現すると考えてしまうため，重大な身体疾患を見失うことがある．

Hallら[1]は精神科外来で継続治療を受けている658名の患者に血液生化学的検査を行った結果，精神症状を引き起こしている身体疾患が9.1％に見ら

れた．中でも最も多い症状は，抑うつ，昏迷，不安，会話や記憶の障害であった．幻視は身体起因性であることが多いと言われている．

さらに，精神症状を示す身体疾患を順にあげると，感染，肺疾患，甲状腺，糖尿病，血液疾患，肝疾患，中枢神経疾患であった．これらの患者のうち46％は，これまで精神科医や内科医により診断されていない身体疾患に悩んでいた．精神科の患者に対して十分な身体医学的検査が必要であることを強調している．

精神科入院では十分な身体学的検索を

さらに，Hallら[2]によれば，社会経済面で低い階層の100名の患者に入院の直接的な要因になっている身体疾患が存在するかどうかを詳細に検討した結果，46％の患者が精神症状を引き起こしているか，症状を増悪させている身体疾患があり，それは結果として入院時に十分な検査がなされていなかったと指摘した．さらに，34％の患者は治療が必要な身体疾患に罹患していた．

身体所見，精神所見，神経学的所見，34項目の血液検査，血算，尿検査，ECG，睡眠EEGを施行することにより，90％以上の身体疾患を明らかにできると述べ，精神病院における入院時の十分な身体医学的検査を義務づけるべきであると報告した．

精神障害者にも臨床検査を入念に

以上の報告から分かるように，現在でも精神障害者に対する十分な身体医学的検索がなされているかどうかは重要な問題である．本症例では，意識障害，低血糖という重大な問題に対して，救急医や代謝内分泌医による協力の下で，インスリノーマを発見できたことは幸いであった．精神疾患の診断がついている場合，精神科医は精神症状にばかり目が向きがちである．たえず，重大な身体疾患が存在するかどうかを念頭に入れておかねばならない．

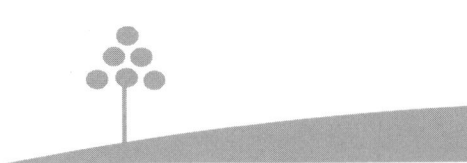

救急医のコメント

臨床医の基本とは

「詳細な病歴聴取は臨床医の基本」——この言葉は古くから医学教育において強調されてきたし，また昨今のようにいわゆる「検査万能」で，基本的な

病歴聴取や身体診察を軽んずる傾向のある現代においてはますますその重要さが強調されるべき言葉であろう．

しかしときには詳細な病歴が正しい診断へたどり着くことを惑わせる場合もあり得る．本例は当院精神神経科を初診で訪れてから，インスリノーマの診断がつくまでの間に7年余りの歳月が経過している．この間いつ頃からインスリノーマが存在していたのかは不明である．

しかしながら病歴上，幻覚や妄想を含む明らかな精神症状が意識障害に先行して存在し，これに対して向精神薬の投与がなされ，精神科への入院歴や外来通院歴がある患者が，意識障害を呈して来院したとしても，その原因としてインスリノーマという最終診断を予想することは難しいであろう．

若い女性の意識障害は

実際の救急の現場では，このような病歴を持つ若年女性の意識障害を見た場合に最も頻度の高い原因は（自殺企図に基づく）薬物過量摂取である．胃洗浄や活性炭，下剤の投与といった処置を施し，1～2日の短期間の入院を経て帰宅する患者が圧倒的に多い．しかし本例は，診断する際に，このような頻度に基づく先入観を持つことの危険性を教えてくれる．

一般に意識障害を呈する疾患は**前節表1**（81頁）のごとく多彩である．ある程度の臨床経験を持つ救急医は，病歴を聴取することによって診断名をいくつかに絞り込んでゆく作業を無意識のうちに行っているものである．しかしながら「精神科通院中」，「若年女性」といったいわば「キーワード」にひきずられ過ぎると，本例のように正しい診断に行き着かない場合も実際には存在する．意識障害の患者を見た場合には常に表1のような鑑別診断の基本に立ち返って，検討し忘れた疾患がないかどうかを再考してみるべきであろう．

文　献

1) Hall RCW, Popkin MK, Devaul RA, et al:Physical illness presenting as psychiatric disease. Arch Gen Psychiatry 35：1315‑1320, 1978.
2) Hall RCW, Gardner ER, Stichney SK, et al：Physical illness presenting as psychiatric disease. II. Analysis of a state hospital inpatient population Arch Gen Psychiatry 37：989－995, 1980.

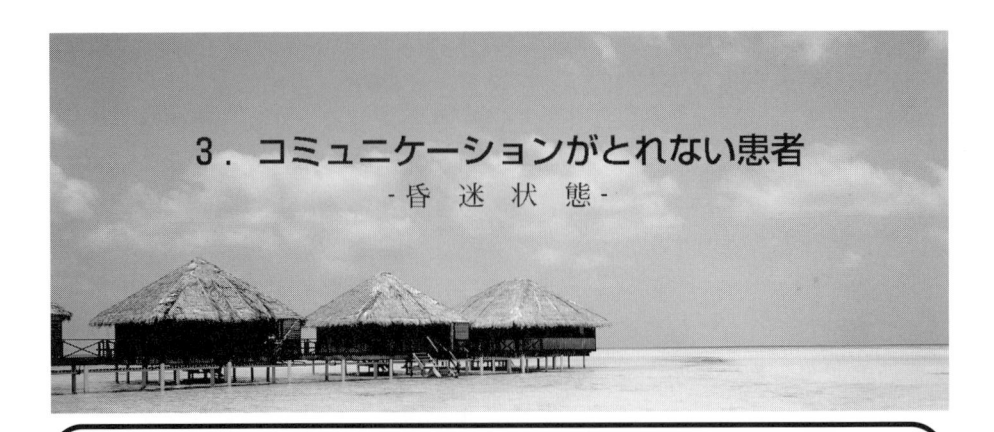

3. コミュニケーションがとれない患者
-昏迷状態-

> **ポイント**
> 「コミュニケーションの難しい患者を診察する時こそ基本に立ち帰れ」という診療の基本を重視することが，救急医療の診療上のコツである．
>
> ことばによるコミュニケーションが困難な場合，顔面表出，視線，身体動作，身体的特徴，準言語，環境などの非言語的なコミュニケーションを大切にする必要がある．

昏迷状態の患者をみる

　救急を受診する患者の中で，医療スタッフとコミュニケーションをとりにくい患者がいる．もちろん，頭部外傷などによって意識障害が前景にみられる場合，神経学的所見や頭部CT検査などによって鑑別可能である．しかし，さまざまな臨床検査に異常が認められない場合，最後に残る鑑別診断は昏迷である．昏迷とは，「意識が清明であるにもかかわらず，無言，無動で，外界の刺激に反応できない状態」である．

　このような患者に出会った場合，最初は隠れた重篤な身体疾患（脳炎，悪性症候群，薬剤性パーキンソン症候群など）を見逃さないことが重要であるが，一方では昏迷という状態がどのような臨床特徴を有しているかを知っておく必要がある．コミュニケーションがとれない患者のための最後の鑑別診断でもある．

　ここでは，精神科通院中の患者が自ら服薬を中断し，発語がなくなり，食事もとれず，意志の疎通がとれない昏迷状態に至った症例を提示する．さらに，昏迷状態に限らず，コミュニケーションがとりにくい患者へアプローチ

する場合，言葉によらない手段としての非言語コミュニケーションがどのようなものかを考えてみる．

31歳の女性

主　訴　服薬しなくなった（家族より）
家族歴　特記すべき所見はない．
生活歴および現病歴　元来，明朗活発な性格であり，スポーツにも積極的なほうであった．高校卒業後，公務員試験に合格し，役所に8年間勤務した．26歳時，職場の複雑な人間関係を背景に，「周囲から観察されている」，「悪いうさわをされている」などの被害観察妄想を中心とした妄想状態がみられるようになった．これらの症状はさらに重症の不眠へと発展し，ガスを用いた自殺企図を試みたため，精神科へ緊急入院となり，約1年間入院治療を受けた．退院後は寛解状態が約5年間続き，仕事にもうまく適応できていた．こころの問題に理解ある男性と巡り会い，めでたく結婚し，さらには出産も体験した．

子供が生まれて

しかし，出産後，子供が夜間何度も母乳を必要とするため，眠れない日が続くようになった．さらに，服薬していることで，母乳から子供に悪い影響を与えるという考えが強まり，主治医が何度も説明しても，受け入れることができなくなった．さらに，平成X年5月の連休に入ると，親類が自宅に訪れる機会が増え，そのたびに人に会うことがストレスとなった．服薬に対する疑問は改善せず，食事も入らない状態となり，同年5月26日当院救急部を受診した．

受診時所見およびその後の経過　救急部受診時は，こちらかの呼びかけに無言，無動で，服薬を勧めても，拒絶する状態に至っていた．この時点で，救急医は精神科の主治医にコンサルテーションを行った．脳血管障害や感染症などによる意識レベルの障害ではないと判断したからである．

精神科医が，その場で服薬を勧めるも，うまく理解できない様子で，外界の情報に対応できない昏迷状態にあることは明らかであった．2～3日間食事もほとんど摂れていない状態が続いており，まず精神保健指定医が患者へ入院治療の必要性を十分に説明した．しかし，患者は，それに答えることもできないため，保護義務者である夫へ病気の説明を行った結果，入院治療に対して同意が得られ，医療保護入院の手続きを取った．

精神科に入院して

すぐに，精神科病棟において，ハロペリドール（5 mg）1Aの筋注を施行した．睡眠障害の改善，硬い表情が徐々に柔らかくなり，感情表現が少しずつ豊かになるなどの言語によらないコミュニケーションの変化から，ハロペリドールの筋注は有効であると判断し，数日間連日施行した．6月上旬には，ナースの援助も受け入れられ，食事も自ら摂れるようになった．さらに，う歯によって下顎が腫れていることを自ら訴え，歯科医へコンサルテーションを希望した．

しかし，6月8日には，子供に母乳が与えられないことに不安焦燥感を示すようになり，中

途半端な現実感の回復に苦しむ時期が続いた．同時に，「今は母親としての仕事はできない」と何度も説明したが，受け入れることが難しい時期が続いた．しかし，夫は定期的に患者へ面会に訪れ，子供は問題なく成長していることを伝えた．夫に会うことで症状が動揺することもなかった．7月中旬に，最初の外泊を行い，数回の外泊を重ねた後，8月17日に退院の運びとなった．

精神科医のコメント

意志疎通の要素

　言語記号の意味を手がかりとする言語的コミュニケーション以外の対人的コミュニケーションを「非言語コミュニケーション nonverbal communication」という．ジェスチャー，顔面表出，視線，身体動作，タッチング（撫でる，抱くなどを含む），身体的特徴（体格，頭髪，スタイル，皮膚の色，体臭などを含む），準言語（発声の特徴，泣き，笑い，間投詞などを含む），環境（建築様式，内装，照明，温度などを含む）など，多様な要因が対人コミュニケーションに影響を与える．　例えば，うつ病患者の中には，他人に対して自分がどのように匂うかを過剰に気にする人もいるし，いつも怒りっぽいとか欲求不満であるとかの個人的特性がそれと分かる匂いを生む場合もある．非言語コミュニケーションを研究しているアメリカの学者アルバート・メラビアンの報告によれば，人間の態度や性向を推定する場合，その人間のことばによって判断されるのはわずか7％であり，残りの93％のうち，37％は周辺言語，55％は顔の表情によるものだと述べている[1]．

話の内容よりその話し方，声音が重要

　医療者が患者に話す内容より，その話し方のほうがおそらく重要である．その声に怒りと苛立ちの感じが強い医療者は，不首尾な結果をもたらし，とくにその声に怒りの感情がめだつと判定された医療者と，患者への説得失敗との間には，重要な相関が認められたと報告されている．これに反して，その声に心配そうな感じが目立つ医療者ほど，患者の説得に成功している場合がある．

　医療者の声に表れる不安と心配を，その医療者の自分たちに対する関心が

より強いことを示すメッセージだと解釈する可能性もある．沈黙することで病者に対する思いやりと親近感が伝わり，病者にも話すことで精力の浪費をさせまいとするのである[1,2]．

個々人のテリトリー＆バリア

従来，非言語コミュニケーションには，**表1**に示すように，近接空間学，動作学，周辺言語に分類されている[1,2]．

近接空間学とは，通常は視覚的に，時には触覚的に知覚される空間や距離の問題を取り扱う学問である．すなわち，人間と空間のかかわり方を研究する近接空間学では，人間が他の人間との間に維持しようとする距離に関するものである．

誰でも，「個人空間」と称されるいわば空気の保護膜のようなものを身にまとって生活しているのである．この個人空間は，数多くの要因によって伸びたり，縮んだりしているが，このような要因で最も重要なのは，人間関係の度合いである．うつ病患者に限らず，精神的な病いに苦しんでいる患者とのコミュニケーションを考える場合，大切な問題である．

表1　非言語コミュニケーション

近接空間学	proxemics
動作学	kinesics
周辺言語	paralanguage

動作による伝達

動作学とは，人の動作でメッセージを伝達する方法についての知識であり，その利用方法を学んだ者にとっては便利な道具のようなものである．この学問から得られるキーワードは，「状況」である．どんな些細な動作でも，ことばによるコミュニケーションとの関連状況，その他には場所，時間，文化などとの関連を考える必要がある．

何も語ることができないうつ病患者とコミュニケーションに際して，患者の示す動作に大きな意味をもつ場合があるため，その動作を通じて，理解を深めることも可能である．特に，昏迷状態に至った患者の場合はそうである．

言葉にならない言葉

周辺言語には，聞き手が感じ取れるあらゆる要素が含まれる．この中には，力のこもった叫び声，悲鳴，太くて低い共鳴音から，泣き声，単調音，声に出してひと息つく時の呼吸音にいたるきわめて多種多様な音声的刺激要因が含まれる．声量が大きいことが力と誠意のメッセージを伝える場合もあれば，自分のもって生まれた声量を下げることで，目上の人に対する敬意と謙虚さを示す場合もある．

患者の気持ちを斟酌

うつ病では，自分の本当の気持ちを人に見られないように頑なになる場合があり，症状が重度になれば，感情を押し殺し，全く言葉として表現できない患者もいる．その際，患者のかすかなため息や涙や悲しい響きの鼻音などを聞き取ることも重要であろう．

本症例では，医療者にとって，深刻な問題との直面化を避けながら，妄想状態にある患者を包み込む世界が無意識の中でどのように写っているのかを知りたいのが本音である．そこでは，感情，知恵および文化的な背景を察しながら，非言語的なメッセージを感じ取れる技術が不可欠であり，その技術が昏迷患者との対応に大いに貢献したのであろう．精神科医は，言葉を介さなくとも，患者がどのような問題に苦悩しているか，その感性を高めるために，日々の臨床経験を積み重ねているともいえよう．

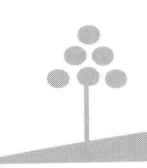

救急医のコメント

問診・診察が難しい

医療現場において，患者と良好なコミュニケーションを築くことの重要さはあらためて論ずるまでもないが，救急医療の現場では様々な原因によりコミュニケーションの取りにくい患者にしばしば遭遇するのも事実である．

例えば意識障害患者，乳幼児，痴呆患者，精神科疾患を有する患者，飲酒している患者などはその代表例であり，また激しい愁訴，たとえば胸痛，腹痛，呼吸困難，めまい，悪心・嘔吐等を呈している患者は，仮に意識が清明であっても医療者と会話をする余裕がなく，十分なコミュニケーションをとることは難しい．

まず全身の状態とバイタル・サイン

救命救急医療の難しさのひとつは，このような情報の乏しい患者であっても生命にかかわる病態を絶対に見逃してはならないという至上命題を背負っていることである．そのためには診療上いくつかのコツがあり，①バイタル・サインを重視する，②身体所見を重視する，③血液検査，単純X線写真のような患者に負担の少ない比較的簡単な検査に精通する，④患者から直接

表2　意識障害を呈する疾患

Ⅰ．脳に肉眼的器質的病変あり
　1．急　　性：①脳血管障害（脳出血，脳梗塞，くも膜下出血），
　　　　　　　②脳外傷，③炎症（髄膜炎，脳炎）
　2．亜急性，慢性：①脳腫瘍，②脳膿瘍，③血腫（硬膜外，硬膜下），④静脈洞血栓症

Ⅱ．脳に肉眼的器質的病変なし
　1．心血管系：①ショック，②高血圧性脳症
　2．血ガス異常：①低O_2，②CO_2ナルコーシス，③低CO_2，④アシドーシス
　3．電　解　質：①高Na，低Na，②高Ca血
　4．血　　糖：①糖尿病性昏睡，②低血糖
　5．毒素の蓄積または中毒：①肝性昏睡，②尿毒症，③CO中毒，④睡眠薬，
　　　　　　　⑤アルコール，⑥ポルフィリア
　6．内分泌疾患：①Basedowクリーゼ，②粘液水腫，③副腎クリーゼ，④下垂体腺腫
　7．高体温，低体温，感染症（敗血症）
　8．精神科疾患：①てんかん，②ヒステリー，③ナルコレプシー，④Wernicke脳症，
　　　　　　　⑤精神分裂病，⑥うつ病

情報を集めることが無理なら，家族等周囲の人達から情報を集める，などが考えられる[3]．

飲酒患者のマスク状態には要注意！

　また飲酒患者が来院した時にはまず診察し，しばらく時間を置いてから（すなわち少し酔いが醒めてきてから）必ずもう一度診察するようにする．受診直後は酩酊状態でマスクされていた重篤な疾患の症状が，しばらく時間を置くと明らかになってくることがあるからである．

　これらの診療上の"コツ"は，決して特殊な機器を使用する高度な検査や難解な理論を駆使するものではなく，むしろ原始的とも言える診療の基本を重視することから成り立っている．すなわち「コミュニケーションの難しい患者を診療する時こそ基本に立ち帰れ」ということである．

　具体的には意識障害が認められる患者の場合には，**表2**に示すごとき鑑別疾患を考え，診察，血液検査，頭部CT等によって診断を絞り込んでゆく．しかし，これらの診察や検査によっても原因が明らかにできない状態も存在し，この場合はここで提示されているように精神科医にコンサルトしなければならない疾患が考えやすい．

文　　献

1）マジョリー・F・ヴァーガス（石丸　正訳）：非言語コミュニケーション．新潮選書，東京，1987．
2）Shea SC: Psychiatric Interviewing - The Art of Understanding. W.B.Saunders Company, Philadelphia, 1988.

3）加藤博之，江村　正，高島敏伸　ほか：精神科患者の身体疾患への対応－Generalistのための診療の心得－．JIM　7：756‐757，1997．

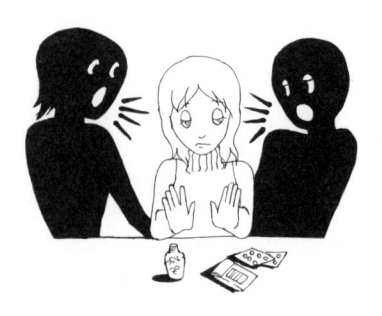

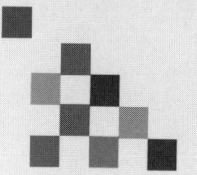

第4章　薬物・アルコール関連障害

1. 救急医を悩ませる譫妄状態の病的酩酊患者／ 99
2. 高速道路パーキングエリアからの救急依頼／105
3. 睡眠薬依存の3症例／111
4. 一気飲みによる急性アルコール中毒／118

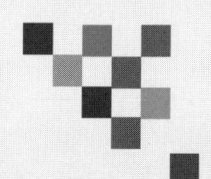

第4章 薬物・アルコール関連障害

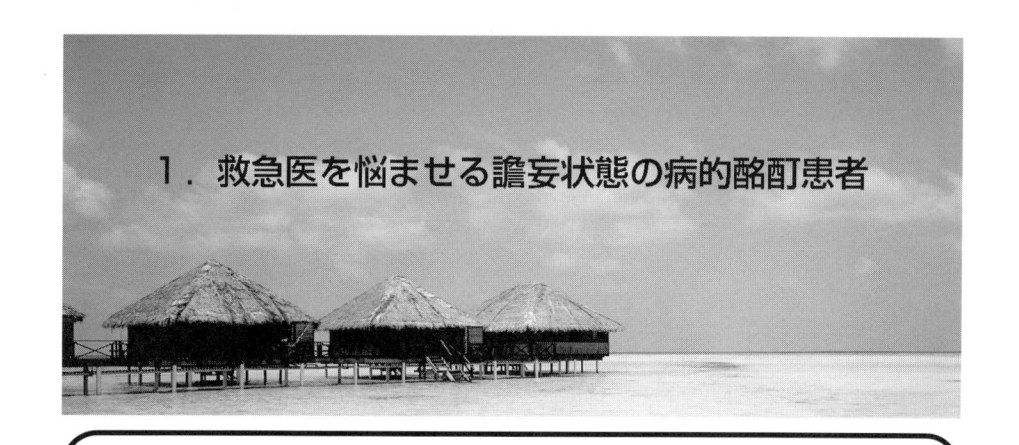

1. 救急医を悩ませる譫妄状態の病的酩酊患者

ポイント
酩酊に外傷を伴う場合，事件との関連性を念頭に置いておく必要がある．

問題行動がみられ，覚醒後に記憶障害を残す場合，病的酩酊の譫妄型として診断されることが多い．過度の飲酒には，深刻な心理社会的問題が背景にある．

飲酒患者の診察

「大量に飲酒したのち，急に顔色が悪くなり，ぐったりして呼びかけに応じなくなった」などという典型的な急性アルコール中毒の状態で，救急外来を受診する患者は少なくない．さらに「酒に酔って転んでけがをした」，「酒に酔ってけんかをして誰かに殴られた」，「飲酒運転で事故を起こしけがをした」などアルコールにまつわるけがで救急外来を受診する患者はきわめて多い．これらのほとんどの症例は普通酩酊に基づく症状（程度の差はあれ「普通の酔っ払い」）を呈しており，ベテランの救急医はそれなりに対応の仕方を心得ているものである．しかしながら，時に病的酩酊を呈する患者がいる．今回は病的酩酊による症状のためにミステリアスな病歴となり，救急医を困惑させた一例を紹介する．

19歳の女性

主　訴 額のケガ，意識障害
平成X年10月3日20：00ごろ，友人（女性）に食事に誘われ，自転車で自宅を出た．居酒

屋で多量の酒を飲み，食事をして23：30ごろ，友人と別れて帰宅した．23：50ごろ，自宅へたどり着いた時には顔面血だらけであった．本人は「転んだ」と言ったきり，その後まったく発語なく，不審に思った父親が10月4日午前0：10に本学救急部に連れてきた．

救急外来にて

来院時，当初意識レベルはⅢ—100であったが，まもなく興奮状態となり「○○さん，○○さん」と彼氏と思われる男性の名を身悶えしながら叫び続けるだけで，医師の問いかけにはまったく答えようとしなかった．前額部に奇妙な格子状の打撲痕，挫創があり，左頬部と上口唇に挫創があるが，身体のほかの部位に外傷はなく，着衣の乱れもなかった．

血圧120／80mmHg，脈拍108／分，瞳孔直径7mmで対光反射あり，明らかな四肢のマヒはなかった．胸腹部に明らかな異常を認めなかった．

血液検査

WBC 5,700／mm^3，RBC 451万／mm^3，Hb 13.0 g／dl，Ht 38.4%，Plt 26.9万／mm^3，Na 144 mEq／l，K 3.8 mEq／l，Cl 104 mEq／l，血糖 106 mg／dl，BUN 8.5 mg／dl，Cr 0.53 mg／dl，GOT 15 IU／l，GPT 17 IU／l，CPK 61 IU／l，LDH 157 IU／l，血中エタノール濃度132.9 mg／dl

頭部単純X線写真 異常なし

頭部CT 異常なし

来院後経過 血中エタノール濃度から，本人が相当の酩酊状態にあることは間違いなかったが，顔面に不可解な傷があって受傷機転がはっきりせず，かつ男性の名をうわごとのように口にしながら興奮状態にあることから，ただならぬ様子が窺えたため，何らかの暴力事件に巻き込まれた可能性を考え警察に連絡し，現場付近（友人と別れた居酒屋から自宅までの道のり）を捜査してもらった．

事件性ではない

その結果，現場付近では明らかな事件の通報はなく，また本人が帰宅時に乗っていた自転車が電柱にぶつかっていたことが判明し，前額部の奇妙な格子状の傷は電柱に取り付けられているはり紙防止用の凹凸のある板にぶつけて生じたものであると推察された．また一緒に食事をした友人の話から，本人が最近失恋したことが判明し，繰り返し叫んでいたのは別れた恋人の名であり，しかも現在その元恋人は神戸にいることも判明した．

これらのことから，犯罪事件に巻き込まれた可能性は低いと判断し，失恋した若年女性が，飲酒して病的酩酊状態となり，自転車で帰宅途中に誤って電柱に衝突し，額や口唇に傷を負った可能性が最も高いと考えられた．

一夜明ければ

精神科医に診察を依頼した結果，譫妄型の病的酩酊とのことであり，ハロペリドールを筋注して鎮静させたのち，自宅にて一晩両親に様子をみてもらった．翌朝両親に伴われて来院したが，すでに意識障害はまったくなく精神科医のインタビューの結果，前夜の仮説が裏づけられた．

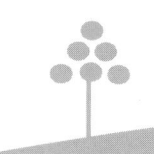

救急医のコメント

深夜尋常でない様子

深夜，帰宅した娘が，不自然なけがをしており，普通の会話ができず様子がおかしければ，何か事件に巻き込まれたのではないかと心配するのは親として当然であろう．本症例の父親は，自分の娘が男性と交際していたことも，最近失恋したこともまったく知らなかったため，娘が男性の名を叫び続ける姿を見て，非常に困惑していた．

本症例の診療に当たった救急医の頭に最初に浮かんだのは婦女暴行であったが，診察でもまた警察の捜査でも否定的であった．さらに救急医が当惑したのは，前額部にあった奇妙な格子状の傷であり，一見，一種のハンマーのような"凶器"によって殴られたのではないかと思わせるような傷であった．警察の捜査によって，電柱のはり紙防止用の凹凸のある板にぶつかった跡ではないかと指摘され非常に合点がいったが，それまでは医師も看護婦も両親もまったく見当のつかない傷であった．

異常事態が想定

本例のように若い女性がけがをしており，しかも受傷機転が不明確な場合は，暴行事件の可能性を考え警察に通報するのは当然の対応であろう．本症例のような意識障害や精神症状は前頭葉の傷害にても見られることから，酩酊によるものか頭部外傷によるものか救急医は非常に悩まされるものである．本症例では幸いなことに頭部CTに異常は認められず，酩酊状態によるものであったことが後日の経過からも明らかであった．

酩酊状態には

本症例の酩酊状態が，普通酩酊とは異なっていたことは，診断を難しくしていた大きな要因であったと思われる．酩酊は一般に「普通酩酊」と「異常酩酊」に分けられ，異常酩酊はさらに「複雑酩酊」と「病的酩酊」に分けられる．

複雑酩酊は性情などに基づく心理的な反応と言われ，飲酒および飲酒後の興奮が，激しくかつ長期にわたるものをいい，しばしば粗暴な攻撃行為また

は性的露出，性的加害行動が行われるが，その行為は状況からある程度理解でき，当人の非飲酒時の性格とまったく無関係とは言えないとされている．

一方，病的酩酊とは①飲酒中ないし飲酒直後に攻撃的になるなど行動上の変化が出現する，②常軌を逸した行動について追想障害を残す，③飲酒量はかならずしも大量ではなく，純アルコールに換算して約100gを超えないなどの徴候を示すものを言う．

病的酩酊には妄想型と譫妄型があり，妄想型の場合，気分は不安苦悶状で疎通性を欠き，譫妄型では離脱期譫妄に似た運動，不安，幻覚を生ずるもので，両者ともに見当識が著しく侵され周囲の状況の認識を欠く．

なお一般に譫妄はアルコール離脱症候群の一つとして考えられているが，基本的には血中アルコール濃度の変化に伴って譫妄が生じるわけであり，酩酊の経過中にもアルコール濃度勾配の変化は生じていることから，「病的酩酊（譫妄型）」という診断名が成立すると言われている[1]．

飲酒患者の対応は…

本例の場合は，多量の飲酒をした後に譫妄状態となっていて，翌朝には正常な状態に戻っており，しかもこの間の記憶はまったくなく，病的酩酊の譫妄型の可能性が考えられた．飲酒後に意識障害を呈した患者の診断は，病歴が十分に取れないことや本来の症状がアルコール中毒の症状によってマスクされることから，救急医にとっては脳挫傷，硬膜下血腫，脳卒中，脳炎などを見落としやすい要注意の患者群である．しかしながら本例のように急性アルコール中毒の範疇にありながら，病的酩酊を呈していたり，外傷が存在することによって，診断が困難となる症例があることを忘れるべきではないであろう．

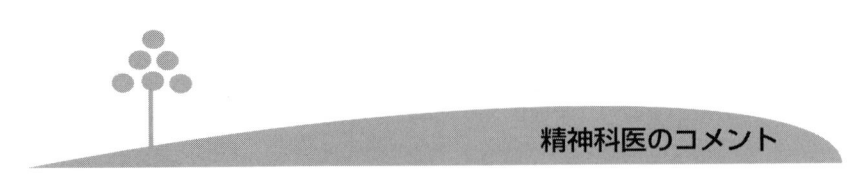

精神科医のコメント

ヒトが悩むと…

人は困難な状況に陥った時，どのような方法で問題を解決するだろうか．積極的に自分の考えを主張できる人は幸せであるが，多くの人は自分の考えを抑制し（感情抑制，失感情症），これらの問題を身体症状として表現した

り，強迫的となったり，問題行動へと発展したり，あるいは回避したり，など様々な形で表現される．

問題提起か解決か

飲酒もこの問題行動の一つの表現形態である．一晩の飲酒ですべての欲求不満が解消されればよいが，人間関係を背景とする問題はそう簡単にはいかない．長期戦となる．次第に酒量は増え，ストレスの解消法が飲酒という形で条件づけられていく．一度この悪循環に入ると，そこから抜け出すことができず，朝から飲酒し，カバンには酒を入れ，ちょっとしたフラストレーションを感じると，飲酒によって癒すようになっていく．

本症例にみられる心理社会的問題として，「失恋」が最も重要であろう．飲酒中に強い情動変化を生じ，自ら電柱に頭部をぶつけてしまったのであろうが，これは自分の情けなさの表現かもしれない．しかし，この失恋の問題を誰に語ればよいのか，誰か耳を傾けてくれるだろうか．

アルコールの生理と病理

酒は人間の感情のブレーキを緩める作用がある．これまで強く抑圧していた感情が，飲酒によって一度に爆発的に表現される．悲しい人はより悲しく，嬉しい人はより嬉しくなるなど，感情表現は倍化する．したがって，普段ではまったく考えられない行動が出現することも稀ではない．よく酒を飲むと，「人柄が変わる」といって，家族が夫への不平不満を相談するために受診することがあるが，これは日頃，自分の心の中にしまっておいたことが酒によって開放され，表現された結果なのである．

したがって，飲酒によってみられる行動は患者の内界に留どまり，自分の中にひっかかっていたものがとれ，一度に表現されたものでもある．その現象自体は患者にとって非常に治療的でもあるのだが，周囲はあまりの突然の行動に驚かされ，危険とも言える状況が生まれることがある．

救急外来を受診した急性アルコール中毒の患者が，興奮のために点滴のルートを引きちぎり，処置室が血だらけとなり，さらには数人の医師が抑制しないと患者の安静が保てないこともあった．このような患者への対応として，当然，急性期には抗精神病薬の投与により患者の安全を図るために鎮静を行うことになるが，一方では精神的アプローチとして日頃からの自分の気持ちを表現するよう働きかける必要がある．

社会病理とアルコール

　現在，景気が良くないこともあり，職場の環境が劣悪となり，眠れない会社員が増えている．少しでも眠りたいためにアルコールの量が増え，次第に習慣性となり，乱用または依存へと発展していく人が多い．会社の中での過剰な競争が続き，その環境の中で適応していくことが困難な人は，「会社を辞めたい，しかし辞めてもほかに仕事がない．家族もいるし，辞められない」といった劣悪な職場環境を背景とし，職場の上司への不満を押し殺しながら，慢性葛藤状況の中で戦っている人も少なくない．

　あるエリートの銀行員の話であるが，会社からの帰宅時間が午後11時を過ぎることもあり，会社でこのような状況に対して不平不満を語ると出世に響くから，誰も不平も言わずにもくもくと働いているという．会社では沈黙せざるを得ない状況があり，次第に自分の気持ち（感情）を表現する力を失い，自宅に戻るとすぐに浴びるように酒を飲みたくなり，すべてを忘れ眠りたいという，このような状況は決して稀ではなく，日本の現代社会が抱える大きな問題でもある．

　さらに，飲酒行動を背景とした家族の深刻な問題も生じている．不登校の児童の中には，父親の職場での不平不満から両親の不仲が生じ，父親が毎晩のように飲酒し，その風景に耐えられない子どもが学校へ行こうとする意欲を失っているケースもあるという．

　自分の気持ちを表現すること，表現できる場を持つこと，表現できる環境を作っていくこと，これがアルコール症へと陥らない最も大切な治療であるが，救急の場では解決できない問題である．しかし，このような問題があることを考慮すれば，ともすれば嫌われるアルコール患者に対して，より暖かく処置できるのではないかと思われる．

文　献

1) 小田　晋：アルコールによる精神障害 - 異常酩酊 - ．精神科Mook No.5, pp.39－47, 金原出版．東京, 1983.

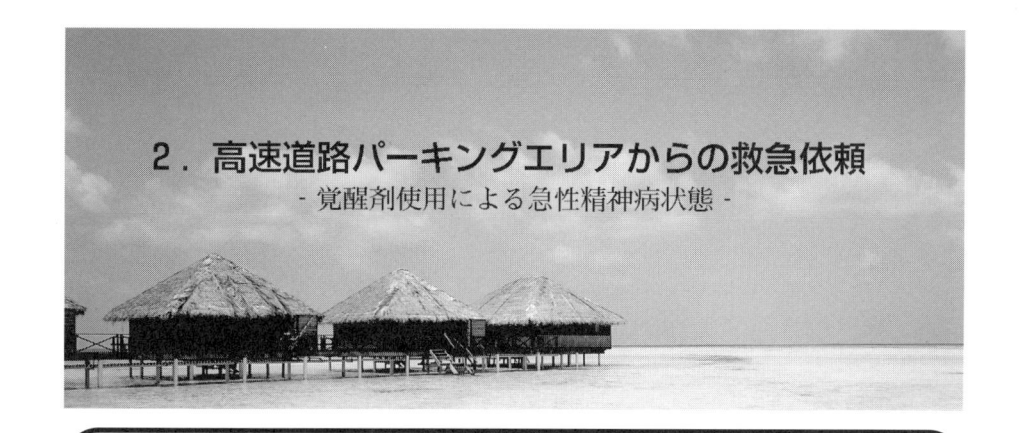

2. 高速道路パーキングエリアからの救急依頼
- 覚醒剤使用による急性精神病状態 -

> **ポイント**
> 予測のつかない場所からの救急依頼には，予測のつかない病態が待ち受けている可能性がある．
>
> その典型的な例として，覚醒剤使用による急性精神病状態があげられる．

高速道路パーキングエリアから自ら運転中の車を止め，しびれ，寒気，けいれんが起こりそうだと電話による依頼がなされた場合，どんな疾患を頭に浮かべるだろうか？「高速道路」と「救急」という二つの言葉を聞くと，読者はすぐに「交通事故」を思い浮かべるかもしれない．確かに高速道路を事故現場とした悲惨な重症交通外傷は少なくない．しかしながら高速道路で生じる救急症例は事故ばかりとは限らない．

ふつう高速道路での救急要請といえば

高速道路走行中の乗用車の助手席に座っていた高齢女性が内因性疾患により突然死し，運転者が慌ててパーキングエリアから救急車を呼んで，当院を受診した症例を経験している．高速道路は不特定多数の人が往来しており，その中には基礎疾患を抱えた人も含まれ，かつ高速で，時に長時間，車内という密室に閉じ込められて移動することから，運転者にはもちろん同乗者にもかなりのストレスがかかる特殊な状況と言えるであろう．

以下に提示する症例の正確な診断については当初，誰もが予測できなかったケースである．しかし，パーキングエリアに停まっている車に「パトカーを呼んでくれ」と自ら依頼し，パトカーの中で「今から死にます」などの異

常な言動がみられ，警察官も精神障害によるものだと判断した．その後，すぐに救急部へ搬送され，精神科医の診察が依頼された．その結果，高速道路での運転というストレス状態が何らかの影響を及ぼしたかもしれないが，誰が見ても明らかである急性精神病状態が覚醒剤使用によるもの，と診断された症例を提示する．

37歳の女性

主訴 しびれ，寒気，尿失禁

生活歴・現病歴 父親とは幼いころより離別．母親と姉の3人で育った．元来，控え目で思いやりが強い性格．病気のために看護学校を中退し，23歳ごろより体調が良くなり，母親と二人でスナックを経営していた．24歳ごろより知人の紹介で内縁関係となり，10年間ほど続いた．しかし，別の男性と同棲関係になり，家族との消息が絶たれた．その後，住居を転々とし，不安定な生活が続いていた．

平成X年4月ごろ，つき合っている男性と激しい喧嘩をし，顔面に15針の縫合を受けるほどの外傷を負い，入院治療を受けた．平成X年6月ごろより，幻聴が聞こえるようになった．その内容は，「殺される．警察に捕まる」などの被害関係妄想を示唆するものであった．時々，姉のところに帰って，押し入れに隠れるなどの理解できない行動が見られたという．

同年7月3日，幻聴に命令されて，高速道路に乗り，途中で「おまえは死ぬ．死ぬからパトカーを呼べ」と聞こえたため，急にパーキングエリアで車を止め，パトカーを呼んでもらった．午前6時半ごろ，パトカーの中で，「今から死にます」などの異常な言動やけいれん発作も同時にみられ，当院救急部を来院した際にはすでに失禁していた．

すぐに精神科医へのコンサルテーションが行われ，診察の際，「私は息がくさくて，周囲に迷惑をかけますので，申し訳ございません．静かに30分くらい休ませて下さい．今は非常に苦しいので」と語った．入院が必要であることを説明すると，了解が得られたので，同日精神神経科入院となった（任意入院）．

入院後経過 入院当日は昼夜眠っていたが，2日目ごろより，幻聴，被害関係妄想，幻視，錯乱などが出現．さらに，罪責感，抑うつ，希死念慮が出現し，自殺企図もみられるようになった（病室のカーテンレールに寝巻きを使用して絞首を試みた）．幸いにも発見が早かったため，問題となる後遺症はみられなかったが，保護室での治療が必要となったため，医療保護入院に変更された．

最大量ハロペリドール30mg／日を使用し，幻聴の内容は恐怖感に満ちたものから，中立的なものへ変化していった．さらに，自責感や抑うつ気分も軽減していったが，意欲の低下がみられ，ほとんど終日ベッド臥床の生活へと変化した．ハロペリドールの投与量を徐々に減量するとともに，意欲や行動は拡大し，幻聴の内容も将来のことが中心で，被害的な内容ではなくなった．退院して，これからは人生をやりなおしたいという前向きな意欲がみられ，薬物使用

の危険性やフラッシュバック現象についての十分な説明を行い，理解が得られたため，平成X＋1年3月22日退院となった（入院期間263日）．

問題行動の真相は

なお，その後の警察の情報から，患者が使用していた車のトランクより注射器が発見され，覚醒剤使用による幻覚妄想を中心とする急性精神病状態と診断された．本例では，実際に使用された薬物名は大麻であり，1日約2回，1年間にわたり使用されていることが分かった．

救急部を受診する1ヵ月前ごろより幻聴が出現していたが，救急受診当日は引っ越しをしていたという．「自分を捕まえに，警察が来る」と聞こえたので，患者は自宅へ帰ろうとしたが，「隣の県の警察署へ行け」と聞こえたので，高速道路へ行き，警察へ行く途中であった．その間に再び「おまえはもう死ぬ．死ぬからパトカーを呼べ」と聞こえたため，急にパーキングエリアで車を止め，パトカーを呼んでもらったという．すべて異常体験に基づく行動であった．高速道路での症状出現であったが，生命にかかわるような大きな事故に及ばなかったことは幸いであった．

患者は退院後，当院外来を通院していたが，次第に独語，空笑が出現，意欲の著明な低下，飲酒量の増加がみられ，不安が強まったため，自らの希望で再入院．220日間の入院生活を送り，軽快退院した．しかし，退院後4ヵ月後に再入院（56日間の入院生活）．その後，一般精神病院にて長期療養となった．

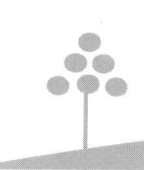

精神科医のコメント

精神作用薬物を大別すると，中枢神経系抑制剤，中枢神経系興奮剤（覚醒剤），幻覚促進剤に分類される．中枢神経系抑制剤には，アルコール，鎮静系睡眠剤（バルビツレート系と非バルビツレート系），ベンゾジアゼピン系薬物，麻酔薬がある．中枢神経興奮剤には，アンフェタミンとコカインがある．また，幻覚誘発剤の代表には，大麻（マリファナとハシシ）と幻覚剤（LSDとPCP）があげられる．

それぞれの薬物の中毒症状を**表1**に示したが，いずれの薬物も，その使用によって，気分易変性，いらいら感，興奮，判断力の低下，幻覚，妄想などの精神症状を発現する可能性を有している．症例は覚醒剤による精神病状態であると診断されるが，その本質的な問題は，覚醒剤使用に至る患者の生育歴とその過程で形成された人格の問題であろう．

表1　精神作用薬物による中毒症状

中枢神経系抑制剤

1. アルコール
   協調運動の減退，不明瞭で早口な話し方，瞳孔散大，脱抑制，反射の低下，気分易変性，判断力の低下など．
2. 鎮静系睡眠剤
   不明瞭で早口な話し方，千鳥足，「浮いたような」気分，混乱，反射の低下，多幸感，瞳孔散大，判断力の低下など
3. ベンゾジアゼピン系
   筋弛緩，協調運動の減退，めまい，大人しさ，「浮いたような」感覚がある．
4. 麻薬（ヘロイン，コデイン，メサドン，アヘン，ペンタジン，メペリジン）
   眠気，縮瞳，多幸感，顔や鼻のかゆみ，協調運動の低下，意識混濁，口渇など．

中枢神経系興奮剤

アンフェタミン（医薬品としてはリタリン，通称では「スピード」「ダイエットピル」「アイス」など）およびコカイン（「コーク」「クラック」など）
瞳孔散大，いらいら感，興奮，怒りっぽさ，万能感，認知の歪み，振戦，落ち着きのなさ，頭痛，上機嫌，胸痛，妄想など．

幻覚誘発剤

1. 大麻
   認知の歪み（時間感覚，音，色彩），目の充血，社交性の高まり（機嫌のよさ），短期記憶障害，協調運動の障害，頻脈，多幸感，集中力障害など．大量使用の場合には混乱，興奮，幻覚．
2. LSD
   振戦，瞳孔散大，身体の振るえ，頻脈，体温上昇，認知や思考や気分の歪み，視覚や聴覚の感覚の鋭敏化などがあるが，恐怖やパニックや制御不能感などを特徴とする「バッドトリップ」といわれる症状の出現．
3. PCP（フェンサイクリジン，「エンジェルダスト」）
   身体感覚の高まり，時間感覚や空間感覚の変化，頻脈，呼吸促拍，もうろうとした視覚，四肢のしびれ，暴力など．

本症例に施行されたロールシャッハ検査によれば，①現実吟味能力の低下，②意識的に慎重に現実対応を試みるが，客観的な把握に失敗しやすい傾向，③基本的な愛情欲求を求めるが，繊細で過敏，④環境からの強い情動刺激を受けると，容易に混乱し衝動的になりやすい，などが指摘された．また，これまでの生活歴からみると，自信のなさ，決断力のなさ，独立心の欠如があり，他人に頼りっきりになり，さらに自分自身も頼りなくのろまな人間であるとみなし，自分を導いてくれる人や対象を優れたものとみなす傾向がみられた．

薬物依存に陥りやすい

　すなわち，これらの基本的な特徴は，依存性人格障害の診断基準に該当する．薬物依存に陥りやすい人格障害である．薬物へ依存する「依存」への心の動きは，人間関係においても同様であり，ある特定の人物に依存しながら，生きていく傾向がみられる．その背景には，不幸なことに，父親とは幼いころより離別し，母親と姉の3人で育った恵まれない環境が考えられよう．

　しかし，患者はその後，一般精神病院での長期療養後，再び，自ら生きていこうとする前向きな姿勢が芽生え，現在は退院して家庭生活を送っているという知らせを受けた．周囲の援助を受けながら，自らの目的を具体的に見い出して再出発を行うには，数年の月日を必要とした．

　一般に，覚醒剤依存・中毒の治療は保護室が完備された専門の精神病院での治療が望ましい．救急医は，このような患者に遭遇した場合，適切な治療機関にすみやかに搬送できるように，日頃から精神科医との連携（リエゾン）が重要である．

救急医のコメント

　一般に覚醒剤使用に関連して救急外来に搬入される患者の症状には大別すると以下のような二つがあると言われている．

①急性覚醒剤中毒

　めまい，ふるえ，イライラ感，錯乱，幻聴，幻視，胸痛，動悸，高血圧，発汗，不整脈，便秘，悪心，嘔吐，不安，せん妄

②覚醒剤精神病

　覚醒剤を数週間から数ヵ月以上常用すると内因性精神病に似た症状を呈する．幻覚妄想を主体とする精神分裂病様症状と感情障害を主体とする躁うつ病様症状に大別されるが，実際にはこれらの混合型も存在する．

覚醒剤中毒患者の診療

　覚醒剤中毒であることがすでに分かっている患者を診察する際には，静脈注射痕の有無のチェック，用いていた覚醒剤の種類と量の確認，輸液による

強制利尿やメジャートランキライザによる精神症状のコントロールなどに主眼を置いた診察を行うことになる．しかしながら，覚醒剤中毒について事前の情報がまったく存在しない本例のような場合には「精神症状をきたし得る急性疾患」のリストを，担当する救急医が頭の中にしっかり思い浮かべられるかどうかが最も重要であろう．

　一般に錯乱状態を呈している患者を目の前にすると，診療する側も冷静な判断力を失いがちになり，患者の鎮静ばかりに注意が向き，錯乱状態の原因としてすぐに精神疾患を連想しがちである．しかしながら上述のような覚醒剤中毒も多数存在する．

精神症状の鑑別

　表2に精神症状が主症状となり得る疾患を示した．精神症状を呈している患者を診療する際には，第一印象や断片的な情報のみから即断せず，表2で示すような各疾患の可能性がないかどうか，一つ一つ冷静に考えてみる必要があるだろう．これらの疾患はその可能性を考えながら情報を集めて診療をしないとなかなか診断をすることが難しく，また診断のいかんによってはその後の患者のマネジメントの方針がまったく変わってしまうので注意が必要である．

表2　精神症状が主症状となり得る疾患

アルコール依存症
脳　炎
熱中症
脳腫瘍
脳膿瘍
肝性脳症
甲状腺機能亢進症
電解質異常
慢性硬膜下血腫
糖尿病性昏睡
過換気症候群
薬物中毒
老年痴呆

長い経過の患者と救急医

　本例は結果的に見れば，その本質的な問題点は覚醒剤使用に至る患者の生育歴とその過程で形成された人格の問題であり，これについては一朝一夕に解決しないことは明白である．事実，患者が再出発をするまでには数年の年月を要している．救急医は「疾患の急性期をみる」というその性格上，このような年余にわたる病歴を持つ患者の，ある一時点の一断面しか見ていない．すなわち大変限られた情報に基づいて診断を下さなければならない立場にある．急性の精神症状を呈している患者を診た際に，患者のマネジメントの方向性を誤らないようにするためには，広い視野に立って慎重に検討してゆく姿勢が望まれる．

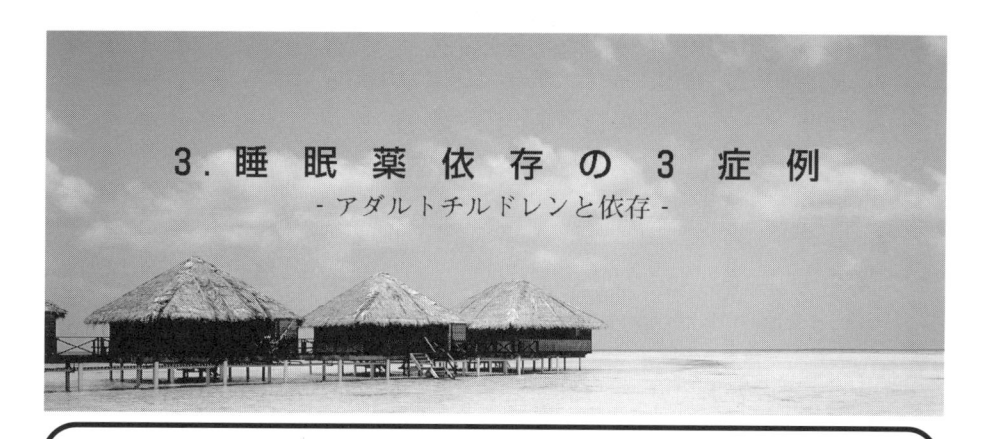

3. 睡眠薬依存の3症例
- アダルトチルドレンと依存 -

> **ポイント**
> 薬物依存による痙攣発作は決して鑑別診断の筆頭に挙げられる疾患ではないが，慎重な病歴聴取と限られた検査に基づく除外診断が重要である．
>
> 薬物依存になりやすい性格傾向や家族の問題を知っておくべきである．たび重なる受診は医療者を落胆させるが，患者にとっては大きな回復の契機になることを考慮すべきである．

「依存」という精神現象は，どんな社会でもどんな対人関係でも存在するだろう．特に，精神的な問題を抱える患者の場合，依存は治療の重要な対象ともなれば，治療の阻害因子ともなる．一般にみられる「依存」自体は大切な人間関係ではあるが，それが極端に強くなると，病理性を帯びてくる．

依存の質と量

依存の対象は人間だけでなく，薬物，アルコール，覚醒剤などへと発展することも稀ではない．一度依存に陥った患者はブレーキをかけることができず，治療者にとって，とりわけ難しい問題となる．患者の依存をうまく処理できるかどうかは，精神科医の経験と力量に大きく左右されるが，精神科医の努力にもかかわらず，患者は何度も失敗を重ねることになる．患者の失敗から医師は何度も挫折を経験する結果となり，一人の患者に多大なエネルギーが奪われることになる．

以下に，不眠や疼痛を訴える患者が，薬局へ相談を求め，睡眠薬として投与された薬物が次第に依存へと発展した3症例を提示する．薬物依存へ発展する患者の人格上の問題と救急場面で生じる精神科医と救急医の葛藤を考える．

37歳の女性

精神科診断名 適応障害

現病歴 3人姉妹の末っ子．18歳から看護婦として勤務したが，夜勤が多く睡眠確保のために，週2～3日エチゾラム・ロルメタゼパム・トリアゾラムなどを服用した．24歳時に結婚，その後2子を出産．27歳ごろ，生理痛がひどく，総合病院を受診し，子宮内膜症と診断．疼痛軽減を目的に，徐々に催眠薬の量が増加した．

平成X年夏ごろ（36歳）より腹痛が増悪し，同年11月に産婦人科にて子宮卵巣摘出術を受けた．術後，腹痛が軽減せず，次第に睡眠薬を多量に服用するようになった．平成X+1年3月，総合病院にて腸管癒着を指摘され，手術を勧められたが，手術に対する不安から拒否．それ以降も腹痛が持続するため，睡眠薬を1日1～2箱（12～24錠）を常用．

同年11月25日，夫の指摘で一時的に服用を中断したが，同年11月28日午前8時と午後4時に2回，「ワッ」と叫んだ後に約30秒間全身がこわばり，4～5分後に意識が回復する痙攣発作が出現．同年11月29日，同様の発作が生じ，当院救急部を受診した．

26歳の女性

精神科診断名 神経性食思不振症

現病歴 元来，引込み思案で，大人しい性格．幼いころより，両親の不仲の中で育った．中学時代より，登校拒否，家出，シンナーなど非行が続き，17歳ごろより過食嘔吐が出現．体重が53kgから41kgに減少した．父親と同居を始めたころより，さらに体重が37kg（身長167cm）まで減少し，平成X年8月（25歳）精神科紹介入院（1回目）．

平成X+1年に入り，睡眠薬（1日約17錠）を常用．同年8月10日（25歳），車中で痙攣発作（約10分間）が出現し，当院救急部を受診．痙攣発作の消失後に急に興奮状態，処置室を歩き回り，大声を出すというエピソードがあり，2回目の精神科入院．その後，平成X+2年1月15日，3月6日，6月7日，6月28日，平成X+3年3月7日に睡眠薬の多量服用による痙攣発作の出現にて当院救急部を受診した．

25歳の女性

精神科診断名 人格障害

現病歴 元来，明朗活発な性格．羊羹店を経営する家庭に育った．中学校時代より，登校拒否児を支える中で，自らもそのグループのリーダー的存在となった．中卒後，料理専門学

校で免許を取得．就職後，人間関係が難しく，転職を重ねた．

平成X年ごろ（22歳），気持ちを安定させるため，睡眠薬を使用し，徐々に量が増え，1日24錠程度を常用した．父親の病気，自営業の継承問題などを背景に，睡眠薬の使用はさらに増加し，平成X+3年6月ごろに，意識不明で口唇を噛み切るという痙攣発作の出現．同年7月28日，睡眠薬を90錠服用し，意識不明の状態で当院救急部を受診し，同日精神科入院となった．

3 症例のその後の経過

それぞれの症例に対して，精神科診断名を提示したが，その後の長期経過を追跡すると，いずれの症例も現在，精神科治療が継続されており，人格の問題と深く関連していることが明らかとなった．それはすなわち「依存」である．依存を断ち切ることができないために，いずれの症例もその後，何度となく救急部を受診し，医療スタッフを悩ませている．

主治医側の精神科医もすでに依存の対象となっており，主治医を困らせることに患者が一種の快感を覚えているかのような行動がさえ見られることが多々あった．これも依存の一形態である．母親への依存の問題も重要であり，自ら問題解決を図ることができず，いつも母親が先取りした形で問題を解決しようとするため，患者自身による問題解決がなされていない．このような悪循環が延々と続き，医師側も慢性葛藤状態に至っている．

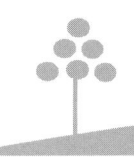

精神科医のコメント

市販鎮静薬の組成

それぞれの症例で使われた睡眠薬は1錠中に，ブロムワレリル尿素83.3mg，アリルイソプロピルアセチル尿素50mg，塩酸ジフェンヒドラミン8.3mgを含有する市販の鎮静薬であり，催眠薬としても使用されている．主要な構成成分であるブロムワレリル尿素は非バルビツール系睡眠薬の一つであり，バルビツレートに比べ薬物依存性や蓄積作用が少ないとされ，広く使用されていた．しかし，欧米では1930年代後半より長期連用による副作用が注目されるようになった．

その臨床症状として，せん妄状態などの精神症状に加え，小脳性運動失調・構音障害・振戦・痙性対麻痺・末梢神経障害などの多彩な症状が報告されている．したがって，長期多量服用によって，本症例に示したような痙攣発作の出現は十分考えられることである．しかし，問題は薬物による副作用というよりも，このような薬物依存に陥りやすい性格や家族の問題である．

薬物依存になりやすいヒト

そもそもこのような薬物依存になりやすい性格傾向とはどんなものなのだろうか．「アダルトチルドレン・シンドローム」の理解がそのヒントを与えてくれるだろう．アダルトチルドレンに見られる行動面の特徴として，①危機志向的な生き方（次から次に危機が襲ってくるために，そういう生活になれてしまっている），②操作的な振る舞い（愛されたい，注目されたい，認められたいという欲求が周囲を操作する），③親密性の問題（ひとたび相手を見つけると，相手がどんなにうんざりしても，しがみついて生きようとする），④生真面目（生真面目で楽しみ方を知らない），⑤過剰適応（どんな集団にも適応しようとするが，長くは続かない），⑥強迫的，嗜癖的（アルコールや薬物，人間関係に至るまで，完璧であろうとすること，完璧に仕事をしようとすること）があげられている．

いずれの特徴も3症例に共通しており，このような性格形成には，アルコール問題家族（＝機能不全家族）に生じやすいと報告されている．さらに，思考面の特徴として，①黒白思考（中庸の感覚に欠ける），②情報不足（子供の時の教育不足），③強迫思考（一つの考えや思いつきにとらわれて，それを頭から追い払うことができない），④優柔不断（決断を下すことが苦手），⑤学習困難（読字困難），⑥混乱（筋道を立てて考えるのが苦手），⑦警戒心過剰（周囲の状況を細かく把握しないと安心できない）があげられている．

また，身体面の特徴として，①肩こり，②腰痛，③性機能障害，④胃腸障害，⑤ストレス関連障害（風邪をひきやすい），⑥アレルギー（花粉，食物，カビなどのアレルギー）などがあげられている．いずれも，複雑な生育環境の中で，精神的に身体的に過剰な不安を特徴とする気質や体質が，患者の内部に形成されていると言える．

アダルトチルドレンの治療と回復

このような性格は変えることはできないのであろうか．一生，たび重なる救急部の受診により，問題患者というレッテルを貼られて生きていかねばならないのであろうか．アダルトチルドレンの治療および回復にとって最も重要なのは，「問題の根源は問題家族で育ったことにある」と気づくことであると記載されている．「気づき」の問題である．確かに，患者は救急場面で見られる様々な問題行動の理由が分からず，ほとんどが無意識に近い内的な

力や動機によって突き動かされている．このどうにもならない絶望感の中に身を置いている患者にとって，その根源となる問題に気づくことはできないようである．

救急場面では，このような問題患者に対して，医療スタッフは通常「もうそんなことは気にせずに，忘れなさい」と患者に伝えることが多いと思われるが，慢性葛藤を治療するうえでは，小さな記憶の断片をつなぎあわせる作業を通して，失われた空白の記録を埋めていくことが重要であると述べられている．このような過程を通じて，ある時，バラバラとなっていた記憶は，突然図柄がはっきりとしてパズルが完成するように，一枚の絵として認識できるようになる．生育歴を詳しく聴取することが先決であろう．同時に，救急医にお願いしたいことは，たび重なる受診自体は医療者を落胆させるが，患者にとっては大きな回復の契機になることを考慮して頂きたい．

救急医のコメント

ここで述べられているような症例に救急外来で遭遇した際に，救急医の立場からみて問題となる点を二つに分けて考えてみたい．一つは薬物依存という診断がつく前の問題，すなわちいかにして正しい診断を得るかという問題である．もう一つは薬物依存の診断がついた後の問題，すなわち薬物依存という診断名がつけられている患者がたびたび同様のエピソード（問題行動）を引き起こし，繰り返し救急外来を受診してくることにいかに対応するかである．

薬物依存の診断がつく前の問題

いずれの症例も，救急外来を受診する直接のきっかけとなったのは痙攣発作である．痙攣発作を主訴とする患者が初診で来院した場合，あるいは初発の痙攣発作を主訴として患者が来院した場合，診断は特に慎重に行う必要がある．**表1**に痙攣を呈しうる疾患の一覧を示した．

痙攣を生じ得る基礎疾患はこのように多彩であり，これらを慎重に鑑別していかなければならない．鑑別疾患を重症度別に考えた場合は，くも膜下出

血や髄膜炎のような生命に直結する急性疾患から先に除外してゆかなければならないであろう。また鑑別疾患を頻度順に考えてみると，実際に救急外来で遭遇することが多いのは，てんかんの怠薬時や熱性痙攣であり，ここで紹介したような薬物依存に基づく痙攣は決して多いものではない．

すなわち重症度の点から見ても，また頻度の点から見ても，薬物依存による痙攣発作は決して鑑別疾患の筆頭に挙げられる疾患ではない．したがってここで述べられたような症例が，事前の情報なしに初診で救急外来を受診した場合には，短時間で確定診断がつくとは考えにくい．実際には救急外来での慎重な病歴聴取と頭部CT等の限られた検査に基づく除外診断にならざるをえないであろう．

表1　痙攣を呈し得る疾患一覧

1. 特発性てんかん
2. 脳腫瘍
3. 脳外傷
4. 脳血管障害
5. 髄膜炎，脳炎
6. アダムス・ストークス症候群
7. 高血圧性脳症
8. 子　癇
9. 低酸素血症
10. 尿　毒　症
11. 低カルシウム血症
12. 低ナトリウム血症
13. 低　血　糖
14. 一酸化炭素中毒
15. アルコール中毒
16. 薬物中毒
17. 熱性痙攣
18. ヒステリー

薬物依存の診断がついた後の問題

一人の患者が同様の問題行動を引き起こして，たびたび救急外来を受診してくると，救急医ならずとも「またか」の思いを禁じえないものである．それと同時に，「どうして再発を防げないのか」という思いを持つのも当然であろう．「問題行動が生じ得ることが予測できるのなら，何とかしてそれを防ぐ手立てもあるはずである」と救急医は考えがちである．そして平素の外来主治医である精神科医や患者の家族に対して「もう二度とこんなことをしでかさないように何とか工夫して下さい」とお願いするのが一般的であろうが，それにもかかわらず同様のエピソードを重ねるというのが「依存」の厄介な点である．

ここに述べられているごとく，依存を断ち切るためには精神科医が多大なエネルギーを注入して取り組む，時間をかけた治療が必要である．救急外来を受診してくる場合は，患者は本来進むべき治療のコースからはずれた所にいるわけであるから，救急医の役割は受診してきた患者を元の軌道に修正することにあろう．

文　献

1) W. クリッツバーグ著, 斎藤　学監訳, 白根伊登恵訳：アダルトチルドレン・シンドローム―自己発見と回復のためのステップ. 金剛出版, 東京, 1998.

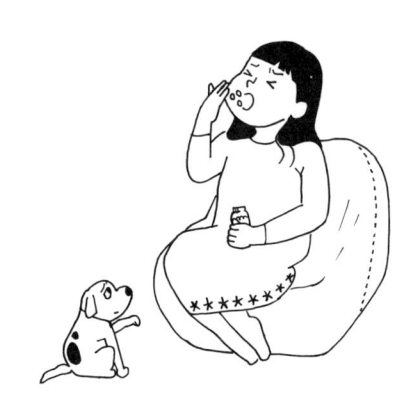

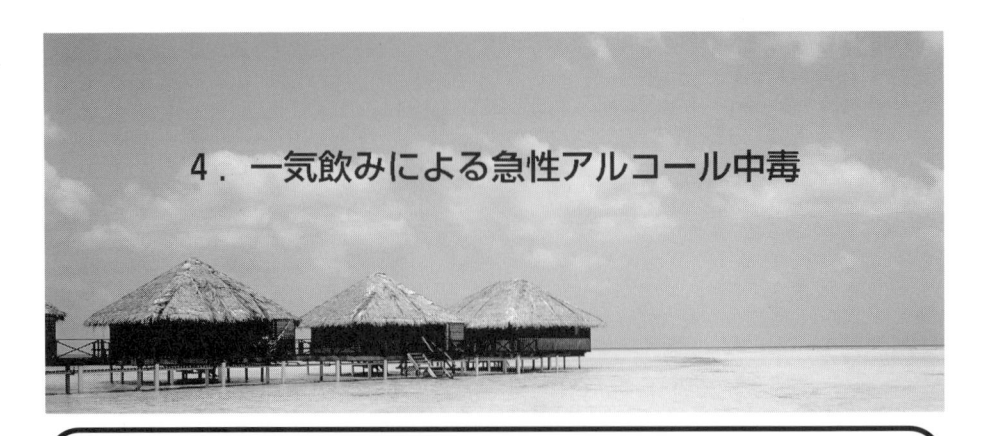

4. 一気飲みによる急性アルコール中毒

ポイント
一般に社会では飲酒に対して甘い風潮があるが，一気飲みによって生命が脅かされる危険性があることを十分に知っておく必要がある．

「腹を立てずに酔っぱらいの診療ができれば一人前の救急医」という言葉があるほど，酩酊状態のためにマスクされている重篤な疾患や外傷の存在を見落とさないことが重要である．

飲酒の機会・飲み方

職場や学校の歓迎会に始まり，花見，祭り，紅葉狩り，忘年会，新年会，送別会など1年中お酒を飲む機会が多い．特に，春先は職場や学校の歓迎会が多く，今までお酒を飲まなかった人が新入生，新社会人として初めて飲むことがあり，1年中で最も急性アルコール中毒が多いといわれている．

血中のアルコール濃度が最高に達するまでに飲酒後30分〜60分ほどかかるが，大量のアルコールを一気に摂ると，血中のアルコール濃度が遅れて上昇し，「泥酔」「昏睡」状態を越えて，場合によっては生命維持に必要な中枢神経が抑制され，呼吸困難などの危険な状態に陥る場合がある．すなわち，「一気飲み」の問題である．一気飲みはここ数年，控え気味だったが，最近また復活している．

ここでは，一気飲みによって，急性アルコール中毒に至った症例を紹介する．本症例を通じて，一般に社会では飲酒に対して，甘い風潮があるが，一気飲みによって生命が脅かされる危険性があることを提示したい．

27歳の男性

主　　訴　嘔吐
家 族 歴　特記すべき所見はない．

生活歴および現病歴　元来，弱々しい面があり，引っ込み自案な性格であった．友人も少なく，自分の気持ちをうまく表現できなく，何事も自分の心のうちにしまっておくほうであった．大学卒業後，地元の会社へ就職したが，上司の言葉に非常に敏感となり，勤務3年後より，頭がボーとする，仕事がきつい，全身倦怠感などの自覚症状を気にするようになった．近所の内科医院を受診し，血液検査などを受けた結果，異常はみられず，平成X年4月下旬頃より，職場の健康管理センターにて月1回のカウンセリングを受けた．

しかし，症状の改善がないため，メンタルクリニックへ紹介され，そこで精神分析的な治療および抗不安薬と少量の抗うつ薬による治療を受けていた．最終的に，職場が自分に合わないと考え，平成X+1年7月に実家に戻り，公務員を目指して，公務員専門学校へ通学していた．

これまで，飲酒したことはほとんどなく，たとえ飲んだとして，お酒に弱い体質であった．

平成X+2年3月11日，公務員専門学校の飲み会が開かれた．酒は好きなほうではなかったが，就職が決定した人のお祝いなどのために，ビール中ジョッキ1杯，冷酒コップ4杯，ワイン1/4サイズ3本を飲んだ．また，冷酒は友人から勧められて，一気飲みをしたという．

深夜1時頃にどうにか自宅にたどり着いたが，玄関前で嘔吐した．さらに，トイレで転倒し，真っ青になっているのを家族が発見し，救急隊を要請した．同日，午前1時53分，当大学病院救急部へ搬送された．

受診時所見およびその後の経過　救急部受診時は黒赤色の嘔吐があり，意識レベルはJapan Coma Scale Ⅰ-2に該当した．対光反射および眼球運動は正常であり，瞳孔のサイズは5mm/5mm，血圧130/71mmHg，脈拍115/min，酸素飽和度97%（room air）であった．

頭部X線CT検査では，出血および骨折の所見は認められなかった．血液一般検査の結果では，RBC 500万/μl，Hb 15.5 g/dl，Ht 43.4 %，PLT 24.0万/μlであり，貧血および血小板減少の所見は認められなかった．血液生化学では，K 3.3 mEq/l，Cl 97 mEq/lとやや電解質異常がみとめられたが，肝腎機能には問題はなかった．アルコール血中濃度は120.10 mg/dlであり，アルコール多飲による中毒症状であると診断された．

治療とその後の生活

すぐに，輸液による治療が開始された結果，嘔吐もみられなくなり，意識レベルも徐々に回復した．同時に，精神科医へコンサルテーションが依頼され，まず家族にこれまでの患者の生活歴を1時間ほど尋ねた．その後に，患者へ最近の生活状況を尋ねようとしたが，次第に眠気を訴えるようになったため，後日精神科受診の予約をして，点滴終了後に帰宅させた．

その後の精神科治療においては，これまでの職場における人間関係，現在通学している公務員専門学校における不安，将来仕事につけるかどうかの不安，などを語った．その中で，自分がこれからどのように生きていけばよいのか，自信がない，頼る友人がいない，寂しい，など

現在の生活にうまく適応できないことなどを表現できるようになった．
　普段の飲酒については，特に問題はなく，たまたま同僚の宴会で一気飲みを勧められたために，断りきれなかったようである．現在は精神科へ受診することもなく，電話での連絡では新たな仕事に従事しているとのことであった．

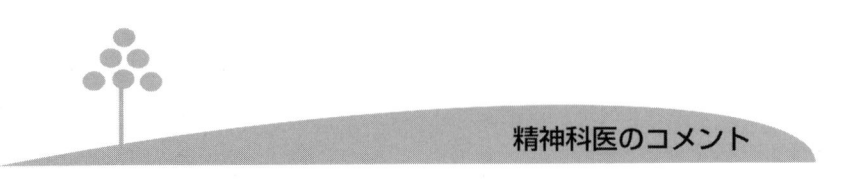

精神科医のコメント

アルコールの生化学

　アルコールは，主に肝臓で連続的に作用する二つの酵素によって新陳代謝される．アルコールデヒドロゲナーゼ（ADH）がアルコールをアセトアルデヒドに変え，次にアルデヒドデヒドロゲナーゼ（ALDH）がアセトアルデヒドを酢酸エステルに変える（**図1**）．そして酢酸エステルが肝臓以外の組織によって新陳代謝される．

　しかし，突然変異のために，アルデヒドデヒドロゲナーゼ2（ALDH2）が30％から50％のアジア人で不十分であることがこれまでに知られている．この欠乏のために，アセトアルデヒドが，ビールなどを飲んだ後，血液や組織で蓄積することになる．その結果，顔が赤らんだり，動悸がはげしくなったり，頭痛，めまい，吐気などの不快感を経験する．

日本人の半数は遺伝学的に下戸

　一般に東洋人はALDH2が欠損している人が多いといわれ，**表1**に示されるように，日本人におけるALDH2欠損の割合は44％と報告されている[1]．この遺伝的体質はモンゴロイド（黄色人）特有のもので，ネグロイド（黒人）やコーカソイド（白人）にはこうした体質を有する人はほとんど存在しない

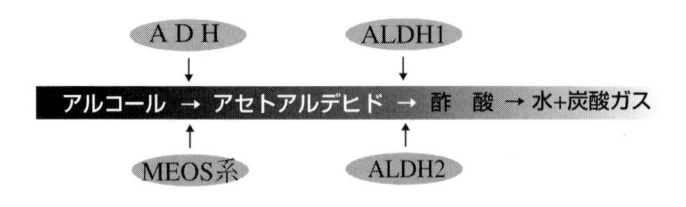

```
      ADH          ALDH1
       ↓             ↓
アルコール → アセトアルデヒド → 酢　酸 → 水+炭酸ガス
       ↑             ↑
     MEOS系        ALDH2
```

図1　アルコールの代謝経路

といえる．したがって，モンゴロイド以外の人種に下戸はほとんど存在せず，日本語の上戸，下戸に当たる言葉さえ英語には存在しない．すなわち，日本人は世界的にみても，お酒に弱い酔いやすい体質を有する民族であるといえるだろう．

さて，本症例は現在専門学校の学生であるが，ALDH2欠損と考えられる学生は東海大学保健管理センターの結果[2]では，658名中221名（39.6％）であったと報告されている．約40％の学生はお酒が飲めない体質である．こ

表1　人種によるALDH2欠損率の比較[1]

人　種	ALDH2欠損率
日本人	44％
中国人	41％
韓国人	28％
フィリピン人	13％
タイ人	10％
インド人	5％
アメリカ先住民	2％
ハンガリー人	2％
ドイツ人	0％
スウェーデン人	0％
フィンランド人	0％
イスラエル人	0％
エジプト人	0％
ケニア人	0％

のような学生に一気飲みを強制すると，急性アルコール中毒に至る可能性があり，精神科医や職場の健康管理に携わる産業医も「一気飲み」の問題を敢えて取り上げる必要性がある．

また，最近，一気飲みが再び増加しているとの指摘もインターネット上で報告されている[3]．現在，構造改革や不況という経済的な問題を背景として，多くの失業者や就職に悩む学生がみられ，そのストレス解消に飲酒する機会が増えているが，一気飲みが及ぼす身体への影響を教育する機会を設けて，急性アルコール中毒を未然に防止することが大切である．さらに，一気飲みには独特な心理機制が働いている．

「一気飲み」の心理

「一気飲み」には，さまざまなコミュニケーションのモデルがある．どのようなコミュニケーション機能が働いているのかがすでにインターネット上で提示されている[4]．一般的，コミュニケーション行為の主要な機能の一つは，社会の統合と個人の社会化・社会的人格形成の場を作ることにある．同時に，コミュニケーション行為は「社会・文化的な知・範囲・価値」と生活世界の再生産の場を作る．

つまり，人は他者との相互行為である「コミュニケーション行為」によって，その社会に共通の「合意」に関与し，世界について「相互理解」し合う過程を通じ，「社会集団への帰属性」と「個人としての自己同一性」を確認・

更新することができる．

  ＜モデル１＞
  大学での新入生歓迎コンパ（新入生をサークル／グループの一員として迎え入れる目的）．ここでは，上級生は新入生に酒をつぎ，コールをかけることによって一気飲みをさせる．新入生は一気飲みをすることによって，サークルのメンバーになったことを認めてもらう．つまりここでも一気飲みは共同体の一員となるための儀式である．

  ＜モデル２＞
  接待・体育会系の飲み会（お得意様を楽しませるという目的）．この場合は絶対的な上下関係が存在している．接待の最大の目的はお得意様を楽しませ，何らかのごほうびにあずかることである．その際，美酒，美女，ほめ言葉等がみつぎ物として使われる．

  ＜モデル３＞
  合コン（気に入った異性をハンティングする目的）．合コンの初期段階においては，意中の異性が確定していないため，コミュニケーションの方向は多方向にわたっている．一人から複数にということもある．合コンの末期においては，大体意中の異性は絞られてくるので，コミュニケーションの方向は単純化されている．

  ＜モデル４＞
  クラス会・同窓会・打ち上げ（慰労や久しぶりの再会によって，仲間意識の確認をする目的）．この場合，すでに同級生という強固な連帯意識がメンバーの間に成立しているので（特にクラス会に参加する様なメンバーの間には），再びわざわざそれを確認したり強化する必要はない．
  したがって，モデル１の新歓コンパの様な激しい一気飲みは一般的に言ってあまり行われない．さらに，クラス会を開くという行為自体がメンバー間の連帯意識によってなされている．また，クラス会・同窓会の場合は，以前知り合ったメンバーで構成されているため，お酒やコールなどに頼ることなく，お互いの心理的距離を縮めることができる．
  いずれにしても，一気飲みは，連帯意識を高めるための「motivation」が背景にある．しかし，連帯意識を高めるためにはさまざまな手段があると思われるが，本邦ではまだこのような方法が社会の中でよく用いられているのが現状である．

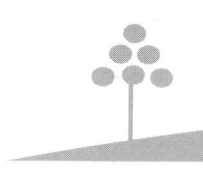

救急医のコメント

外来における酩酊患者の対応

アルコールの血中濃度と中毒症状との関係は，大まかに言えば**表2**に示す通りであるが，周知のごとく個人差が非常に大きい．いわゆる"酔っ払い"が救急外来を受診してきた際には，「診察や治療に非協力的」，「周囲の人に暴言を吐き，ときに暴力を振るう」などの診療のしにくさがあることに加え，重篤な疾患や外傷が存在するのに，酩酊状態のためにマスクされ発見が遅れることがあり，救急医にとっては難しい患者のひとつと言える．「腹を立てずに酔っ払いの診療ができれば一人前の救急医」という言葉があるほどである．

表2 エタノールの血中濃度と症状

血中濃度	中毒症状
10 mg/dl	爽快気分
20 mg/dl	ほろ酔い
30 mg/dl	気分高揚
50 mg/dl	軽い乱れ
60-100 mg/dl	相当の酔っ払い
200 mg/dl	泥酔
400 mg/dl	昏睡
500 mg/dl	深昏睡－死

ここで提示されているように一般には多くの急性アルコール中毒患者は，点滴しながら寝かせておくと翌日には回復し，独歩で帰宅できる場合がほとんどである．しかし泥酔患者では，転倒，階段からの転落，喧嘩などにより，思わぬ外傷が隠れている場合があり，頭蓋内損傷，頸椎損傷，脾臓破裂などがないかに留意する必要がある．

またアルコール常飲者では，アルコール性肝炎や膵炎に加え，肺炎，腹水を伴う肝硬変患者の原発性腹膜炎，項部硬直のない髄膜炎，消化性潰瘍の穿孔などの疾患に注意する必要がある．これらを見逃さないようにするための，"酔っ払い患者"の診察のポイントは以下のごとくである．

① バイタルサイン，意識レベルのチェック

39℃を超えるような発熱は急性アルコール中毒だけでは説明がつかない．また僅かしか飲酒していないのに，不自然に意識障害の程度がひどい場合には，血糖，アンモニア，Na，Ca，血液ガスをチェックし，アルコール以外に

眠剤等の薬物を飲んでいないか検討すること．

②神経学的所見
瞳孔不同，四肢の動きの左右差，痙攣はないか．

③頭部に裂傷，皮下血腫，鼻出血，耳出血はないか
脳挫傷や頭蓋骨骨折，頭蓋底骨折が存在している場合がある．

④貧血や便潜血の有無
本人の自覚していない消化管出血が存在する場合がある．直腸診，必要なら胃洗浄をして確認すること．

さらに検査としては，電解質，血液ガス（anion gapを計算すること），血糖，アミラーゼ，検尿，心電図，血中エタノール濃度測定などを行い，必要なら胸写，腹単，外傷部位のレントゲンや頭部CT，腹部エコーを施行する．

アルコール常飲者を入院させる場合にはアルコール離脱症候群の出現にも気を配る必要があり，幻視，失見当識，振戦，不穏，不眠，発熱，発汗，全身痙攣などに注意する．救急外来受診時に行う点滴は5％ブドウ糖を含んだものとし，チアミン100mgを投与して，離脱症候群の予防を図るべきである．さらに痙攣，幻視などのある患者は振戦せん妄となる可能性が高いので，鎮静剤（ジアゼパム，必要ならハロペリドール）の投与を開始する．

アルコール中毒患者が救急外来を受診してきた際には，以上のような点に留意して診療を行うが，仮に初回診察で何ら異常がないと思っても，酔いが醒めて帰宅させる前には，もう一度診察を行い異常がないことを再確認する慎重さが必要である．

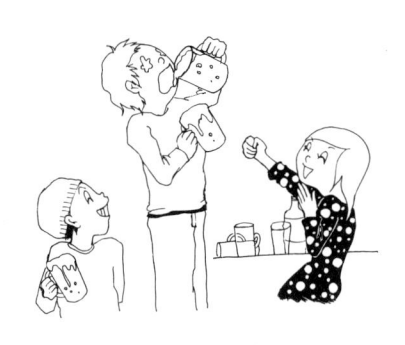

文　献
1) 糸川嘉則，栗山欣弥，安本教傳（責任編集）：アルコールと栄養—お酒とうまく付き合うために—. 光生館，東京，1992.
2) http://www2.scc.utokai.ac.jp/hoken/kensa/alcoholtest.html
3) http://www.saga-s.co.jp/pubt/ShinDB/Data/1994/04/08_07_20.html
4) http://www.sfc.keio.ac.jp/~s96723ms/nomi/graph.html

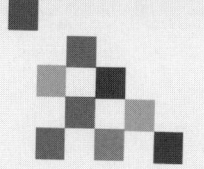

第5章 不安・適応障害

1. パニック発作/127
2. 慢性疾患とヒポコンドリー/133
3. 不適応と精神科救急/141
4. 慢性疼痛患者への精神療法的アプローチ/147

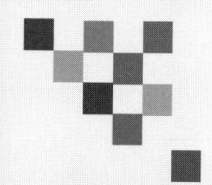

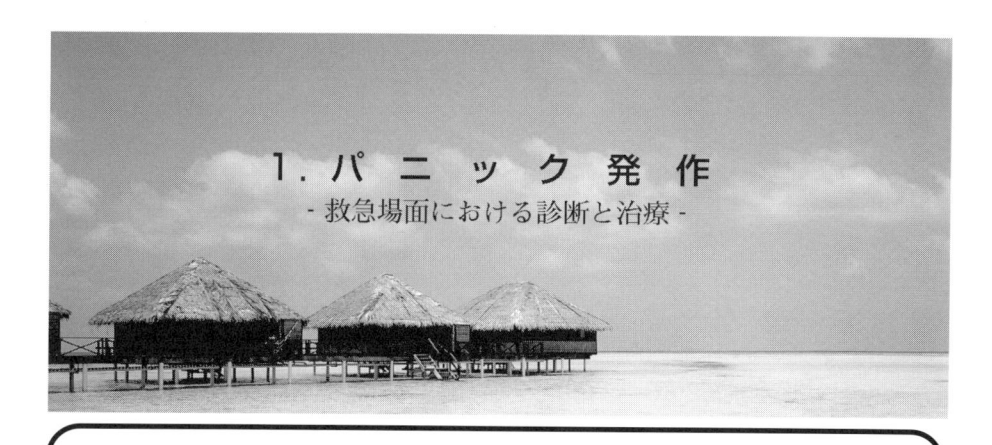

1. パニック発作
-救急場面における診断と治療-

> **ポイント**
> 経験豊富なベテラン医師であっても決して自らの第一印象を過信することなく，地道に「重篤な身体疾患の否定」から始めることを忘れてはならない．
>
> パニック障害の中心症状は，思いがけない時に突然襲ってくるパニック発作と，発作に対する恐怖心から導かれる回避行動である．

「柔らかい救急」と「堅い救急」

　精神科救急ケースの分類も多軸的であるが，救急受診の自発性という観点から，西山[1]は，患者の自発性が明確な「柔らかい救急ケース」から，受診を拒否する「堅い救急ケース」まで，連続的なスペクトラムの中に救急を位置づけている．

　柔らかい救急ケースに対して，一瀬ら[2]は総合病院における精神医療の現場に即し，受診の意志があるかどうかと自傷他害の可能性があるかどうかを考慮して，さらに「Somatoform type（身体愁訴優位のタイプ）」，「Stuporous type（昏迷タイプ）」，「Suicide type（自殺企図を伴うタイプ）」の三つに下位分類を行っている．

　ここでは，パニック障害で通院中の患者が，偶然にも列車事故に遭遇し，その心理的なショックから，「心臓が止まる」，「息ができない」などのパニック発作を生じ，救急車を自ら依頼し，救急部を受診した身体愁訴優位のタイプに該当する症例を提示する．本症例を通じて，救急場面で見られるパニック障害の診断と治療を紹介する．

27歳の女性

主　訴　胸がドキドキする．息ができない．

家族歴・生活歴　元来，神経質な性格であり，周囲の細かい人間関係を気にするほうである．短大を卒業し，現在の職場に7年間勤務．4年前から，一人暮らしをしたいと考えてきたが，母親が許してくれず，現在まで家族5人暮らしである．母親の過剰な心配が，患者自ら社会的自立を妨げていると語る．

平成X年頃より，息がなんとなくしにくい，動悸がするなどの症状が見られるようになった．平成X+3年3月，体がだるいという症状のため，内科を受診し，甲状腺機能低下症を指摘された．平成X+4年に入り，不安や不眠を主訴として心療内科を受診し，抗不安薬や睡眠導入剤の投与を受けるようになった．

同年5月と6月に人身事故ではなかったが，軽い交通事故を起こした．そのことがきっかけとなり，パニック発作の出現頻度が増加した．さらに，不眠が連日続くようになり，その日の苦い記憶が頭から離れず，翌日まで何度も思い返す日々が続いていた．

現病歴　平成X+4年9月11日，会社から帰宅中，いつもの電車の1両目に乗車していたところ，突然ドーンと大きな音が鳴り響いた．電車と自家用車が衝突したことが分かり，身体的には特に問題はなかったが，事故自体の精神的ショックから，心臓がドクドクと打ち始め，息がしにくいなどの症状が出現．心臓が止まるのではないかという過度の不安に襲われた．動悸が鎮まらないため，その場で救急車を呼び，当院救急部に搬送された．

救急部における所見と治療　救急部受診時，血圧136／70 mmHg，脈拍72／min（整），心電図には異常所見は認められなかったが，動悸や呼吸が困難であるという愁訴は深刻であった．抗不安薬はすでに服用されており，あえてジアゼパムの注射は指示しなかった．ベッドに横になって，今日起こった出来事について患者に語ってもらい，治療者はそれを傾聴した．

30分後には患者の愁訴は自然に消退し，何もなかったような落ち着いた表情へと変わった．その後，患者は母親を目の前にして，日頃の母親の行動に対して不満を語り始めた．その内容は，今回の救急部受診とは直接的には関係なかったが，母親が患者の社会的独立を認めてくれないことへの不満であった．

受容のこころで

治療者は特に意見をはさむことなく，患者の語るままに，時に「そうですね」と相づちをうったり，「それは大変ですね」と支持した．さらに，30分後，「落ち着きましたので，自宅に帰ります」と患者は語り，母親とともに帰宅してもらうこととした．

精神科医としては，特に積極的な治療を施すことはなかったが，パニック発作による救急受診を契機として，患者と母親の関係に何らかの修正がなされたものと思われた．

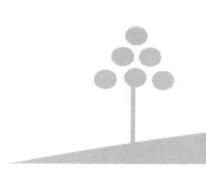

精神科医のコメント

予測なく現れる恐怖

パニック障害（Panic Disorder，PD）の中心症状は，思いがけない時に突然襲ってくるパニック発作と，発作に対する恐怖心から導かれる回避行動である．一般に，PDはいくつかの段階を経て，症状は発展していく．患者は最初，軽いパニック発作を経験し，様々なストレスの中で，その頻度が増す．パニック発作は次第に高度の恐怖感を伴い，生活全体の障害へと発展する．

典型的には，患者が日常的な仕事を行っている最中に予測もせず，突然脈が速くなる，呼吸困難，胸痛，吐き気，腹部不快感，四肢のしびれや痛み，離人感，発汗，窒息感，死ぬのではないか，気が狂うなどの不安感に襲われる，などである．症状発展のプロセスは**表1**に示す通りである．

表1　パニック障害が発展する三つの段階

初期の急性パニック発作	パニック発作の頻度が増加	空間恐怖へ発展
パニック発作の群発 →	予期不安と回避行動の形成 →	依存
	医療機関への受診	家族システムの変化
	身体症状が劇的に増加	慢性の身体化への発展

一般外来におけるPDの有病率（1ヵ月間）は1.4％，地域住民を対象とした研究では，0.5％であったと報告されている[3]．本症例でも，動悸，息切れ感，窒息感，発汗，死ぬことに対する恐怖感などを感じ，突然に発現し，10分以内にその頂点に達する特徴を有し，さらに明らかな身体疾患の直接的な生理学的作用による症状とは考え難いことから，DSM－Ⅳ診断基準ではパニック障害と診断される．

パニック　ディスオーダの治療

Katonによれば，PDの治療原則はこれまでの報告を整理すると，以下のポ

イントに集約される[4]．
1) 患者が症状についてどのように捉えているかを医師が理解すること（取引）．
2) パニック発作の薬物療法による制御．
3) 薬物治療後に残存する恐怖回避行動を軽減するための行動療法．
4) 特定の社会的問題（夫婦問題，家族の機能）および個人の心理的脆弱性（自己評価の低下や拒否する際の傷つきやすさ）を目指した精神療法．
5) 症状の再発防止と繰り返す場合の教育．

薬物療法に関しては，最近の二重盲検，プラセボ対照研究から，PDに対する抗うつ薬，モノアミン阻害剤，高力価ベンゾジアゼピン系抗不安薬の有効性が報告されている．特に，イミプラミン，フェネルジン，アルプラゾラムがプラセボと比較し，最も有効であり，これらの三つの薬剤間ではその有効性に有意差はないと報告されている．

さらに，Katonらによれば，PDに抗うつ薬が有効である理由として，PDの50%がうつ病を合併していたと報告した．一般には抗うつ薬は25 mgから始めて，3日ごとに25 mgずつ増量し，パニック発作が全体的に消失するまで，最大量150〜300 mgまで増量可能である．

治療薬による副作用

抗うつ薬の最も重要な副作用は，心機能に及ぼす影響である．心房および心室の脱分極化，PR，QRT，QT時間の延長と，T波の低下，ほかに起立性低血圧が重要な副作用として上げられる．

一方，従来抗不安薬では，PDへの有効性は乏しいとされたが，高力価ベンゾジアゼピン系のアルプラゾラムの出現は，その考え方を変える結果となった．クロナゼパムやロラゼパムも同様に抗パニック作用がある．ジアゼパムの高用量（30mg／日）投与も有効である．

ただし，抗不安薬は抗うつ薬に比較して，症状が完全に消失しても漸減が難しい．MAO阻害薬であるフェルネジンはチーズ反応（チーズを食べると高血圧が出現する）を引き起こすために，わが国ではPDの治療に用いられることはほとんどない．

薬物療法後に残存する恐怖回避行動を軽減するために，エクスポージャーと呼ばれる行動療法がある．これは，患者に恐怖場面を避けないで，その場に1時間以上いることで，恐怖感が消失することを自ら体験させる．通常，

回避や逃避行動は不安をさらに増悪させ，条件づけられるため，治療の初期から取り入れることが重要である．

PDは「柔らかい救急」として定義される軽症の精神障害の代表である．不安を背景として表現される身体症状であり，比較的薬物療法に奏効する．円滑にいかない人間関係を背景とした精神療法的アプローチも必要とされるが，それを救急場面の中で行うことは時間的制約もあり，困難であろう．

ここに示した一般論はさておき，救急場面に即して，患者に合ったアプローチを工夫し，患者の混乱を鎮め，自宅にすみやかに戻れるように援助と保証を与えることが不可欠である．

救急医のコメント

愁訴の強い精神科患者のとき

ここで提示した症例の最終的な診断はPDであったが，もしも既往歴や生活歴についての事前の情報がまったくない状態で，「動悸がする」，「息が苦しい」といった主訴で患者が突然救急外来を受診してきた場合に，担当医が頭の中に真っ先に思い浮かべる疾患は何であろうか？PDは確かに鑑別診断の一つではあるが，第一印象だけで診断をPDに決めつけるのは危険である．

一般にPDに限らず，身体愁訴優位タイプの症状を示す精神科疾患患者の初診時への対応は，救急医にとって特別に慎重さを要求されるものであり，また同時に腕の見せどころでもある．すなわち数多くの鑑別疾患の中から，精神科疾患であることを見抜き，精神科医に紹介をすることが救急医の任務であり，こうすることによって初めて患者は正しい方向に向かってマネジメントされるわけである．

まずは生命にかかわるか

救急外来を受診する患者の初期評価を行い，マネジメントの方向性を示すことは救急医の重要な任務であり，"トリアージ（選別の意）"と称している．しかしながらこの過程は決して単純でも容易でもない．原則的に患者は「私は○○病です」と病名を名乗って受診して来るのではなく，「息が苦しい」，「胸が痛い」，「胸がどきどきする」などの症状を訴えて受診してくるわけで

あり，それぞれの症状に対して，鑑別診断として挙げられる疾患の数は決して少ないものではない．

特に「呼吸困難」，「胸痛」などの症状を呈する疾患の中には，上気道閉塞，急性心筋梗塞，急性大動脈解離などの生命に直結する身体疾患が含まれており，かりに患者に対する第一印象がPDであったとしても，まずは重篤な身体疾患の除外から行ってゆくのが救急医の常道である．

このような診療上の原則は，臨床経験の浅い若い医師に対して特に強調されるべきであるが，経験豊富なベテラン医師であっても決して自らの第一印象を過信することなく，地道に「重篤な身体疾患の否定」から始めることを忘れてはならない．

精神科疾患かの見極め

PDと鑑別すべき重要な疾患を表2に示した．この中で薬物中毒は，意識的に病歴を聴取しないと発見が難しいために特に注意が必要である．救急医の立場からすれば，急激に多彩な症状を呈して患者が受診してきた際には，PD，ヒステリー，過換気症候群などの精神科疾患を考える前に，まず表2のような疾患が隠されていないか検討してみるべきであり，精神科にコンサルトするのは，その後でかまわない．PDと診断されてから後の対応については上記＜精神科医のコメント＞に述べられている通りである．

表2　PDと診断する前に検討すべき疾患

急性呼吸不全
慢性呼吸不全の急性増悪
肺梗塞
自然気胸
急性心筋梗塞
急性大動脈解離
発作性不整脈
脳炎
熱射病
甲状腺機能亢進症
褐色細胞腫
敗血症
アナフィラキシー
薬物中毒（特にニコチン，有機リン，覚醒剤）
アルコール離脱症候群
低血糖
肝性昏睡

文献

1) 西山詮：堅い精神科救急（緊急鑑定）の実態と改革．精神経誌86：89-119，1984．
2) 一瀬邦弘，土井永史：総合病院精神科の急性期医療―ソフト救急と地域医療連携を中心に．精神経誌99：874-880，1997．
3) Katon W, Vitaliano PP, Russo J, et al：Panic disorder：Epidemiology in primary care. J Fam Pract 23：233-239, 1986．
4) Katon W：Panic Disorders in the Medical Setting. U. S. Department of Health and Human Services Publication, USA, 1989．

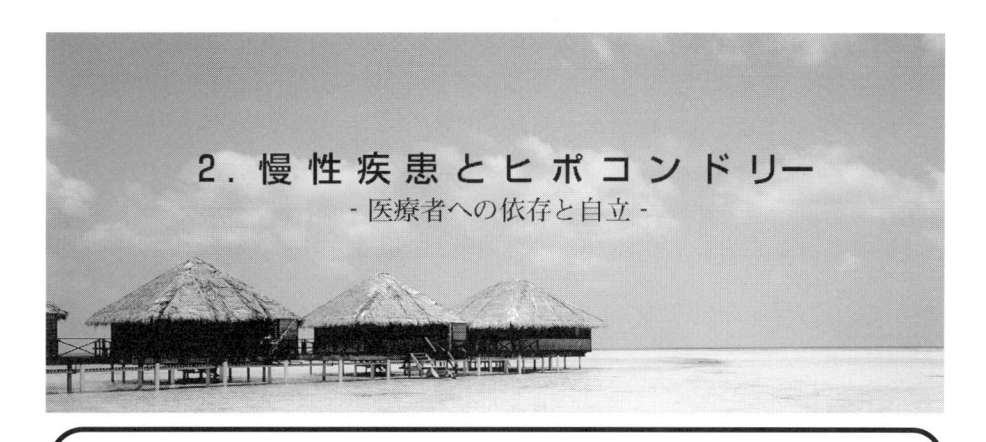

2. 慢性疾患とヒポコンドリー
- 医療者への依存と自立 -

> **ポイント**
> ヒポコンドリーと思われる患者を精神科に紹介する前に，器質的身体疾患の存在を除外するために十分な身体検索を行う．
>
> 自己治癒力を促進するためには，ほどよい治療的スタンスが重要であり，慢性疾患や心理的な問題をもつ患者に対して長期戦という覚悟で，患者との関係を「依存から自立へ」と進めていくことが大切である．

医師を頼りとするか依存となるか

　身体症状を執拗に訴える患者はその訴えの執拗さから身体因の検討が不十分なまま精神疾患として加療されることも少なくない．しかし，身体疾患を見いだしても，その身体疾患によって，すべての症状が説明できるものでもない．ここで問題となるのは，患者がどのような疾患を有していようが，患者自身が自分の病気をどの程度理解し受け入れ，どう戦って生きているかが重要である．

　一般に医療者への過度の依存は，医療への過剰な期待を抱かせるだけではなく，自己治癒力（病気自体の治癒力と病気に伴う社会的対処能力）を損なう結果となり，長期入院，頻回受診，医療者や家族への依存などの問題を引き起こす．医療者は当初，これらの問題を受け入れるように努めるが，同じ問題が繰り返されると，医療者自身が疲れ，期待を裏切られたという挫折感から良好な治療関係が維持できなくなる．

　ここに提示する症例は，サルコイドーシスという慢性疾患をかかえる患者が，さまざまな身体愁訴で入院となり，その疾患では説明できない症状が多

いためにヒポコンドリーという精神障害で精神科へ長期入院．退院とそれに伴う現実的な問題から，救急部を頻回に受診する結果となるが，医療者へ過度に依存していたことを認識できるようになり，治療関係が円滑にいくようになった例である．本症例を通じて，ヒポコンドリーに関する一般的な知識と「依存と自立」という医療者と患者の基本的な治療関係について述べたい．

71歳の女性

主　訴　きつい，このまま死んだ方がまし，食欲もない．

生活歴・病歴　元来，社交的で明朗な性格であったが，神経質な面もあった．二人の子供に恵まれ，子供たちは独立し，現在夫婦二人暮らしである．昭和55年（52歳），霧視の症状のために大学病院を受診し，サルコイドーシスの診断を受けた．昭和56年大学病院に入院し，ステロイド治療により症状は改善し，以後呼吸器科に通院していた．

昭和58年に上記症状が再燃し，入院してステロイド治療を受けた．昭和59年頃より下腹部の疼痛がみられ，虫垂炎（昭和59年）と卵管炎（昭和61年）の手術を受けた．昭和63年，慢性気管支炎の急性増悪を繰り返し，平成X年までに計8回入院した．

元来，薬剤に対して心身ともに不安が強い面があり，平成X-1年頃から不安，心気，悲観的な訴え，頭重感，不眠などがみられるようになった．平成X-1年6月，平成X年8月の2回の入院ではいったん退院を予定しても，当日近くになると，腹痛や気分不良を訴え，延期となるというエピソードが続くようになった．

繰り返される入退院

平成X年8月26日（10回目）の退院直後から全身倦怠感が強く，近医内科で点滴治療を受けたが，9月に入り不安症状は増悪し，同年9月5日に当院呼吸器内科に入院した．抗生物質の点滴静注にて肺炎は改善したが，不安や過呼吸などの精神症状にて精神科へ転科となった．

抗不安薬や抗うつ薬の投与では改善はみられず，漢方薬などの投与を行うなどさまざまな治療を試み，一時的な改善がみられた．しかし，不安症状が改善すると，次には頭重感や耳鳴の訴えなどの新しい症状が出現した．

夫とともに退院の話合いを重ねた結果，長期療養施設への転院は拒否的であったため，自宅への退院に向け，保健師からの紹介で介護士による訪問看護の説明も行い，主治医が転勤となることを十分説明した上で，平成X+1年4月16日退院した（入院期間：224日）．しかし，腹部の調子が悪いという愁訴にて，同年4月18日，19日，20日いずれも時間外救急を受診している．

救急部における所見と治療　救急部受診時（4月18日），血圧172/104 mmHg，脈拍90/min（整），体温37.6℃，下腹部に軽度の圧痛を訴えるが，胸写や腹部単純写に異常はな

かった．入院治療の必要性はない状態であるが，下痢気味の症状を強く訴えるため，しばらく
　翌日も同様の愁訴にて救急部を受診し，外科医や救急部医師の診察にて，「腹部には異常はなく，大丈夫です」との診断および精神科医からの診察を受け，患者や夫は安心して帰宅した．翌々日も同様の愁訴にて救急部を受診した．「自宅での生活は不安で仕方がない．入院させて下さい」と自ら入院を強く希望されたため，コンサルテーションされた．精神科医による診察の結果，不安，心気症状が退院を契機に増悪したとの診断で，再度精神科入院となった．

入院後の経過　身体疾患の予後に対する慢性不安状態，細かい身体症状に対する過度の不安，主治医の交代，子供のいない夫婦二人の生活，長期入院による生活環境の変化など，病院に対して強い依存関係が形成されていた．そこで，安心できる治療者患者関係の樹立を目指して，慢性疾患と戦って生きていく内在する自己治癒力が再び芽生えるように支持していった．
　すなわち，服薬の自己管理，頻回の外泊訓練，夫のサポート，精神科医・消化器外科医・呼吸器科医の定期的な診察などを通して，患者心理の根底にあると思われる「見捨てられ不安」を軽減することに努めた．また，過度に医療者に依存的になろうとする行動に対して，そのたびごとに，「自分でコントロールする力」が重要であることを指摘した．このような繰り返しの中で，188日間の入院治療を行い，退院となった．現在も，定期的な通院治療が行われ，救急部を悩ませることはなくなった．

精神科医のコメント

古代のヒポコンドリー

　身体症状が存在する時，その原因が器質疾患や薬物の影響を受けていない場合に，DSM-IV（Diagnostic Statistical Manual version IV）では身体表現性障害と診断される．その中には，心気症（ヒポコンドリー），身体化障害，転換障害，疼痛障害などが含まれる．歴史的にみれば，ヒポコンドリーの原点はギリシャ語から生まれ，「（肋）軟骨の下方」を指す軟部組織を意味する解剖学の用語であった．

　その当時，体液論に支配されていたギリシャの古い医学理論は，諸悪の根元はメランコリー（黒い胆汁）であり，（肋）軟骨の下方で生産，分泌された（Galen, 130-200年）．つまり，Galenはメランコリーが全身に分布する場合，大脳に充満する場合，胃に貯溜する三つの型に分類し，胃に貯溜する型をヒポコンドリーとし，それは季肋部の張る病気とされ，鼓腸，すっぱいげっぷ，腹

痛を主要症状とし，副次的に不安や悲哀の精神症状を呈したと記載されている[1]．

現代のヒポコンドリー

しかし，現在，DSM-IV診断基準によれば，心気症とは「適切な医学的評価と再保証にもかかわらず，人は重篤な病気の罹患または重篤な病気にかかっているとの考えにとらわれる」とされ，診断に際しては保証によって病気への確信が消失しないという条件が必要である．

これまで一般外来におけるヒポコンドリーと診断された患者の有病率[2]は，4〜9％，最近のEscobarら[3]によるDSM-IVに基づく構造化面接（CIDI）の結果では，一般外来の受診患者1,455名中49名（3.4％）がヒポコンドリーと診断され，本疾患は比較的頻度の高い精神障害である．

Houseら[4]によれば，保証の広い概念には二つの要素がある．患者の症状がいかなる身体的病気にも基づかないという情報を提供する方法と何らかの病理で症状が出現するとの説明で対応する方法である．

最初のステップは前者の方法で行うが，徐々に後者の説明に十分注意を払いながら移行させていく．このような方法は認知教育的治療と呼ばれる[5]．しかし，このような認知教育的方法を用いた保証でもうまくいかないのがヒポコンドリーの治療の難しさである．

ヒポコンドリーの治療

ヒポコンドリーにおける有効な治療法として，身体科と精神科の連携による保証がある．ヒポコンドリーを含む身体表現性障害の治療パターンには三つのアプローチがある（図1）．それは，精神科アドバイスを受け入れる一般医主導型，精神科主導型，一般医と精神科医の連携型である[6]．治療の初期では，一般医に見捨てられる不安から，後者の連携型が推奨される．患者は病気の存在への確信が強く，精神科主導型へ持ち込むことは病気の存在を否定することに繋がる．これは保証というより，失望感を抱かせる結果となる．

身体症状と心理社会的要因の関係をある程度受け入れるまでには身体的検索が必要とされる．精神科医への信頼ができるかどうかのtesting phaseという時期を置く．Illness Behavior Questionnaireを用いた身体表現性障害の調査では，精神科主導型と連携治療型を比較した結果，感情抑制（affective inhibition）に有意な違いが認められた[7]．連携治療を受けることで，患者は抑えていた感情をうまく表現できていた．

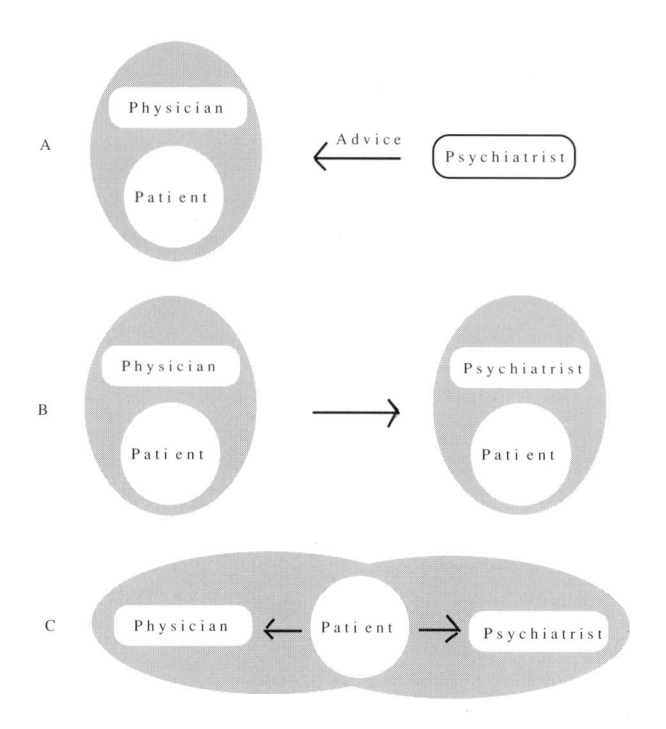

図1 身体表現性障害の治療モデル

A：一般医主導型（精神科医のアドバイスを受けて）
B：精神科医主導型
C：一般医と精神科医の共同治療型

　もちろん，連携治療を続けていくことに制約が生じるが，将来的に精神科主導型へ手渡すことを目標とする．定期的に身体検索を行いながら，患者が向ける身体的関心をより現実的な心理社会的問題にシフトさせていく．

医師と患者　そのスタンス

　本症例で得られた貴重な体験は，患者の病院依存から自立へどのように働きかけていけばよいかという問題である．患者は誰でも医療者にある程度は依存している．この依存は，うまくいけば，治療の手掛かりともなれば，治療の妨げにもなる．

　自己治癒力を促進するためには，ほどよい治療的スタンスが重要である．医療者に頼り切ってしまうことは，医療者としては心地よく感じられる時があっても，このような関係はすぐに嫌悪感へと移行する．慢性疾患や心理的な問題をもつ患者に対しては長期戦という覚悟で，患者との関係を「依存か

ら自立へ」と進めていくことが大切である．

救急医のコメント

　身体症状を主訴にして来院したにもかかわらず，全身を検索しても何ら器質的疾患が見つからない患者（あるいは主訴を説明するに足る器質的疾患の見つからない患者）は，救急医を戸惑わせる患者群の一つであり，ヒポコンドリー患者はこのような患者群に属する．

二つのピットフォール

　このような患者を，もし救急外来ではなく一般外来で診療するとすれば，仮に初診時に愁訴の原因について見当がつかなかったとしても，身体疾患のスクリーニングを目的とした検尿，採血，胸写，腹部単純写真といった一般的な検索を行いながら，何回か外来に通院してもらい，その間に精神科担当医などから情報を集めることによってかなり見当をつけることができるものである．

　そしてその後の方針についても，上述のごとく一般医主導型，精神科主導型，一般医と精神科医の連携型のいずれがベストであるかを考えることもできる．しかしながら救急外来は「突発的に生じた疾病の急性期に対応する」のがその本来の使命であり，「救急外来に通院して行う継続的な検査や治療」というものは原則として存在しがたいため，救急外来でこのような患者に遭遇した際にはいくつかの問題点が生じ得る．

　すなわち救急担当医は，内容的に両極端に位置する以下の2種類の判断ミスをする可能性がある．

　① 患者の身体的愁訴にとらわれて，いたずらに多くの検査を行ってしまうこと．

　② カルテの過去の記載を見て「またか」と思い，十分な身体的検索をせずに精神科に紹介してしまい，後日意外な身体疾患が発見されること．

ルーキーが陥るピットフォール

　①の場合，患者の既往歴や生活背景についての情報が乏しいほど，また患者の身体的症状の訴えが強固であればあるほど，そして担当した医師が真面

目であればあるほど，身体的愁訴の原因を探ろうとして多くの検査を行ってしまい，結果的に患者に大きな負担をかけ，また多くの時間を費やしてしまいがちである．

このような判断ミスを防ぐコツは，「分厚いカルテに要注意」，「頻回受診に要注意」，「同様の主訴に要注意」の三つである．カルテの記載に丹念に目を通して，過去にも同じ主訴でたびたび各科外来を受診し，かつ精神科外来にも通院中という情報が把握できれば，精神科担当医に連絡を取ることによって意外に簡単に問題が解決する場合がある．

ベテランが陥るピットフォール

②は①とは正反対のケースであり，ある程度臨床経験のある医師がおかしがちなミスである．②は頻度的には①より少ないミスであるが，いったん生じた場合には患者に与える実際的な不利益は①より大きくなりがちであり，注意が必要である．このようなミスを防ぐためには「思いこみ」を排して一例ごとに丁寧な診療を心掛けることはもちろんであるが，以下のことを検討してみることが大切である．

1．「患者の今回の主訴は，本当に過去のエピソードと同じものか」を考える．

2．患者が元来持っている基礎疾患と，それに対して現在行われている治療内容（例えば本例で言えばサルコイドーシスとステロイド内服，または精神科医より処方されている向精神薬内服など）について十分に把握し，救急外来受診時の症状が，「基礎疾患の増悪や合併症に起因するものではないか？」，また「治療薬の副作用によるものではないか？」と考えてみる．

ヒポコンドリーと思われる患者を精神科に紹介する前には，器質的身体疾患の存在を除外するために十分な身体的検索を行うことが重要である．しかしながら具体的に何をもって「十分」とするかは難しい問題である．その際に上記のような注意点について着目し検討してみることが有用であろう．

文　献

1) 伊東昇太：心気症－その臨床と精神病理－．医学出版社，東京，1978.
2) Barsky AF, Wyshak G, Klerman GL et al: The prevalence of hypochondriasis in medical outpatients. Soc Psychiatry Psychiatr Epidemiol 25:89-94, 1990.
3) Escobar JI, Gara M, Waitzkin H et al: DSM-IV hypochondriasis in primary care. Gen Hosp Psychiatry 20:155-159, 1998.

4) House A: Hypochondriasis and related disorders. Assessment and management of patients referred for a psychiatric opinion. Gen Hosp Psychiatry 11:156-165, 1989.
5) Barsky AJ, Geringer E, Wool CA: A cognitive-educational treatment for hypochondriasis. Gen Hosp Psychiatry 10:322-327, 1988.
6) Sato T, Guo Y, Takeichi et al: Effects of cooperative physician / psychiatrist - oriented treatment on patients with somatoform disorders. Jpn J Gen Hosp Psychiatry 12:14-20, 2000.
7) Hosaka T, Sato T, Yamamoto K: Approaches to the treatment of somatoform disorders in liaison psychiatry. Ono Y, Janca A, Asai M, Sartorius (Eds.) Somatoform Disorders:A World wide Perspective. pp.232-239, Springer-Verlag, Tokyo, 1999.

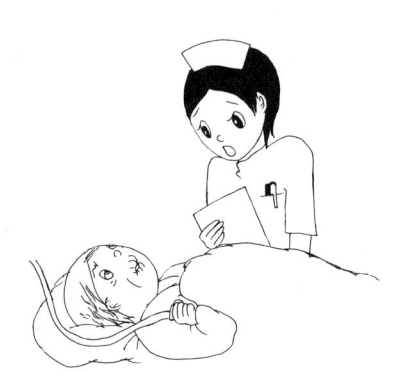

3. 不適応と精神科救急

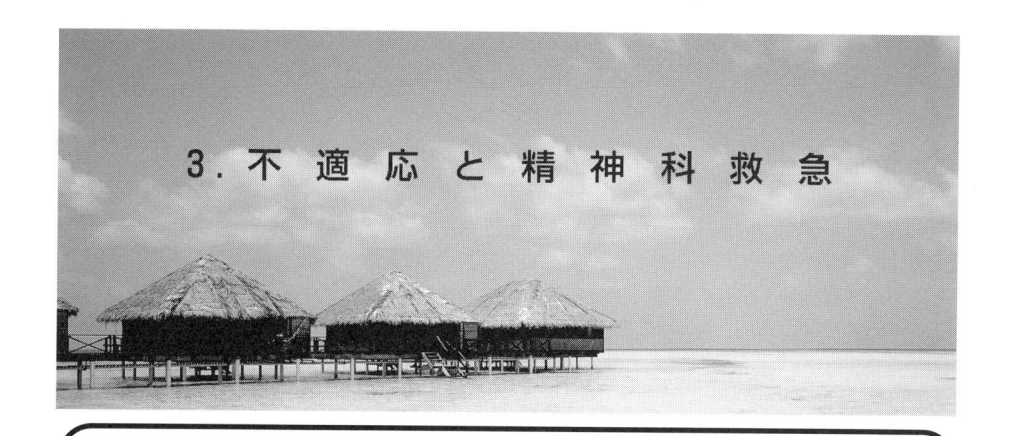

> **ポイント**
> 増加する留学生の不適応障害に対するこころのアプローチでは出会い，親近感，存在感を大切にすることが必要である．
>
> 外国人の診療に際しては，言葉の問題，検査や治療に対する認識のズレ，医療費の問題，文化の差を考慮しながら，満足のゆくような解決策を講じるよう努める．

外国人留学生の場合

近年，中国，韓国を始めとする外国人の留学生が急増している．一方では，留学生の中には，日本での生活に馴染めず，文化の違いによるストレスから不安，不眠，抑うつ状態に陥る学生も存在する．

しかし，これらの外国人留学生が十分に日本語を話すことが出来る場合は問題とならないが，言葉によるコミュニケーションの障害がある場合には，一体何が問題なのか理解できない場合もある．外傷などの身体的な問題であれば，視診や検査などの結果から，診断および処置は比較的容易である．しかし，言葉が通じないために生じる社会への不適応が問題となって救急受診となる場合，どう対処すればよいのか戸惑うこともあろう．

ここでは，胸部不快感を訴えて救急外来を受診したが，臨床検査に異常所見はみられず，日本の生活における適応障害が考えられたが，日本の病院という治療環境に恐怖感を抱き，医師の診察を拒否し続け，病院から逃げ出そうとした患者を提示する．その中で，外国人におけるこころの病いに対して，救急部医師や精神科コンサルタントはどのように対処すればよいのか，考えさせられる．

29歳の男性

主　　訴　胸が痛い
家 族 歴　特記すべき所見はない．
生活歴および現病歴　中国江蘇省生まれ．農業を研修するために，平成X年7月に日本へ留学してきた．同年8月上旬に，東京で開催される研修会に参加するために，上京した．この研修で受けた内容が非常に印象深かったと同時に，東京での2日間がストレスとなり，カルチャーショックを受けたという．

同年12月頃より，不眠，食欲不振がみられるようになり，外国人留学生の仲間にさえ加われないようになった．その後，平成X+1年1月，日本人の家庭にホームステイが計画されていたが，それを拒否し，アパートに閉じこもるようになった．2月13日「胸が痛い．圧迫される」と訴え，県職員とともに，市内のメンタル・クリニックを受診した．しかし，言葉が全く通じず，愁訴はさらに深刻化したため，救急車にて当大学病院救急部を受診した．

受診時所見およびその後の経過　救急車で病院へ運ばれてきたものの，病院の診察室に入るのを拒否した．病院の外を歩き回り，時々，病院の中の様子を伺っていたようであるが，中国語通訳のボランティアの援助により，どうにか病院内で検査を受けることができた．心電図検査では，脈拍は109／分と頻脈傾向を示したが，QRSおよびST-T波自体には異常なく，狭心症や心筋梗塞を思わせる所見はみられなかった．胸部不快感は心理的な影響によるものと診断され，精神科コンサルテーションが依頼された．

診察　まずは言葉から

担当した精神科医は，まず中国語で簡単な挨拶程度の会話を行ったが，それが非常に親近感を与えたのか，診察や投薬を拒否することはなかった．「なぜ病院の中に入れなかったのですか」と尋ねると，「病院が怖い」と述べた．精神症状に関しては，胸部の不快感とそれに伴う「心臓が止まるのではないか」という不安があるが，抑うつ症状や幻覚妄想などの異常体験の存在もなかった．パニック障害を鑑別診断として最初に取り上げるべきであったが，外国人における適応障害の問題も十分考えられるため，通訳の日本人ボランティアと一緒に，これまでの受診に至った状況を十分に聞くことにした．同時に抗不安薬の投与を行った結果，服薬して30～40分後に眠気が生じ，それと同時に胸部不快感も消失した．その日は，患者の深刻な状態は一段落したので，帰宅させた．

翌日（2月14日），同僚と県職員とともに，病院を受診した．中国人留学生が救急部を受診したことをあらかじめ，当院の日本語が流暢な中国人留学生に伝えておき，診察時に同席してもらった．中国人同士で約1時間，話がはずんだ．患者は一方的に話し続けた．

生活環境　文化の違いが

その中で，「東京へ行ってみたが，自分の期待するような都市ではなかった．残念だった．その前後より，不眠や食欲不振がみられるようになり，次第に心臓付近に痛みを感じるようになった」という内容を語ったという．患者の希望もあり，漢方薬（黄連解毒湯）を処方した．

1週間後に再度受診するように指示した．この時には，習慣が異なる国についていくのが難しく，特に時間に厳しい日本の社会について不平を述べた．表情は落ち着いており，胸部の不快感はもう消失していた．

4～5日前より，毎日ラジオを聞いている．さらに2週間後には，「東京へ行った後より，自分の精神状態が悪化した」とこれまでのエピソードを客観的に自ら語れるようになった．「佐賀の生活は自分に合っているが，どうしても中国に帰りたい」という切実な要望があり，当院救急部受診より，1ヵ月半後に故郷に戻った．

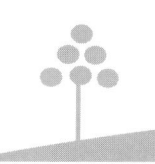

精神科医のコメント

適応障害　まずは除外診断

適応障害とはどういう状態を指すのだろうか．DSM-IVによれば[1]，「A. 同定可能なストレッサーに反応し，ストレッサーの開始から3ヵ月以内に出現する情動面や行動面の症状（例えば，失業，離婚など），B. これらの症状や行動は，以下のいずれかにより証明される．(1) ストレッサーの曝露から予測されるものをはるかに超える苦悩，または (2) 社会や職業（学業）の機能上の重篤な障害，C. ストレス関連性障害は先行するいかなる気分障害やその他の精神障害の基準に適応せず，かつ先在する精神障害や一般身体疾患の単なる悪化ではない．D. ストレッサーがいったん終結すると，症状はその後の6ヵ月間存続することはない」と定義されている．

すなわち，適応障害は重要な精神疾患の除外診断として最後に残る診断であるが，症状が6ヵ月以上も持続することはないというのが本診断の重要なポイントとなる．したがって，この診断基準からすれば，本症例は適応障害と診断できるだろう．

大学当局からみた留学生

増加する留学生の問題について，大学側の意見と留学生側の意見に食い違いがみられている．平成5年に開催された第31回全国大学保健管理研究集会のレポートによると[2]，大学側の意見として，①勉学について，留学生は論文完成に手間がかかる．あるいは日本人学生と同じように公平に取り扱っても，エコヒイキをしているように思い違いをしている，②語学力の乏しいも

のが多い，③精神的不安定に陥りやすい，④周囲の人に甘える傾向にある，⑤奨学金の需要に応じきれない，⑥留学生の担当教官が少ないなどが上げられている．

留学生からみた大学

一方，留学生側としては，①指導教官との相性が悪くて勉強がはかどらない，②日本語をマスターしても日本での就職先が少ない，③病気になったとき安価な加療施設がほしい，④居住空間が狭い，⑤物価が高くて娯楽はテレビだけしかない，などの双方の意見がある．

以上の調査結果を踏まえ，救急医療の現場に焦点を当てると，留学生が問題にすることと医療を提供する受け入れ側の問題とすることに食い違いがあることを精神科医は理解しておくことが大切である．このギャップによる留学生の苛立ちや怒りの気持ちをいち早く察して，可能な範囲で何らかの工夫や対策を講じながら，精神的ケアを行うことが望まれる．

外国人（留学生）を診察する

本症例では，外国人にとって，日本においてはじめての病院受診に際しては，かなりの不安を抱いていることが察せられた．そこで，言葉が真に通じる中国人同士による精神的なアプローチが最も有効であった可能性が高いが，救急医も外国人におけるこころの問題に何らかの対処方法を知っておくべきだろう．このような問題を有する外国人留学生への心構えとして，以下の3点が重要であると指摘されている．

1）診察は，出会いから始まるため，最初の印象が最も重要である．外国語を使用しなくても，患者の問題を受け入れるという姿勢から，日本語で話しながらも必要な検査を誘導していくことが大切である．さらに，次回の予約も忘れないこと．

2）短い会話の中にも，患者の家族について尋ねてみて，家族構成，状況，経済的な問題を大まかにつかむこと．そこには，外国人留学生に対する親近感を示し，その存在感を認めてあげることが重要である．2回目からは，名前を呼ぶように心がけること．

3）患者の話の内容に解釈を加えずに，そのまま診療録に記載すること．さらに，場合によっては適切な医療機関に早期に紹介すること．経済面に非常に困窮している場合，なんらの援助が可能かどうかを検討してあげること．などがあげられる．いずれにしても，今後，外国人留学生はさらに増加する

ことが予想され，身体およびこころの問題に対処できるような救急医療体制を作る必要性がさらに高まるだろう．

　救急外来を受診する外国人の数は，おそらくその地域の事情により，また病院により千差万別であろうと思われる．またその疾患内容も様々であろう．我々の施設では救急外来を受診する外国人のうち多いのは中国からの留学生をはじめとするアジア人であり，欧米人は少ない．一口に外国人と言っても，日本での滞在期間が10年を超えるような人は，通常日本語はもちろんのこと，日本社会の様々なシステムにもかなり慣れていることが多く，病院を受診する際にも大きな問題となることは少ない．

　しかし，来日して日の浅い外国人が救急外来を受診する場合には，診療上多くの困難を伴うことが多い．困難の度合は，病状が重症であればあるほど深刻であるのは当然のことであるが，ここで述べられているごとく，精神科領域では仮に身体面では重症でなくても，結果的に日本にこれ以上滞在することが難しくなり，帰国を余儀なくされることも十分ありうることである．診療上の困難の原因となりうることをいくつか挙げてみる．

1）言葉の問題

　救急医の中で，英語以外の外国語に習熟している医師は極めて少ない．患者が日本語も英語も使えない場合には，通訳なしでコミュニケーションをとるのは極めて難しい．

2）検査や治療に対する認識のズレ

　ある症状や疾患に対し，日本人の医師が日頃行っている，いわば「日本における常識的な検査や治療」と，外国人が抱いている"常識"の間にズレがあり，これがトラブルの原因になることがある．例えば，日本人医師が行おうとする検査や治療に対し，外国人患者は"過剰な医療"と認識する場合がある．

3）医療費の問題

　外国人患者の経済的事情は個々人によって様々であり，また加入している医療保険も千差万別である．検査や治療を行う際には，患者本人も，医療サイドも医療費の支払いの見通しについて神経質にならざるを得ない．

4）文化の差

　病気や健康についての認識度や価値観は個々人によって違いがあるのは，国籍を問わず当然のことである．しかし個々人の考え方の差以上に，国によ

る文化の違いが現実に問題となる場合がある．例えば，欧米では癌の病名告知をすることは常識であるが，わが国では依然として必ずしもまだ一般的とは言えない．

　以上の問題点に対し全て満足のゆくように解決策を講じることは現実には困難である．しかし外国人が受診することの多い病院では，通訳能力を有する専門のカウンセラーを常駐させることによって，外国人に，より質の高い医療を提供できる可能性が高いと思われる．

文　献

1) 武市昌士，佐藤　武（訳）：DSM-IV-PCプライマリ・ケアのための精神疾患の診断・統計マニュアル ICD-10コード対応．医学書院，東京，1998．
2) 野田恵子，長井　勇，林原礼子，ほか：留学生問題への取組み．第31回全国大学保健管理研究集会報告書，pp.401-404，1993．

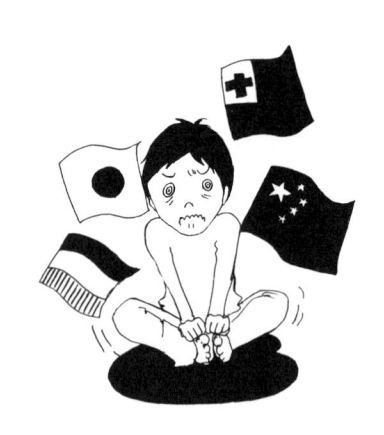

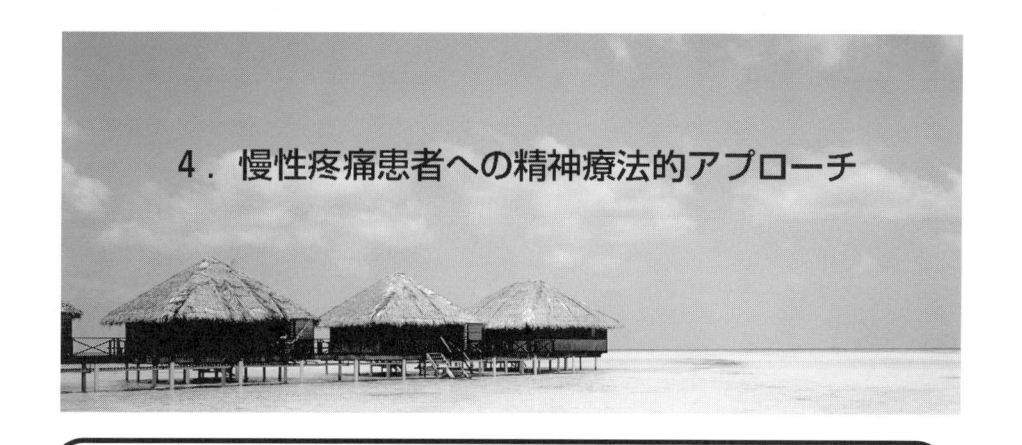

4. 慢性疼痛患者への精神療法的アプローチ

> **ポイント**
> 痛みを執拗に訴えるにもかかわらず精査しても器質的疾患が発見されない場合，「生命にかかわるような重篤な急性疾患」だけは除外する．
>
> 慢性疼痛を有する患者に対する精神療法的アプローチとして，痛みへの捉え方，心理社会的問題へと目を向けるような働きかけが必要である．

ヒトを信頼し理解する

「精神療法とはどんな治療法なのですか」と救急医から尋ねられることがある．「言語的あるいは非言語的なコミュニケーションを用いて，患者に信頼感や安心感を与え，さらには物事の捉え方を再構築することにある」と答えている．また，精神療法は人間を理解しようとする態度・理解の前提に立った治療的操作ともいえる．その治療的なプロセスの中で，他者への理解を深め，人間関係が修復できるように支持し，患者が本来有している自己解決能力を引き出すように働きかけることでもあろう．

治療が痛みを制御できないとき

このような理想的な治療的操作は，慢性疼痛を有している患者に有効なのだろうか．「痛みさえ取ってくれば，何も難しいことをいうのは止めてくれ」と，医療者に憤る患者が存在するのも現実である．「痛みは精神療法で解決できるものではない」という考えは，毎日第一線で戦っている医療者の率直な意見であろう．慢性疼痛はどんな治療法でも改善することはなく，ましてはことばによって痛みが改善するという簡単なものではない．しかし，有効

な治療法を見出すこともできず，あらゆる治療を行ったにもかかわらず，改善しない症例には，一体どのような治療法が残されているのだろうか．

ここでは，帯状疱疹後疼痛で何度も神経ブロックを受け，痛みの改善がみられなかったが，長期の精神療法的アプローチで生活に支障がないレベルに改善した症例を紹介する．さらに，一般医が行える精神療法とは一体どのような治療法があるのか，英国で行われているre-attribution modelを紹介し，心理社会的アプローチについて述べたい．

47歳の女性

主　訴　右胸部痛があり，何も出来ない．

生活歴・病歴　農業を営む両親のもとに第4子として出生．元来，明朗で人付き合いはよいほうであるが，人に影響されやすく，誰かに頼りやすい性格であった．高卒後，農協の事務に就職し，24歳時に結婚して2子をもうけた．夫婦関係は円満であったが，自営業（モーテル業）に不満をもっていた．

昭和X年6月頃より，性器に不快感をもつようになり，同じころに交通事故を起こし，相手方に複雑骨折を負わせるという出来事があった．そのショックもあってか，全身倦怠感が出現し，近医を受診した結果，肝機能障害を指摘され，1ヵ月半の入院治療を受けた．

退院後に右季肋部痛が出現し，水疱を伴う激しい疼痛が出現したため，当院ペインクリニックへ紹介され，帯状疱疹と診断された．平成Y年6月より約1年間，帯状疱疹後肋間神経痛の治療目的にて，神経ブロックや硬膜外麻酔などを受けたが，痛みは慢性化し，一向に改善しなかった．有効な治療法が見出せないまま，ペインクリニックにて通院治療を継続していたが，不安や不眠などが生じるようになり，平成Y+1年冬頃からは体の痛みを執拗に訴えるようになった．

頭痛が強く，次第に一日中動けない状態へと発展し，平成Y+2年7月「もう死ぬ」といって，家を飛び出し，自殺念慮が認められるため，すぐに救急車にて当院救急部へ搬送された．

救急部における所見と治療　救急部受診時（7月○日），血圧105/45 mmHg，脈拍80/min（整），体温36.2℃，意識レベルは清明であった．救急医は血算，生化学，心電図などの検査による原因検索を行ったが，いずれの所見にも異常は認められなかった．

ペインクリニックの主治医との連絡はとれたが，すでに患者の主たる治療は精神的問題へとなっていたため，救急医は精神科医に診察を依頼した．疼痛に関して，患者に尋ねると，「帯状疱疹に罹り，神経のまわりが炎症を起こしているために，神経が過敏となって痛みます」と答えた．痛みの性状については，「鉄板がはったような痛み，ズキズキした痛み，決まった時間に痛みがくる」と述べ，そのために不眠，また痛みがひどくなるのではないかとの予期不安，痛みの苦しみが頭から離れないなどの症状から，抑うつ状態に陥り，自殺念慮へ発展している可能性が察せられた．

精神科への入院治療については，当初，「痛みの原因が帯状疱疹によって生じたもの」という考えが優先していたため，入院に対して抵抗があるかと思われたが，抑うつ状態が自殺念慮にまで発展していたので，実際はそれほど抵抗もなく精神科での入院治療を受け入れることができた．

入院後の経過 入院後，これまで使用されていた鎮痛薬をすべて中止した．患者の症状が主治医にすべて伝わらない可能性も考え，毎日「痛み日記」を書いてもらった．痛みのために制限されていた生活を徐々に拡大しながら，痛みが強いとき，ブロマゼパム（2 mg）を屯用処方し，十分な睡眠確保のためにフルニトラゼパム（1 mg）1錠とエチゾラム（0.5 mg）2錠を投与した．さらに薬の要求があった時，鎮痛薬を処方せずに，試みにプラセボを投与したが，患者はこの薬で痛みが軽くなったと答えることもあった．必ずしもこれまで投与していた鎮痛薬の薬理効果によって痛みが軽減されていたとは考えられなかった．

生活も見直して

一方では，患者の娘の問題，夫婦の問題，主婦としての役割，痛みに対する現代医療の限界，不安の背景となっているあらゆる問題を日記および主治医に伝えるように試みた．毎日，ラジオ体操，軽いスポーツおよびレクリエーション活動の参加を促した．重大な病気に至ることはないと保証したが，入院当初は些細な検査値の変化に一喜一憂することが多かった．また，「痛みがあるのだから，どこかに病巣がある」と述べ，些細な症状を自分の身体の異常に結び付けたがり，その説明に十分耳を傾けないと，「話す時間が少ない，見捨てられた」と早とちりするなど，自己中心的な面，衝動的あるいは感情的になりやすい性格が感じられた．

身体以外にも関心を向けて

しかし，患者との信頼関係が深まるにつれ，直接痛みとは関係ない夫婦関係の問題へ話題が変化した．「主人の性格は細かく几帳面すぎて，傍らにいて落ち着かない」と夫への不満を表現できるようになり，夫婦面接を試みることによって，夫は患者の症状を認められるようになり，患者は次第に家庭における自分の存在の必要性を自覚するようになった．不安感が軽減するとともに，流涙することも少なくなり，次第に患者の関心は痛みから離れていき，息子のこと，娘のことへ広がり，熟睡感もみられるようになり，2ヵ月半の入院後に退院した．

現在に至るまで，約10年の歳月が過ぎているが，現在，痛みの愁訴はほとんどないが，些細な体の症状に対する不安感は持続しており（心気傾向），通院は継続されている．長期的な治療関係は今後も必要なようである．

精神科医のコメント

慢性的な痛みを抱えるヒト

患者は自分なりに痛みの原因に対する解釈（物語）を持っている．その解

釈によって，まず医療機関（ペインクリニック，整形外科，口腔外科など）を選択する（illness behavior）．しかし，急性の痛みにはうまく対応できても，慢性化すると，有効な治療方法はなくなり，患者は医原性ともなりえる同様の医療行為を求め続けるようになる．ここで，いったん治療を終結し，精神科医への相談を勧めるが，心理社会的問題への否認が強く，なかなかうまくいかない．

慢性疼痛患者の場合，患者や家族は当然深刻な心理社会的問題を抱えている．精神科医への依頼に抵抗がない場合は問題とならないが，精神科医への依頼を頑なに拒否する場合，ペインの専門医と精神科医の連携治療という形で受け入れることが可能となる場合がある．

精神科医のできること

そこで，精神科医は一体何ができるだろうか．このような患者に対する精神療法的アプローチとして，英国におけるプライマリ・ケア医はreattribution modelを用いている[1]．このモデルによれば，患者が考えている「痛みの物語」をもう一度再構築していくことにある．

そのプロセスとは，①Feeling understood（患者がどうして，このような病気に至ったのかという物語を傾聴すること），②Broading the agenda（現在，患者さんと話し合っているテーマを広げていく作業），③Making the link（そのテーマを心理的な問題と繋げる過程），④Negotiating further treatment（これからどうしていけばよいのかという問題に対して，患者と交渉する作業）からなる．

その中で，患者の痛みへの考え方を再構築し，心理社会的問題へと目を向けるような働きかけを通して，現実対処能力を高めることが重要であるとされている．また，このようなプロセスを通じて，治療者は患者の能力を高めるためのよきパートナーとなることができるだろう（shared power）．

精神科疾患のみならず身体疾患にも有効な精神療法

本症例の場合，患者の痛みに対する解釈モデルは「帯状疱疹によって生じたもので，それが治らない」という身体医学モデルによって説明される．

しかし，この解釈モデルは，いかなる科学的方法を用いても証明は不可能である．そこで，患者の関心を痛みの話題からやや離れたところに広げていき，そのテーマを仕事や家庭の問題にリンクさせていった．

さらに，そのリンクされた内容を心理社会的問題へと少しずつ関連させながら，患者の痛みに対する解釈モデルを細かく分解し，それらの解釈を再構築することによって，痛みに対する考え方が少しずつ変化していくように試みた．このような精神療法的アプローチは，慢性疼痛患者に限らず，軽症精神障害や生活習慣病などの身体疾患の認知療法にも応用できる方法である．短期間では大きな効果を期待できるものではないが，時間をかけながら患者の考え方を少しずつ変化させていくこと，これが精神療法ではないかと思っている．

救急医のコメント

重大な痛みとそうでない痛み

救急外来で患者を診療する際に救急医が直面する痛みに関する本質的な問題点は，痛みの原因についてのfalse positiveとfalse negativeの問題であろう．すなわち，激しい痛みを訴えているにもかかわらず検索しても器質的疾患が存在しない場合（false positive）と，本来激しい痛みを訴えて当然な重篤な疾患が存在するにもかかわらずあまり痛みを訴えない場合（false negative）があり，ともに救急医を戸惑わせる．

しかし救急医が救急外来で診療する際の基本的なスタンスは「一見軽症に見える患者群の中から重篤な疾患を持つ患者を見逃さない」ことであるので，救急医が常に留意しているのは，当然のことながら「何らかの理由により痛みを訴えない重篤な患者を見逃さない」ことである．

それではどのような場合に痛みがマスクされて，わかりにくくなるのであろうか．最も頻度が高いのは，他医によりすでに鎮痛剤を投与されている患者である．厄介なことに，鎮痛剤を投与した医師本人は「痛みに対し鎮痛剤を投与した」という認識をもっているとは限らない．

気を付けて！　false negative

例えば「発熱があったので解熱剤の投与が必要である」という認識のもとにNSAIDを投与し，結果的に痛みをマスクしてしまったりしていることが現実には多い．同様の理由で他医より抗生剤が開始されている患者も，原疾

患が"partial treated"の状態となり痛みが著明でないことがある．そのほかにも精神科疾患を有する患者[2]，高齢者[3]などが，重篤な疾患があるにもかかわらず痛みをあまり訴えない要注意の患者群である．

「真の痛み」を見分ける

これらとは逆に，ここで提示されているように痛みを執拗に訴えるにもかかわらず精査しても器質的疾患が発見されない患者もときに救急外来を訪れる．この場合，器質的疾患がないことを明らかにするのは，各種検査で異常所見がないことを一つ一つ確認してゆかなければならず，相当の時間と労力を要することがある．

当然救急外来での限られた検査では結論の出ないこともありうる．このような時には救急医はまず「生命にかかわるような重篤な急性疾患」のrule outに努めるべきであろう．そしてそれらの存在が否定されれば総合診療医などの内科系医師へ引き継ぎ，時間をかけた器質的疾患のrule outを行ってもらい，さらにその先の精神科医にバトンタッチできるような診療の道筋をつけることが重要と思われる．

文　献

1) Morriss R: The re-attribution model. 1st Annual Scientific Meeting of European Association for Consultation-Liaison Psychiatry and Psychosomatics, Leiden, the Neitherlands, Sep 20 - 22, 2001.
2) 加藤博之，江村　正，高島敏伸，大森啓造：精神科患者の身体疾患への対応　Generalistのための診療の心得．JIM 7：756 - 757, 1997.
3) 加藤博之，富永正樹，江村　正，高島敏伸，大森啓造，佐藤清治：腹部所見に乏しい高齢者の急性虫垂炎「不明熱」を呈した症例から学ぶ．JIM 7：854 - 855, 1997.

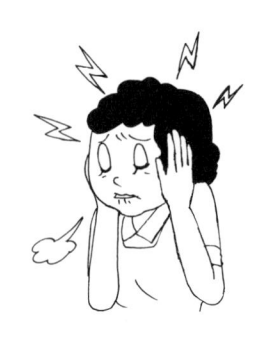

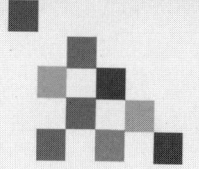

第6章 老年期障害

1. 救急外来に搬送された痴呆老人への対応/155
2. 精神科救急における老年期患者/161
3. 向精神薬を服用する高齢患者にみられたイレウス/168
4. 老年期患者における自殺行動/174

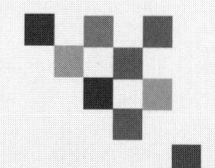

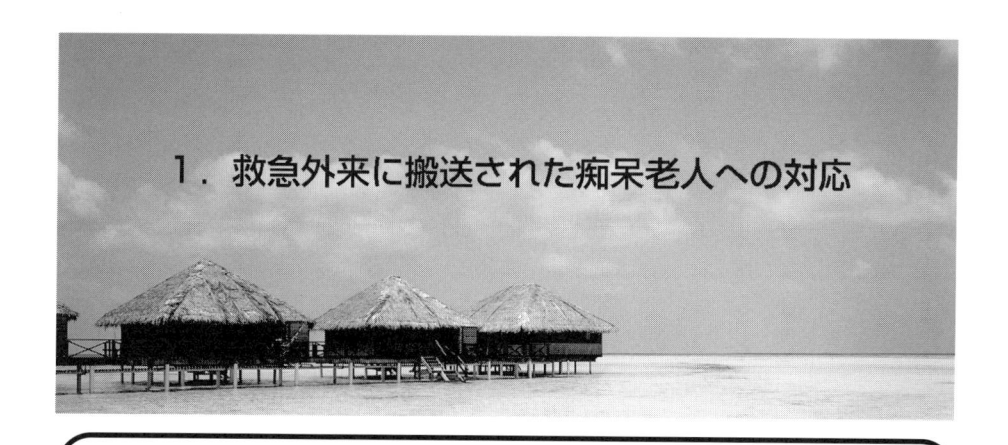

1. 救急外来に搬送された痴呆老人への対応

ポイント

痴呆老人が外出したまま戻れない場合，介護者の目の届かないところで，予期せぬ外傷を受けたり，様々な事故に遭遇して，救急部を受診することがある．

痴呆を持つ患者が救急外来などのストレス場面で，強い敵意を示したり，けん責するなどの行動がみられる場合，見慣れた家族の存在がどうしても必要とされる．

近年の本格的な高齢化社会の到来とともに救急医療の分野でも高齢者への対応が大きな問題となってきている．老年期痴呆を持つ患者の行動は救急医を時として戸惑わせるものである．今回はそのような事例を紹介するとともに，救急外来における痴呆患者の問題点について考えてみたい．

69歳の女性

主　訴　倒れていた

現病歴　平成X年12月1日18：36，「道路に人が倒れている」と通りがかりの人から救急隊に通報があり，18：43，救急隊が現場に到着してみると本人が近所の人に支えられて道路脇の歩道上にすわり込んでいた．「○○○○子」と氏名を名乗り，「最近この町に引っ越してきたばかり」，「夫も子供もおらず，一人住まい」，「動けない」などの発言はあるが，住所や連絡先を尋ねても答えられない様子であった．救急車に収容し，車内でのバイタルサインは血圧174／90 mmHg，脈拍73／分，呼吸数24／分であった．

19：07，本学救急部を受診，このとき氏名と生年月日を言うことはでき意識は清明と思われたが，自分の住所や家族などは思い出せない様子であった．

血圧148/76 mmHg, 脈拍72/分, 体温36.0℃, 結膜に貧血, 黄染なく, 胸部所見に異常なし. 腹部正中部に手術痕を認めた. 四肢の明らかな感覚, 運動麻痺なく, 反射も正常で, 病的反射を認めなかった. その他, 明らかな外傷も認めなかった.

来院後の経過 身元不明であったため, 警察に照会し身元を調べてもらったところ, 発見された場所の近所に, 息子と二人暮らしをしている無職の女性であることが判明した. 息子に連絡をとって, 本学に来院してもらい, 話を聞いたところ「約2ヵ月前より痴呆症状があり, 近医の精神科の開業医で見てもらっていた. 本日は(息子が)仕事に行っている間に, 一人で外出してしまい自宅に戻れなくなったらしい. このような徘徊は初めてである」とのことであった. 通院中の精神科に連絡をとったところ, すでに頭部CTをはじめ各種検査がなされた結果, アルツハイマー型痴呆と診断されていたことが判明したため, 同医院あてに紹介状を書き帰宅させた.

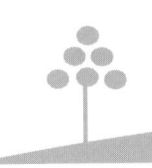

救急医のコメント

痴呆とその社会性

痴呆とは生後の発達過程で獲得された認知, 記憶, 判断, 言語, 感情, 性格などの種々の精神機能が減退または消失し, さらにこの減退や消失が一過性でなく, 慢性に持続することによって, 日常生活や社会生活を営めなくなった状態をいう.

痴呆の中核症状として記憶障害, 知能障害, 人格障害が挙げられるが, これらは長期にわたって慢性に進行してゆくのに対し, 感情・意欲の障害, 譫妄, 幻覚・妄想状態といった痴呆の随伴症状は短期間に動揺する傾向がある. 痴呆に伴う具体的な問題行動としては徘徊, 妄想(物盗られ妄想や嫉妬妄想など), 攻撃的な行為などがあるが, この中で本例で問題となったのは徘徊である. 痴呆性老人が外出したまま戻れない場合, 介護者の目の届かないところで, 予期せぬ外傷を受けたり, 様々な事故に遭遇しうる. その結果救急外来を受診してくる場合もありうるわけである.

痴呆老人の特殊性

救急医療の現場で痴呆に関連して問題となる点は, 以下のようなことが挙げられる. 第1には, 本例のように徘徊中の患者が近所の人に発見され, 救急隊によって保護され, 救急外来に搬送される場合である. この場合本人か

ら「自分は痴呆です」と言うことは決してないために，本人からいくら病歴を聴取しても正しい情報は得られない．またそもそも本例のように十分な病歴が取れず，身元すら判明しない場合もある．このような場合にはやはり警察等により身元を照会する必要があり，身元が判明するのと同時に家族からの情報により痴呆があることが判明する場合が多い．

　第2に，痴呆を持つ高齢者に重大な身体疾患が生じて手術や集中治療が必要となる場合である．たとえば一般に急性心筋梗塞にて，救急外来に搬送された場合は，緊急冠動脈造影，PTCR，PTCAなどが行われ，その後しばらくは絶対安静を守らなければならない．そのためには治療に対する本人の十分な理解と協力が不可欠である．ところが痴呆が存在するために十分な安静が守れない場合がある．

　身体に動脈ラインを初めとする各種カテーテルが挿入されていたり，各種のモニタが装着されている状態で安静が守れないことは危険に直結するわ

表1　痴呆を示す疾患

1．脳変性疾患
　　アルツハイマー病，ピック病，ハンチントン舞踏病，
　　正常圧水頭症，多発性硬化症，パーキンソン病，進行性核上麻痺，
　　多巣性白質脳症
2．血管障害
　　脳血管性痴呆，もやもや病，脳動静脈奇形
3．頭蓋内占拠疾患
　　脳腫瘍，硬膜下血腫
4．感　染　症
　　進行麻痺，急性硬化性脳炎，クロイツフェルト・ヤコブ病
5．中毒性障害
　　アルコール性痴呆，コルサコフ症候群，慢性バルビツール中毒
6．代謝障害
　　尿毒症，肝障害，ウィルソン病，ポルフィリン症，高カルシウム血症
7．内分泌障害
　　粘液水腫，アジソン病，下垂体機能低下症，副甲状腺機能低下および亢進症，
　　低血糖症　クッシング病
8．酸素欠乏性痴呆
　　貧血，うっ血性心不全，慢性肺疾患，一酸化炭素中毒後遺症
9．ビタミン欠乏性疾患
　　サイアミン，ニコチン酸，ビタミンB_{12}，葉酸欠乏症，ペラグラ

（文献1より一部改編）

けであり，その意味で高度の痴呆がある人には侵襲的な検査や治療ができない場合がある．これは大動脈解離のような緊急手術を必要とする疾患であっても事情は同様である．

　第3に，痴呆症状の裏に隠された多彩な基礎疾患の問題がある．すなわち痴呆症状を呈する疾患の中には手術や投薬によって治療が可能ないわゆる「treatable dementia」があり，これらを見落とさないようにすることが大切である．

治療可能な痴呆を見落とすな！

　老年期痴呆の代表的な2大疾患はアルツハイマー型痴呆と脳血管性痴呆であり，今のところこれらの疾患に対して劇的に効く治療薬は存在しない．そのためCureよりもCareに主体がおかれる．しかし表1に示すごとく，痴呆症状を呈する疾患にはほかにも多数存在するため，痴呆症状を呈する患者の診療に当たっては，これらの疾患を鑑別しなければならない．

　特に慢性硬膜下血腫や甲状腺機能低下症などは治療によって劇的に改善させることができる疾患であるゆえに見落としは許されない．救急医療の現場で痴呆患者をみた際は，いきなりアルツハイマー型痴呆や脳血管性痴呆と決めつけることなく，慎重な対応が望まれる．

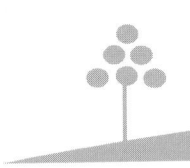

精神科医のコメント

社会生活ができない

　痴呆になりつつある時，患者は多くの混乱を経験することになる．物がなくなった，誰かに盗られた，いつもと違う，誰かが来ているのではないか，ここはどこなのか，自分の家ではないような気がする．日常見慣れないことに動揺が生じ，新しいことに対して適応が困難となる．外出しても，自宅に戻れない老人もいる．不安な日々が続き，家族のサポートが必要となっていく．

　しかも，患者が精神的に傷つけられることがなく，自然な方法で導いてあげられる優しさも同時に必要とされる．痴呆は記憶の障害である．また，痴呆の代表とされるアルツハイマー病は徐々に進行していく．それは，健忘期→混乱期→痴呆期の3段階に進行すると考えられている．

退行する脳機能

健忘期は初期であり，通常の老人が体験する物忘れが誇張された状態，何度も同じことを尋ねたりするが，これは最もよくみられる初期症状である．事物の名称が言えなくなり，「あれ」とか「その人」とかいった代名詞による表現が多くなる（失語症）．また，簡単な計算ができなくなり，いつとはなしに発症し，まだ気づかないレベルである．

混乱期になると，記憶障害が明らかとなり，情報の正しい処理ができず，混乱状態に陥りやすい．時に幻覚や妄想を伴うこともある．お金をどこかに置き忘れたのに，盗まれたと考えて，大騒ぎをしたり，自宅にいるのに他人の家だと思い，「自宅に帰る」などと言い出して周囲の人を困惑させたりする．

時間や場所についての失見当識もこのころ起こる．夜間に落ち着かず，混乱して家人が寝つけない状態となる．よく外出して道に迷い，数日間も行先不明になり，かなり遠くの警察に保護され，迷子になった老人が救急の場面に運び込まれることもある．

介助が必要

痴呆期になると，言葉は出さずに，口のなかでブツブツつぶやいたり，あるいは意味のない単語の羅列になってしまう．言われたことも十分に理解できず，自分の名前も分からない．同居している配偶者や子供の顔も見分けがつかなくなる．自宅であるのに，トイレの場所が分からないなど日常生活上，常に家族の介助を要するようになる．

救急場面で最も重要な事項は，よりよいコミュニケーションをいかにとれば良いのかという問題である．まずは聞こえているのかどうか，落ち着いた低いゆっくりとした言葉で話しかける工夫，短い言葉や簡単な会話を用いること，一度にいくつもの質問をせずに一つだけを質問すること，一度にいくつものことをさせようとせずに一つのことをするように指示すること，ゆっくり話し返事がくるまで待つことなどの配慮が必要となる．

言葉が分からないレベルにまで陥っている患者に対しては，言葉とともに顔・目・手・身体などの表情による言語以外のコミュニケーションが大切になる．痴呆患者は，このようなコミュニケーションを敏感に感じ取ることができ，またその能力は十分に残されていると考えていたほうが良いだろう．

安静・介助のポイント

しかし，そのような理解があっても，患者はやはり混乱することが多い．

特に，病院という見知らぬ環境はなおさら混乱を生じやすい．その場合，最も良い方法は，患者が最もよく知っている人，顔なじみの人に説明・誘導してもらうことである．実際，痴呆の鑑別のために頭部X線CT検査などを施行しなければならない場合，患者を安心させられる人がいるかいないかではまったく反応が異なる．

　患者は過去の記憶で生きている人であるから，記憶の中に存在する人物が最も安心できる人物なのである．医療者がいくら努力しても検査が困難であったが，顔なじみの人が傍らにいると何の問題もなく解決した痴呆老人のケースは多い．見慣れた風景，人物，声，いずれも患者を安心させるためには必要とされる．

　しかし，不思議なことに，痴呆老人は日頃一番お世話になっている人に対して，強い敵意を示したり，けん責する一方，医療者には丁重にあいさつし，愛想よく応対することがある．これはあくまでも，患者が安心しておれる空間にいる場合であり，救急外来などのストレス場面ではこうはいかない．やはり，見慣れた家族の存在がどうしても必要とされる．

文　献

1) 笠原洋勇：痴呆の診断の進め方．老年期痴呆診療マニュアル．長谷川和夫監修．日本医師会雑誌臨時増刊　114：75-118，1995．

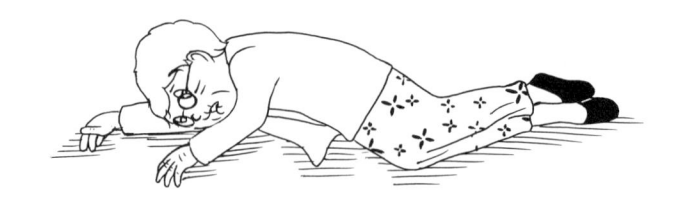

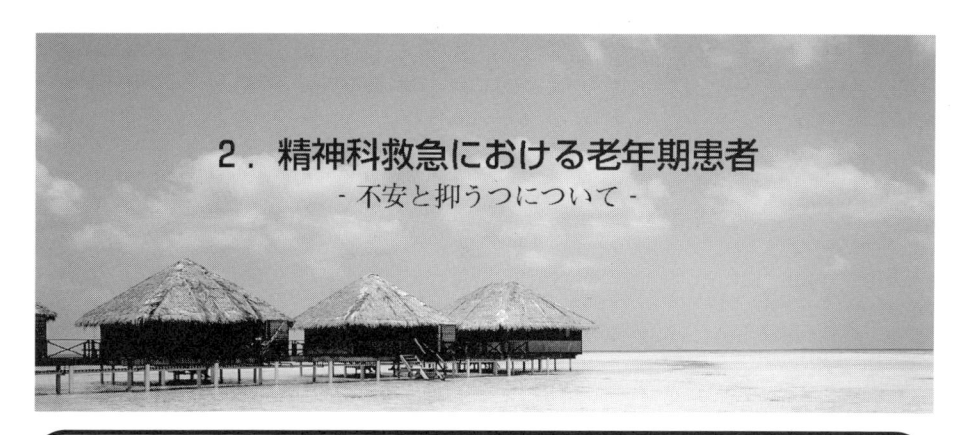

2. 精神科救急における老年期患者
- 不安と抑うつについて -

> **ポイント**
> 一人暮らしか，それに近い状態で暮らしている高齢者に何らかの症状が急に生じた場合，たとえそれが重篤なものでないとしても，救急隊や救急外来を頼ろうとする気持ちを理解すべきである．
>
> 在宅で痴呆性高齢者を抱える家族は，毎日の介護で心身ともにヘトヘトの状態である現実を踏まえて，介護者の身体的および精神的疲労を少しでも軽減するために，地域の支援サービスに関する情報をつかんでおく．

戦後失われた家族制度とまだしのサポート体制

老年期患者の中には，孤独な方も多い．家族全体で患者を支えていくことは重要ではあるが，仕事などの経済的な問題を背景として，患者は昼間一人取り残されることも多々ある．特に気分が沈みがちな老人の場合，一人でいることは最大の苦痛となる．誰かに援助の手を求めたくなるのは一般的であり，救急部へ相談の電話がかかることもある．

老人への援助機関は数多く存在するが，まだ，その情報が一般市民に広がっていないために，特に孤独な老人で精神的な問題を抱えている患者の場合，救急部へ依頼されることがある．

長命にはなったが…

一般に，患者を取り巻く心理的，環境的，精神的，身体的な様々な周辺状況や精神症状や問題行動などは千差万別に見られ，個別性が強いことも周知である．このような現状から，老人に対するケアのあり方は救急部の場面ですぐに解決されるものではなく，介護の専門家へうまく紹介するのがより良い解決策となろう．

◎こころの１１０番－外来における対応のポイント－◎

　介護保険の導入によって，長期的なケアを必要とする高齢者対策も新たな局面を迎えてきているが，本症例を通して，孤独な老人が救急受診を求める際，そこに内在する老人の心理を考えてみたい．さらに，今後，このような問題に対して，どのような援助機関が有効に活用できるのかも同時に紹介したい．

67歳の女性

主　　訴　一人でおれない，胸がかきむしられているようでどうしようもない．
家 族 歴　夫は15年前に庭で剪定中に転落して事故死．子供二人は健在（32歳と30歳）．
生 活 歴　佐賀市出生．地元の中高校卒．6人同胞の末子．高校卒業後，本屋に勤務．2～3年後に退職し，関西の親類を頼りに，10年ほど都会生活．31歳時に見合い結婚．2子をもうけた．結婚後，保険の外交員として勤務していた時期もある．50歳頃に夫を亡くし，65歳まで働き，定年退職後は自宅で過ごすことが多くなった．一方，ボランティアや近所の母子会の代表として活動することもあった．

脳梗塞入院後に意欲の低下が

　平成Ｘ年6月に，脳梗塞で脳神経外科に入院．左半身麻痺のリハビリも順調に進み，同年8月6日に退院した．自宅にて生活していたが，意欲低下が出現し，内科医院に入院．同年11月初旬に退院し，以降は近医にてフォローされていた．

　しかし，夕方になると，胸がかきむしられたような感じがして，いてもたってもいられなくなり，寂しさが高まる状態となっていった．抑うつ気分，気力減退，興味の喪失，全身倦怠感，体重減少，不眠もあり，表情にも生気が見られなくなり，抑うつ状態と判断され，同年11月25日に当院精神神経科を紹介受診した．

精神科に通院するも入院，再度入院

　当院を約1ヵ月通院したが，日中一人でおれない状態となり，同年12月12日救急車にて当院を受診し，即入院となった．約2ヵ月の入院にて，抑うつ状態は改善し，平成Ｘ＋1年2月27日に退院した．

　しかし，平成Ｘ＋1年3月5日「お粥を流し込んでいる．食事がおいしくない．早く退院しすぎた」と電話連絡．同年3月12日「病院のほうがよい」，「家に一人でいるのが辛い」，「何もする気がしない」，「一人でおれない」などの頻回の電話．同年3月17日「胸苦しい」，「子供に迷惑をかける，一人ではおれない」，「入院させて下さい」などの訴えが持続，同日，即入院となった．

　入院後経過　不安，生きることの辛さ，誰かにいつも傍にいてほしい，落ち着かない，心配などの不安とともに抑うつ状態が混在していた．検査所見では多発脳梗塞が認められていたが，4月12日になって急激に頸部のリンパ節に腫脹が認められた．生検の結果，結核性リンパ節炎の診断にて，呼吸器内科医とともに，約8ヵ月間，結核の薬物療法を施行した．

次第に入院が長期化し，家族も患者も入院していることでお互いに安心していった．しかし，当院は長期入院が不可能なため，外部の病院を紹介するも，拒否的であり，老人デイケアの通所による援助があることを紹介し，デイケアのスタッフとの十分なコミュニケーションを受けることで，平成X＋2年3月29日に退院となった（入院期間は約1年）．

外来経過

平成X＋2年4月13日：「どうにか自分で生活ができています．一人になると，不安ですが，少し炊事ができるようになりました」

4月27日：「週1回のデイケアに通所している．楽しみにしています．気がねすることもありません．子供たちの帰宅時間が遅いので，自分で料理を作っています」

5月11日：「夜テレビが楽しめるようになりました．9時か10時には寝ています」

5月25日：「一人生活に慣れてきました．昼ご飯が楽しみです．時間が過ぎるのが早く感じます」

6月8日：「老人デイケアで大村まで遠足へ行きました．しかし，遠足の後がきついですね．その時は楽しかったのですが」と笑顔を浮かべた．

6月17日：「手足が少し腫れてきた．足がしびれる．気力がわかない」（確かに眼瞼が少し腫れていた）

6月22日：「心配です．足のしびれが気になります．薬の飲み方に戸惑うことがあります」

7月6日：「元気が出る漢方を下さい．寂しさがよくなる漢方を下さい」（そんな漢方はありませんよねと説明すると，一応は納得できるレベルになった）

7月15日：「料理が一人で作れるようになりました」

7月27日：「足がしびれて，右足もしびれるようになりました」

8月3日：（再度MRI検査施行．新しい脳梗塞の出現はなかった）「子供が自分の手を握ってくれることが一番の幸せです」と語れるようになった．

8月17日：「娘の仕事が忙しくなっている，帰りが遅いのが心配」

8月31日：（入院時より物忘れが進み，薬の飲み方に混乱．毎回，説明する必要がある）

9月14日：「脳梗塞という病気は大変ですね，自分で生活できます」

9月28日：「元気が出る健康食品を食べています．病院へ行くことが楽しみ．先生の顔をみるのが，習慣になりました」

12月14日：「バイオリンのコンサートを聴くために，娘と一緒に文化会館へいくことができました」

平成X＋3年1月11日：「デイケアは楽しみ．何でもおいしい．姉宅で正月を迎えた．デイケアへ行くことが自分の仕事みたいです」

以上の経過で明らかであるように，老人デイケアによって，患者の不安や抑うつは大きく改善された．地域ケアのサービスをうまく導入することで，高齢者の精神問題は支えられるのではないかと感じられた．

精神科医のコメント

高齢化社会の新たな問題

　在宅で痴呆性高齢者を抱える家族は毎日の介護で心身ともにヘトヘトになり，介護者が病気になり，家族崩壊にまで至る場合もある．現在，精神科外来患者の中には，介護に疲れ果てた中年女性の受診が増加傾向にある．このような現実を踏まえて，その解決策を見い出すには，介護者の身体的および精神的疲労を少しでも軽減できる「地域ケアのサービス」をうまく利用することにある．現状では家族がこのような状況に陥らなければ，まだそのシステムの存在さえ知らない人が多い．しかし，地域ケアにおいて，痴呆を抱える患者や家族が混乱状態に至った際，精神科医に援助を求めるより，はるかにケア・マネージャー（介護支援専門員）の援助が大きいだろう．介護支援専門員は，在宅でケアを継続しようとする場合，第一に痴呆やねたきりの本人自身または家族，すなわち，利用者自身がサービスを選択するように地域の「指定居宅サービス事業者等」の情報を適正に提供する．

　次に利用者を交えて，利用者の特性に応じた課題分析を行い，地域における指定居宅サービス（**表1**）の提供体制を勘案しながら，居宅サービス計画原案を作成する．さらに，原案に位置づけた指定居宅サービスなどの担当者会議を開催し，当該担当者への照会によって調整し，効果的かつ実現可能な質の高い居宅サービス計画にするものとされている．そして，最終的に，利用者への説明と同意が求められたうえで，事業者と契約を結ぶことになっている．

適切な助言と上手な施設の利用

　上記の症例では，本人および家族は自宅のすぐ近所にこのようなサービスを受けることができる施設を知らず，不安になれば，すぐに救急車を呼び，大学病院に運ばれるという悪循環を繰り返していた．特に，老人にとって，昼間の孤独は大変辛いもので，誰かに自分の存在を確かめてもらいたいという願望があるためか，安易に救急車に頼っていたようだ．

表1 介護保険による在宅サービス

家庭を訪問するサービス
 ・ホームヘルパーの訪問（訪問介護）
 ・看護婦などの訪問（訪問看護）
 ・リハビリの専門職の訪問（訪問リハビリテーション）
 ・入浴チームの訪問（訪問入浴介護）
 ・医師，歯科医師，薬剤師，栄養士，歯科衛生士による指導
  （居宅療養管理指導）
日帰りで通うサービス
 ・日帰り介護施設（デイサービスセンター）などへの通所（通所介護
   （機能訓練，食事や入浴など））
 ・老人保健施設などへの通所（通所リハビリテーション〈デイケア〉）

施設への短期入所サービス
 ・特別養護老人ホームや老人保健施設などへの短期入所
   （短期入所生活介護・短期入所療養介護（ショートステイ））

福祉用具の貸与・購入や住宅の改修
 ・福祉用具の貸与
 ・福祉用具の購入費の支給
 ・住宅改修費（手すりの取り付けや段差の解消など）の支給

そ の 他
 ・痴呆老人のグループホーム（痴呆対応型共同生活介護）
 ・有料老人ホームなどでの介護（特定施設入所者生活介護）

介護サービス計画の作成

（大國美智子：老人性痴呆の地域ケア―介護保険をめぐって．CLINICIAN
491：472-477．2000．より引用）

　デイサービスセンターでの通所を週1回続けることで，不安はかなり改善され，主治医や救急隊への電話連絡もまったくなくなった．現在では，デイサービスへ通所することが仕事のような役割を果たし，楽しみにもなっている．デイサービスのケア・マネジャーや通所する方とも友達になり，心強い関係が作り上げられたようである．病院への受診は月1回で，昼間も安心した生活が送られている．これから，精神科医も痴呆老人にどのようなサービスが提供できるかをもっと勉強しなければならない時期にきていると思われる．

独居老人かそれに近い状態のお年寄り
　社会の高齢化が加速度的に進行している現代のわが国においては，一人暮らしの高齢者やここで提示した症例のように，家族らと同居していても，昼

間一人で過ごす高齢者がますます増加するものと思われる．

このような一人暮らしか，それに近い状態で暮らしている高齢者に何らかの症状が急に生じた場合，たとえそれが重篤なものでないとしても，救急隊や救急外来に頼ろうとする気持ちになるのは当然であろう．まして不安や抑うつといった精神症状が主体となる精神科疾患を持つ高齢患者であれば，この傾向はいっそう顕著になるかもしれない．

さて，このような精神科疾患を有する患者に対応する際の救急医の心構えとしては以下のような諸点が挙げられる．

（1）たとえ精神科に通院中の患者であっても，患者は通常自ら「精神科疾患があります」とは言えない．病歴聴取の際に精神科疾患の可能性や精神科への通院歴について必ずチェックするように心掛ける．

（2）（（1）に対して逆説的かもしれないが）病歴聴取で，たとえ精神科疾患の既往や「精神科に通院中」との情報が得られたとしても，訴えの原因を簡単に精神科疾患によるものと決めつけない．

訴えを聞きつつ症状・身体所見と検査でチェック

ここで紹介した症例は，全身倦怠，食欲低下，不眠，「一人でおれない」，「手足がしびれる」，「胸苦しい」などの多彩な症状を訴えている．これらがすべて精神科疾患に基づくものと即断せず，慎重に一つ一つの症状をよく吟味する必要がある．

例えば「胸苦しい」との訴えに対しては必ず心電図をチェックするなど，重篤な身体疾患を常に先に除外してゆこうとする姿勢が大切である．重篤な身体疾患がすべて否定されたとしても，生命の危険が去ったとは限らない．うつ病や抑うつ状態にある患者の自殺の危険性については，周知のごとくである．病歴聴取の過程で，自殺念慮の有無についてチェックする必要がある．

以上のような点について注意を払いながら，救急外来での診療を行うべきであろう．一般に，高齢者の医療は表2に示すような特徴を持っている．精

表2　高齢者の医療の特徴

・一人で複数の疾患を持つことが多く，全身をみることが重要である．
・重要臓器の出血や梗塞などの，重篤でしかも突発発症する疾患が多い．
・一人暮らしの問題や医療費の問題など，患者の心理的，社会的，経済的背景まで考慮した診療を行う必要がある．
・医師，看護婦ばかりでなく，リハビリ関係，福祉関係のスタッフや家族の協力を得たチーム医療が不可欠である．

神科疾患を持つ高齢者に対しても，これらの特徴を踏まえて診療を行うべきであることは論を待たない．そのうえで，特にこれからの救急医は，介護保険制度に代表されるような高齢者を取り巻く具体的な介護システムおよびその医療経済的背景に精通しておく必要がある．

　救急医の主な任務は疾患の急性期を診ることであるが，わが国の高齢者が平素どのような保健環境下に暮らし，また急性期を過ぎたらどのような環境に戻ってゆくのかを，継続的な目で見つめることのできる見識を持つべきであろう．

文　献
1) 大國美智子：老人性痴呆の地域ケア―介護保険をめぐって．CLINICIAN　491：472-477, 2000.

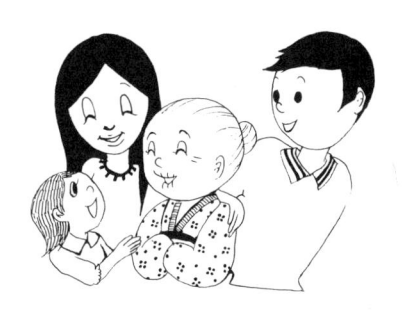

3. 向精神薬を服用する高齢患者にみられたイレウス

> **ポイント**
> 向精神薬を内服中の高齢者が腹痛を訴えて受診してきた場合には，便秘やイレウスだけでなく，大腸穿孔の可能性も考え，腹膜刺激症状の有無，レントゲンによる free air の有無を積極的に除外する．
>
> 便通に関連する問題は，薬の副作用あるいは精神症状自体によるものが多いが，高齢者の場合，イレウスという最悪かつ深刻な状態へ発展する可能性を考慮しておく．

向精神薬の副作用

　向精神薬の代表的な副作用として，抗コリン作用があげられるが，その中には口渇，便秘，排尿障害，霧視，緑内障の悪化，前立腺肥大などがある．高齢者では特有な薬物動態があり，それによる代謝の遅延が起こることが知られており，副作用の出現頻度も高くなる．したがって，高齢者への向精神薬の投与に際しては，十分な注意と観察が必要とされる．

　一方，黒澤[1]によれば，昭和50年4月〜61年3月までに救命救急センターへ搬送された患者6,129名を疾患別に分類した結果，外傷2,926名（47.7％），脳血管障害569名（9.3％），熱傷548名（8.9％），急性腹症（消化管穿孔，イレウスなど）426名（7.0％），急性中毒269名（4.4％）の順に多かったと報告されている．急性腹症の受診頻度は第4位に位置づけられ，救急部の受診患者として重要な問題であることが理解できる．

　ここでは，精神障害を有する高齢者へ向精神薬療法を行っている最中に，便秘が見られ，その後にイレウスへ発展し，救急部へ搬送された症例を提示する．本症例を通して，向精神薬の副作用のために救急部を受診する患者の問題を考えたい．

82 歳 の 女 性

主　　訴　悪心，嘔吐．

家族歴・生活歴　元来，おとなしく，几帳面で神経質な性格．高等裁縫学校卒．26歳時結婚．5子をもうけた．主婦として70歳まで家事を続けていた．現在，夫は老人保健施設に入所中であるが，家族は二男夫婦一家との7人暮らし．

現 病 歴　昭和40年（55歳）の4人の子供が独立した頃から，腰痛，頭痛を訴えるようになった．昭和53年頃より，夜間外出や多弁がちとなり，昭和54年に県立病院を受診し，躁うつ病と診断された．抗精神病薬や抗うつ薬などの薬物療法を受けていたが，秋から冬にはうつ状態，春になると軽躁状態になるという季節性気分障害を繰り返すようになった．

昭和61年6月から軽躁状態となり，佐賀医大附属病院精神科に1回目の入院．以後，躁病相とうつ病相を繰り返し，7回の入院を繰り返した．

外来における薬物療法は，炭酸リチウム400mg／日（朝夕食後），眠前薬として，ベゲタミンB錠，ハロペリドール1.5mg，フルニトラゼパム1mg／日の投与にて維持された．

平成X年11月26日頃より，嘔吐や発熱（37℃前後）が見られるようになり，嘔吐にて当院救急部を受診．体温36.9℃，腹部の聴診では，ガス音は不明瞭であるが，「カーン」という小さな金属性腸音が時に聴取され，血算では白血球9,000／μl，CRP 7.9と炎症性変化を示した．

腹部単純X線検査（立位）では，小腸拡張とair fluid levelの形成が認められ，イレウス状態にあることが診断された．即日，救急部医師の援助を受けながら，当院精神神経科へ入院となった．

入院後経過　緊急にイレウス・チューブ（120cm）が挿入され，絶飲食下に中心静脈栄養（IVH）管理が行われた．また，向精神薬の投与はすべて中止としたが，入院翌日から，夜間まったく眠れないという症状を深刻に訴えるようになった．不眠時には，ジアゼパム10mgをゆっくり静注することにより処置した．呼吸抑制などの副作用の出現はなかった．

「喉が渇く」という訴えは続いたため，そのたびに水を含めたガーゼを唇に当てた．しかし，入院6日目の午後11時頃より，「うれしい」とニヤニヤ笑ったりするような行動異常が見られ，「お経をあげる」と突然起きあがり，IVH刺入部のガーゼを外し，ルートを抜去しようとする行動が見られるようになった．

さらに，興奮し，「帰る」と立ち上がったり，それを抑えると大声で助けを求め，「何をする！」と怒鳴ったりするため，意識障害に精神運動興奮が加わったせん妄と診断し，午前3時25分にハロペリドール5mg＋生理食塩水10mlの静注を行い，興奮が鎮まらないため，午前4時に同様の処置を繰り返した．

排ガスが1週間経過しても見られないため，腫瘍の存在を疑い，入院7日目に注腸が行われた．その結果では，明らかな腫瘍は存在しなかった．入院8日目，腹鳴と排ガスがあり，排便が2回みられた．同日午後7時頃には腹痛は軽減し，入院9日目から流動食が開始され，以後毎日排便を認めた．排便があって以後，せん妄状態の再発はなかった．入院11日目より，向精

神薬の投与を開始した．睡眠や食事が十分にとれるようになったため，気分の障害も改善していった．

しかし，入院中に老人保健施設に入所していた夫が亡くなり，この事実を家族とともに患者に伝えたが，躁うつ病の精神状態を悪化させることはなかった．夫の死別に対して，患者の動揺を家族が心配したため，慎重に対応し，入院163日目に退院とした．

精神科医のコメント

便秘が悩み

向精神薬を長期服用する患者の悩みとして，便秘の訴えは最も頻度が高いと思われる．抗精神病薬の副作用[2]では，抗コリン作用があり，腸管の蠕動や分泌をその抗コリン作用により減少させ便秘を起こす．特に抗コリン作用の強い抗パーキンソン薬との併用で頻度が高いと言われている．これらの薬剤の長期投与によって非可逆的な腸管拡張も起こる．

精神科入院中に抗精神病薬を服用していた患者の剖検例で腸管の一部や全体の拡張が対照群より多いという報告がある[2]．高度の場合は麻痺性イレウスを生じる．なお，老人では水分の摂取が不足しやすいため，特に注意が必要である．

便秘はうつ病のサイン

抗うつ薬の副作用[2]では，表1に示すような抗コリン作用に基づくものがあげられるが，その中で頻度の"高いものとして，抗精神病薬と同様に便秘がある．うつ病の症状としても便秘が起こりやすく，抗うつ薬の投与によってさらに増悪するため，問題は深刻となる．また，便に対する強迫的な訴え（便に対する執着）がうつ病による部分症状であることも稀ではなく，便が

表1　抗うつ薬の主な副作用

（特に三環系抗うつ薬の抗コリン作用に基づく[2]）
- 消化器系―口渇，便秘，食欲不振
- 循環器系―起立性低血圧，頻脈
- 泌尿器系―排尿困難，射精遅延
- 神経系―ねむけ，振戦，めまい
- その他―全身倦怠感，発疹，瞳孔調節障害

スムーズに出ることは，うつ病の回復するサインとなる例もある．
　本症例でも後に判明したことであるが，患者の話では今回のエピソードは「1週間前頃より，ご飯が入らないようになって，ガスも出ないようになった」と語るなど，便通の状態を確認することはうつ病患者の問診上，重要な情報源となる．

抗不安薬では少ない消化管症状
　抗不安薬の副作用[2]では，最も高頻度に見られるのは，ねむけであり，以下ふらつき，歩行失調，めまい，脱力感，倦怠感，易疲労感，などが続く．ときに認められるものとして，便秘その他の胃腸症状があげられているが，頻度が高いものではない．

便秘のコントロールは意外に…
　問題なのは，不安が身体症状として表現される過敏性腸症候群という疾患である．この症候群では，便秘と下痢の両極端な愁訴が交互に現れやすい．便秘のほうが患者にとって苦痛はより大きく，緩下剤などの投与を行うが，極端な下痢へと発展するなど，便通のコントロールが難しく，一方では心理的な問題を抱えている患者が多い．
　以上のように，便通に関連する問題は，薬の副作用あるいは精神症状自体によるものがあげられる．ただし，本症例に提示したように，高齢者の場合，イレウスという最悪かつ深刻な状態へ発展する可能性を考慮しておく必要がある．

救急医のコメント

精神科患者の救急診療は難しい
　精神科疾患を持った患者に何らかの身体疾患が生じて救急外来を受診してくることは，決して稀ではないが，現実にはこのような症例では様々の診療上の困難を感じる場合がある．困難をきたす原因として，以下のような点が挙げられる．
　（1）原疾患（精神分裂病（統合失調症）や躁うつ病など）のために，コミュニケーションが十分に取れないことがある．

(2) 大量の向精神薬を服用している場合があり，メジャートランキライザーの副作用により高度のイレウスやneuroleptic malignant syndromeのような副作用が生じる場合がある．
　(3) 自殺企図を有する場合がある．
　(4) 入院先を一般病棟にするか，精神科病棟にするかで議論の分かれることがある．
　このうち（3），（4）についてはすでに報告されている[3]．ここで提示したケースは向精神薬の副作用として便秘に基づくイレウスの症例である．

治療薬による疾患

　本症例の場合，比較的すみやかにイレウスの診断がつき，その原因として向精神薬の関与が考えられたために，投与をすべて中止したが，その後，原疾患である躁うつ病の増悪と思われる症状やせん妄の出現が見られ，治療に支障をきたす状態となっている．このように向精神薬による原疾患のコントロールと副作用の出現は裏腹の関係になる場合があり，診療上苦慮することがある．

便秘が強度な高齢者では

　なお高齢患者では強度の便秘に基づくS状結腸穿孔（Stercoraceous perforation of sigmoid colon）の症例も報告されており，注意が必要である[4]．これは腸管内の固形便や糞石のために腸管の圧迫壊死，穿孔をきたしたものと定義されている．

　多くの場合，頑固な便秘状態にある高齢者が，排便しようと力んでいるうちに，穿孔を起こすもので，急性汎発性腹膜炎を呈するためにイレウスよりも一段と緊急度が高く，緊急手術が必要である．

　精神薬を内服中の高齢者が腹痛を訴えて受診してきた場合には，便秘やここで述べたようなイレウスだけではなく，大腸穿孔の可能性も考え，腹膜刺激症状の有無や，レントゲンによるfree airの有無を積極的に除外する必要があるだろう．

文　献

1) 黒澤　尚：救命救急センターにおけるcosultation‐liaison psychiatry. 山崎敏雄（編集）：精神科MOOK　No.20 精神科救急医療，pp.46-54. 金原出版，東京，1988.
2) 風祭　元：向精神薬療法ハンドブック（改訂第2版）．南江堂，東京，1995.
3) 加藤博之，早川正樹，岩村高志，ほか：精神科救急Case Conference　第1回自殺未遂症例の入院先は？

―精神科病棟・一般病棟の一長一短―. 綜合臨牀 48：2029－2031, 1999.
4) 山下雅知, 比嘉 司, 武鳥正則, ほか：宿便性S状結腸穿孔の1例. 救急医学 11: 773－775, 1987.

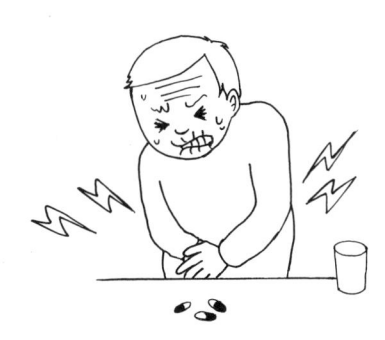

4. 老年期患者における自殺行動

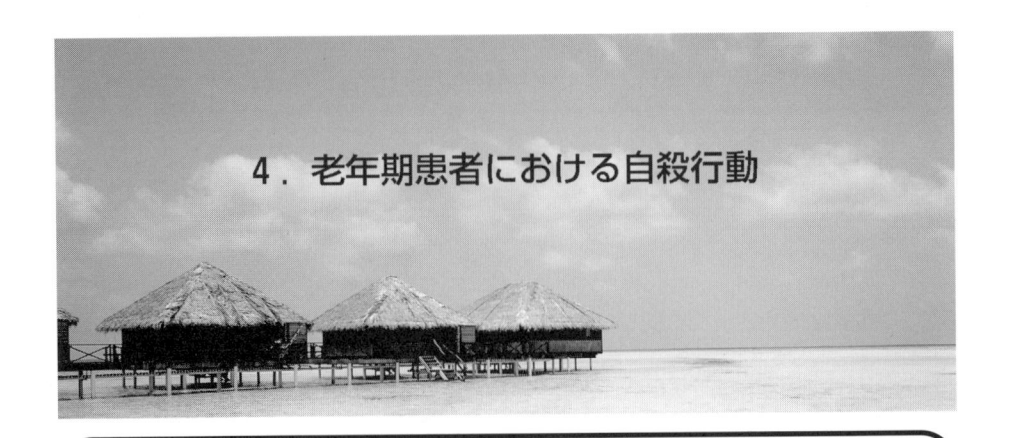

ポイント
救急現場での高齢者の診療にあたっては「高齢だから」という思い込みや先入観を捨て，虚心坦懐に患者を診ることも大切である．

患者の過去をポジティブに聞き入れることで，患者の自己評価は高まり，抑うつ状態の改善に繋がるものと思われる．

自殺が多い高齢者

65歳以上の高齢者では，自殺の頻度が高くなる．この現象は世界的にみても共通している．なぜ，自殺の頻度が高まるのだろうか．社会的孤立，兄弟や親類の喪失体験，家族の支えを失うこと，慢性疼痛や日常生活動作の障害などの健康状態，抑うつや認知機能の低下の精神的問題，などを取り上げることができる．実際の救急場面における経験では，高齢者の自殺行動や精神面での特徴として，予測の困難性，致死率の高い自殺手段（農薬服毒，絞首など），うつ病の高い合併率（特に重度の不安焦燥を伴う，または重度の心気傾向）をあげることができる．

予防は可能か

このような患者への治療として，従来の薬物療法や精神療法は重要であるが，それに加えて，懐旧談 reminiscence や人生の回顧治療 life review therapy などの過去の出来事や生き方を振り返ることが一時的には不安や抑うつや罪責感，絶望といった症状を引き起こすことはあっても，生きがいを見いだすきっかけとなり，残りの人生を豊かにすることは確かなようである[1]．

ここに提示する症例は，家族も全く予測がつかない絞首という手段に至っ

た老年期患者（うつ状態）の治療を通じて，老人患者へどのような視点と医療者の援助が可能かを考えたい．

67歳の女性

主　　訴　死にたい

生活歴・病歴　農家の家庭に生まれた．元来，明朗活発な性格であるという．女学校卒．18歳から8年間証券会社に勤務後，28歳時に結婚し，2男1女をもうけた．一時期スーパーなどのパート勤務をしていた以外は専業主婦．3人の子供も結婚・独立しており，現在夫婦二人暮らしである．既往歴として，40歳台に子宮筋腫・子宮全摘術を受けている．

平成X年12月に右上腕骨骨折で整形外科に入院した．翌年の正月明けに手術を受け，2月初めに退院した．退院直後より不眠や排尿困難を自覚するようになり，泌尿器科へ受診した．

生きる張りがない

超音波検査などで器質的異常を除外されたが，本人は納得せず，不眠や食欲不振や興味の減退（「好きだったテレビを見てもつまらない」，「生きていても仕方がない」などの発言があった）．排尿困難の訴えは減少したが，もともとあった「痔のせいではないか」という訴えが目立つようになり，3月下旬，痔を専門とする外科医院を受診した．痔の手術を受けた後より，排便困難が出現．1日でも排便がないと，執拗に「便が出ない」と訴え続け，早朝の散歩や牛乳・野菜摂取などを強迫的に行い続けるようになった．

家族はその対応に困り果て，同年4月県立病院精神科を受診した．希死念慮や興味の減退などの抑うつ症状は明らかであり，外来治療において意欲の減退や食欲の改善にイミプラミンが有効であったため，薬物療法を中心に治療を継続した．しかし，心気傾向や排尿困難などの訴えが深刻化したため，イミプラミンの副作用ではないかとも考えられ，同年6月14日に当院精神神経科に入院した．

退院と入院

入院中，重大な身体疾患は確認できないことを何度も保証し，抗うつ薬をフルボキサミンに変更し，身体症状は徐々に改善する中で，冷蔵庫を閉め忘れる，薬の服用を忘れる，などの問題から，軽度の認知障害が明らかとなっていった．しかし，心気症状は寛解したため，家族との同意の上，同年8月24日，当院を退院した．

同年9月20日，午前7時〜9時の間，夫が近所の会合に出席している間に自宅の庭で絞首を行ったが，幸いにも枝が折れ，未遂に終わったため，当院救急部を受診し，意識障害もなく，脳機能に障害がないと診断され，即精神神経科へ入院となった．

入院後経過　険しい硬い表情．排尿困難の愁訴が前面，身体的愁訴に執着していた．全く余裕がなく，表情からは考えにくいほど，尋ねると自殺念慮が高度であった．「死ぬ場所を探している」と語り，一人でいることができず，頸部には赤い線状の瘢痕を残しながら，病棟内を落ち着かず，歩き回っていた．患者は身体愁訴だけが前面に語るため，尋ねないと自殺衝動は分かりづらく，夫はあっけにとられたような様子で，絞首は全く予想がつかない突発的な行動で

あった.

　患者は当初, 便や尿に対するこだわりが交互にみられるという心気症状が持続していたが, 抑うつ症状の改善に伴い, 次第に自殺に対する思いを語ることができるようになっていった.「毎晩, 主人は焼酎を飲んで, 愚痴ばかりを言っていた. 夫婦二人では楽しいことはないと考えるようになった. 目標がなく, 漠然と生きていた. 自分には生活力がないから, 夫から離れることもできなかった, 主人が酒を飲むと不平不満ばかりを話していたので, 嫌気がさして, つもりつもって, 死ぬことばかりを考えるようになった」と心のうちを表現出来るようになった.

生きがいを持つ

　一方, 患者にとっての生きがいを尋ねると,「お花を作ったり, 草取りをしたり, 旅行へ行くことも好きですね」と語った. 自殺の衝動については,「体の症状へのこだわりは自分ではよくわからない, なぜこんなにこだわるのでしょうか. 死ぬ寸前に不思議にもなぜこんなばかのようなことをしているのかと一瞬正気に戻って, 止めました」と述べた.

　次第に, 患者は自分の過去の自慢話を語る様になった.「子育てが終わった50歳の中頃が, 人生では最も楽しかった. 息子を一流大学に合格させて, 社会人として旅立つころが最高でしたね. みんなに息子のことを自慢することが楽しみでしたね」と余裕すら感じさせる会話をみせることが多くなってきた. 夫との関係の軌道修正や外泊を自ら計画するなど, 退院のための計画を立てつつある.

精神科医のコメント

　初老期・老年期に至ると, どんなことが生きがいや幸せになるのだろうか. 究極の幸福を問う問いの背後には, 人間の死の意識が控えている. 有限の人生において, 自分の人生を幸福なものとして肯定しうるか否かは, 人生の生きがいの問いとも結びついて, ひとの最も奥深い内面を揺るがす問いであると思う. 幸せには三つの側面があると言われている[2].

1) 無事安寧としての幸せ

　心身を健康に保ち, 賢明怜悧さを持って, 物事に対処し, 良好な生活環境, 子供たちの健康と幸せを望むこと.

2) 生きがいとしての幸せ

　自分の生きがいに向けた努力, そこにのみ充実した幸福があり, 自己の理想と価値に向けた生きがいの追求に幸せを感じることもある.

3）恵としての幸せ

　人生は人の思量と意志を超えた運命に依存している．人間の有限性を思い知らされ，人間の限界を自覚し，諦念を学び取る時がこの瞬間である．存在の至福，運命的な巡り合わせ，愛情にみちた交流，この世を知性豊かに生きねばならないことは確かであるといわれている．

老人の昔話を聞く

　実際の診療場面では，老年期患者の懐旧談に耳を傾けることが治療関係の樹立だけでなく，抑うつ状態の改善に結びつく場合が多々ある．人生の回顧とは，過去の出来事を回顧するだけでなく，その過去の出来事を分析し，評価し，再構成し，再構築することにより，よりよい人生への理解を経験し，意味を発見することもある．これは自己のパーソナリティの最終的な再生を目指すプロセスともいえる．

　すでに，過去を回顧する治療によって，うつ病の改善がみられたとの報告もあり，現在の自己評価は，過去の価値の評価に支えられている面もあり，その回想は治療的にも有効な操作である[1]．過去の出来事を現在の事柄，価値および態度に結びつけることは，健康な機能を維持するのに必要欠くべからざることである．

　積極的に聞くことによって，治療者患者関係を強める作用を有するだけでなく，詳細な生活歴，注意深い観察，系統的な記憶の再現，効果的な聞き方によって，意味や統合を進め，自殺の危険性を軽減し，絶望感を減じることが報告されている[1]．

話すことで自分を再認識

　本症例において，心気的な症状を治療者が面接の話題にしている間では治療は進まず，お互いにイライラした感じが生じるのみで，いっこうに改善の手掛かりを見いだすことは出来なかった．しかし，患者の過去をポジティブに聞き入ることで，患者の自己評価は高まり，抑うつ状態の改善に繋がったものと思われる．

　自殺行動の評価や治療の上でも，何よりも大切なことは，患者をよく「見る」ということであり，偏見や先入観を捨て，患者をよく見ることによって，患者の自殺衝動の本質により深く接近できるものと思われる．さらに，患者の本質をいわば精神的な眼差しで洞察するということで治療の手掛かりを得ることが可能となった．

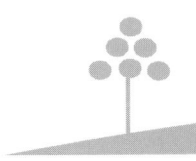

救急医のコメント

分かっているか「老人ならこそ」

救急現場での高齢者の診療上のピットフォールには，その性格上2種類が存在する．一つは高齢者の疾患の特徴についての勉強不足から生じるものであり，もう一つは「高齢者だから」という思いこみや先入観から生ずるものである．前者については，例えば「高齢者の腹膜炎では筋性防御は出にくい」[3]，「高齢者の全身貧血では，狭心痛が主訴となることがある」[4]，「高齢者の急性心筋梗塞では，発症時に片麻痺を呈することがある（心脳卒中）」[5] などの事柄は老年医学的には常識であるが，これらのことを知らないと高齢者の救急疾患の診断に際して誤診しうるであろう．

また精神科的には高齢者の自殺行動や精神面での特徴として，ここで述べられているごとく「予測の困難性」，「致死率の高い自殺手段」，「うつ病の高い合併率」などが言われており，診療に際して注意が必要である．すなわち小児患者に対しては小児科学の知識を背景として診療することが当然であるように，高齢者の診療にあたっては当然老年医学的知識が求められるわけである．

とらわれない「老人だから」

もう一つのピットフォールは，高齢者に対して「高齢者＝人生の終着点に近づきつつある人」といった固定観念を持つことから生ずる．これは特に重症の高齢者（または回復不可能な高齢者）の治療方針の決定に際してしばしば見られ，「もう十分長生きしたからこれ以上積極的な治療はしなくていい」，「天寿を全うしたと思います」，「高齢だから手術はしない」などという意見が，患者の家族やときには医療者から出てくることがある．

世間一般には確かにこのような高齢患者に対する"常識"が存在するかもしれないが，このような"常識"を個々のケースに押し付けるのは不適当であり，高齢者に対してステレオタイプなとらえ方をすることは禁物である．治療方針の決定に際しては，あくまで患者当人の意見を尊重するように心掛けるべきであろう．

また救急医学的にも，高齢で重症だからといって必ずしも若年者よりも予後が悪いわけではないことを示すデータも実際に存在する．我々は来院時心肺停止（CPAOA）例の蘇生率について，65歳以上の高齢者群と65歳未満の非高齢者群に分けて検討したが，蘇生率は両群間で有意差を認めず，高齢者であっても必ずしも蘇生しにくいとは限らないことが判明した[6]．

　つまり，救急現場での高齢者の診療にあたっては「高齢だから」という思い込みや先入観を捨て，虚心坦懐に患者をみることも大切であり，この点で精神科医によるコメントの結論と一致する．

文　献

1) Osgood NJ, Thielman S: Geriatric suicidal behavior: Assessment and treatment. In Suicide Over the Life Cycle: risk factors, assessment, and treatment of suicidal patients. Edited by Blumenthal SJ, Kuper DJ, pp.341-379, American Psychiatric Press Inc., Washington, DC, 1990.
2) 渡邊二郎：哲学入門．放送大学教育振興会，東京，1996.
3) 加藤博之，富永正樹，江村　正ほか：腹部所見に乏しい高齢者の急性虫垂炎「不明熱」を呈した症例から学ぶ．JIM 7：854-855, 1997.
4) 加藤博之，江村　正，高島敏伸ほか：高齢者の消化管出血－労作性狭心症や慢性閉塞性肺疾患を思わせる場合－．JIM 7：314-315, 1997.
5) 加藤博之：ショック．綜合臨牀 48：1129-1133, 1999.
6) 加藤博之，伊藤栄近，川渕久司ほか：高齢者救急における来院時心肺停止例の検討－特に死因の特徴とその対策－．日本救命医療研究会雑誌 13：11-18, 1998.

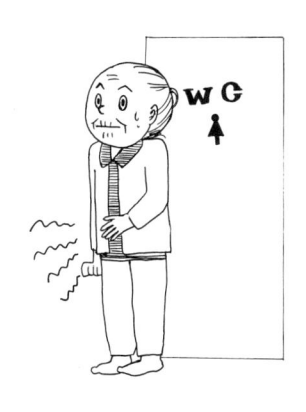

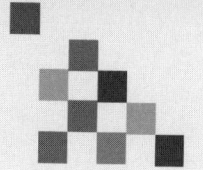

第7章 思春期障害

1. 精神科救急における思春期患者/183
2. 意識消失を繰り返す転換性障害/189

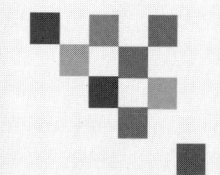

第7章 思春期障害

1. 精神科救急における思春期患者
― 家族の理解について ―

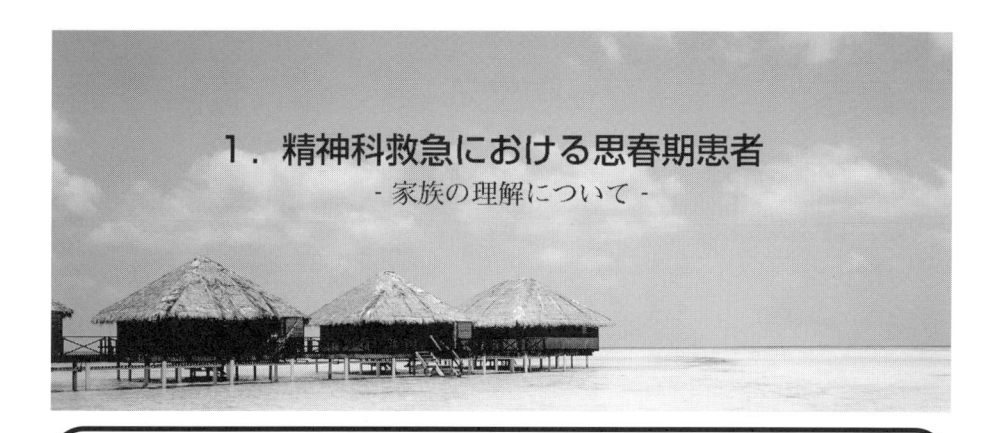

> **ポイント**
> 救急医は自殺企図やけんかなどの問題行動を呈して救急外来を訪れる思春期の患者と十分なコミュニケーションをとろうと試みるが,「なぜ問題行動が生じたのか?」を明らかにするのは困難な場合が多い.
>
> 患者と家族に対する誠意とこまやかな配慮を基本にして,信頼できる関係をつくりあげることで,家族からの積極的な協力を要請できるようになるだろう.

揺れ動く多くの要因

　思春期には,身体的成長,性的・攻撃的欲動,自律性への移行や親からの分離などの変化が見られる.個人の発達と社会の期待との間に葛藤が起こりやすく,同級生や友人の関係や影響も大きく,対人関係のあり方を身につける時期でもある.しかし,その形成には困難を要し,混乱を引き起こしやすい時期とも言える[1].

　思春期の精神障害でよく見られる症状には,感情的動揺,両親との葛藤,非行,学業不振などがある.精神医学的に評価するには,多くの難題があるが,精神的にどの程度発達しているかの評価は重要である[1].

　また,両親や学校関係者からの情報も重要であるが,両親は子供の問題をしばしば自分自身の問題として認識できない場合もある.学校関係者からの紹介は,それ自体が患者の葛藤や苦悩の原因となってしまうため,秘密の保持も重要な意味を持つ.

　以下に示す救急部を受診した思春期の自殺企図例を通じて,患者,家族,学校関係者,救急医,精神科医のあり方を考えたい.

16歳の女性

主訴 殺虫剤を飲んだ

生活歴・現病歴 幼少時に父親と離別（詳細は不明）。母親は仕事に忙しく，主たる養育者は母方の祖母であった．母親は「自分も同じようにして育ってきたから，何も問題があるとは思わなかった」と言う．患者の高校の担任からの情報では，幼いころより母親は患者に厳しく接し，体罰もあったようだと言う．

転々とした小学時代

小学3年（9歳）時に母親が現在の父親と再婚．父親はいわゆる転勤族で，なかなか住居が定まらず転校が多かった．患者からみた父親像は「昔タイプの厳しい人」というイメージを持っていた．

小学5年（11歳）時に弟が誕生．患者が高校の担任に打ち明けた話によれば，母親は弟に対し，患者に対するように厳しく接することはなく，体罰もなかったという．母親も「生活も安定して，弟には余裕を持って接することができた」と言う．

落ち着けた中学時代

小学6年（12歳）時に現住所に転校．以来，中学の3年間を現住所で過ごし，患者にとっては初めて同一の土地に長く生活することができ，愛着のある土地となった．高校進学時に父親が遠方に転勤となり，家族は転居となったが，患者は地元の高校へ進学し，寮生活を始めた．

担任の話によれば，「成績は中の下．やればできるのに努力しないタイプ．学校ではおとなしく目立たないほう．ただ16歳という年齢にしてはきちんとした言葉遣いで，どこか大人びた印象がある」ということだった．寮生活では，夜間無断外出，万引き，などいくたびかの問題行動があり，「おとなしく目立たない」というイメージとは一致しない面が見られた．停学処分を受け，あと一度問題行動があれば，退寮する旨を約束させられていた．

高校時代の問題は

高校2年時の○月○日，午後11時，再度無断夜間外出が露見．退寮となること，両親に報告されることなどを嫌い，翌日午前0時ごろ，殺虫剤や石鹸水を飲み，さらに午前2時ごろ，市販薬を多量に服用した．午前4時ごろから2時間ほど寝た後，今後は飛び降り自殺を図るため，寮の屋上に上がった．しかし，寸前で患者は「母親の泣き顔が頭に浮かんで…」思い留どまった．同日，いつものように登校したが，気分不良があり，上記のことを担当へ打ち明け，10時過ぎに養護教師に伴われ，当院救急部を受診．救急部で処置を受けたのち，同日に精神神経科に任意入院となった．

入院時精神現症 点滴を受けながら，ベッドレストの状態．すでに病衣に着替えていたが，傍の荷物には学校指定の制服がある程度で目立つ物はなかった．ストレートのショートヘア，足だけにペディキアをつけていた．痩せ型．泣きはらし，目が腫れぼったい．「先生には分からない…」と自らあまり話そうとはせず，問われたことに短くぼそぼそと答える程度．意識は清明であり，思路や思考内容に異常な所見は認められなかった．

入院後経過　入院後，患者は鼻まで布団で覆い，ベッドレスト．言葉数は少なく，詳しい話は聴取できなかった．夕方になり，高校のクラス担任と寮母が来院し，これまでの出来事を伝えられた．自殺企図の連絡を受けた両親は早速病院へ向かったが，雪のために引き返した．同日中に病院へ到着できないことを知らせることもなく，また患者の容体を尋ねる電話もなかったことが不自然に思われた．

入院 2 日目に両親，担任と寮母が来院し，精神科主治医とともに話し合いが行われた．「思い当たることはありません」と母親は語るが，体罰に関する話を引き出そうとすると，「厳しく当たってきたかもしれない」「娘が小さいころは自分も余裕がなくて，十分に面倒を見てやれなくて」と話すに留まった．「お母さんの泣き顔を見たくなかった」「母親の泣き顔が浮かんで‥」と患者が自殺を思い留まった理由を母親へ伝えると，母親も涙ぐんでいた．しかし，同時に「娘は精神病ではないんでしょうね」と唐突に語り，母親が娘の心情を理解できずに戸惑っていることを伺わせた．

その後，今後の方針について，患者も加えて，6 人で話し合った結果，現在の寮生活を継続したいという患者の意志を尊重し，入院 3 日目に母親の迎えとともに，退院となった．

精神科医のコメント

さて問題の震源は

患者と家族は相互に影響を及ぼし合っている．児童期・思春期の患者が何らかの訴えや逸脱行動を呈するケースでは，問題の原因を当の患者ひとりに帰すよりも，家族全体の病理が患者の訴えや行動を借りて吹き出してきていると考えるのが妥当だろう．

一般に患者が問題行動を呈している場合，家庭としての機能がうまくまとまっていない場合が多い．家族の誰かが患者を援助しようと努力していても，具体的にどのように援助していけばよいのか，戸惑っていることもあるだろう．患者と家族が「いかに」関係を取り結ぶのか，その仕方を習得する場を設けることが重要であると思われる．

裏に隠れたものを

一方，患者の逸脱した行動の理解として，家族間の病理がよく学校などの他の場所を借りて，間接的な形で明らかになったり，もしくは彼らの対人交流の取り方がまったくそのまま学校で再現されたりする．救急部受診に至る

プロセスは，このような家族間の病理が露呈した結果であり，治療者はその問題となる家族内の人間関係にメスを当て，その膿を排出させなければならないという役割を担っている．さらに，家族間の病理によって，学校や友人関係も「必ず」傷を負うと考えるべきかもしれない．

医師のやくわり

では，精神科医や救急医は実際にこのような患者に出会った時，どんなことを行えばよいのだろうか．救急場面でできることは限定されているが，家族からは患者にとって有効な援助を得，なおかつ家族の安定を図るためには，本症例の場合，つぎのようなことを念頭に入れておくべきだろう．

①その家族にとって患者の行動（悩み）がどのような意味，またどのような影響力を持つものであるのか．この問題が生じなかった場合，この家族はどうなっていくかを把握しておかねばならない．治療者が心得ておかねばならないことは，家族が患者にのみ問題の原因があると思い，「患者の治療（家族の治療ではなく）」をまったく治療者に委ねてしまうことである．

本症例の場合，母親と患者とは距離的にも離れた環境で生活しており，患者は思春期という非常に大切な時期を母親からの十分な支えを受けることができない状況にある．さらに，母親自身も自ら語るように，思春期の娘の心情を理解できずに戸惑っているのも事実であろう．救急場面では，このような家族の問題を自分たちの問題として直面し，相互に解決策を考えなければならない契機となるだろう．

②患者の最近の状態について，学校から家族にフィードバックすることがどの程度行われていたのか．また，それについての家族の反応はどうか．この情報のフィードバックの程度によって，家族の不安や反応，また治療への協力度が異なってくるだろう．

③家族の能力はどの程度であるのか．直接的または間接的な援助がどの程度まで得られ，どの程度まで患者を支えることができるのかを評価しなければならない．本症例では，問題行動の重症度から，入院という方法を取らざるを得なかったが，入院という手段によって，家族は自分たちの問題を再認識し，家族として患者にどのように対応（援助）して，ほど良い関係を作り上げたらよいかを考える機会となった．

家族の信頼回復に向けた配慮

以上のように，家族に対する理解が深まると，患者と家族の人間関係を大

体理解でき，どの程度の援助が家族に期待できるのか，患者への援助を効果的に得るためには，家族のどの部分を動かせばよいのか，またどの部分を強化し，どのように支えていけば，家族の本来持っている能力が発揮できるかを予測できるだろう．いずれの場合も，信頼に基づいた人間関係をなくしては成立し得ないものである．患者家族への対応を考える場合，患者や家族に対する誠意とこまやかな配慮はその基礎になければならない[2]．この信頼できる治療関係が家族への積極的な協力を要請できる前提となるだろう

救急医のコメント

思春期患者の特殊性

　救急外来には，ありとあらゆる年齢層の患者が訪れる．その中には当然，思春期の年齢の患者も含まれているが，この年齢層の若者は元来，身体的には健康な人が圧倒的多数であり，したがって救急外来を受診する場合の特徴は，他の年齢層に比べて外傷や精神科疾患の比率が高いことであろう．ここでは思春期女性の精神的問題に起因する，典型的とも言える自殺企図例が呈示されている．

　救急医の立場からすると，この年齢層の救急患者の診察に際して困難を感じる点がいくつかある．いずれも本人や周囲の人たちから状況を聞き出そうとする際に感じることとして，

　①本人が自分のことについてあまり語りたがらない（しかし，親しい友人には何か打ち明けている場合がある）．
　②親が子供の気持ちや日頃の行動を把握できていない場合がある．
　③学校の教師も，本人の内面まで踏み込んだ把握ができていない．
　④外傷の場合，けがをした理由を言わないことがある（非行に関連したけんかや交通事故の存在を疑わせる）．
などが挙げられる．

　冒頭で述べられているごとく思春期には自律性への移行，親からの分離などの変化が見られ，親や教師といった「大人」や「権威」に対して心を閉ざしてしまう場合が多々あり，診療に当たる医師に対しても同様の理由で多く

を語ってくれないことは十分あり得ることである．

　結果的に救急医は自殺企図やけんかなどの問題行動を呈して救急外来を訪れてくる思春期の患者との十分なコミュニケーションを取ることができず，「なぜ問題行動が生じたのか？」を把握することができないわけである．

　もちろん思春期の患者がこのような行動や態度を取る背景には，家族との相互関係を含めた精神医学的に奥深い問題が存在しているために，一朝一夕には解決しないのが当然であり，これらの問題には精神科医が主体となって取り組むべきであろう．

思春期患者の診療に際して

　救急医は急性期しか担当しないわけであるから，救急外来を訪れるこのような症例に長期的視野に立って診療を行うことは難しい．しかし日常の診療が少しでもスムーズにゆくように，思春期患者に対しては以下のような点を心がけている．

　①本人の心理的内面を語ってもらおうとする時には，親や教師には席を外してもらう．親や教師に対する強い反発心が，彼らの口を重くしている場合がある．

　②付き添っている「友人」にも席を外してもらう．仲間がそばにいるときは仲間の存在を意識して素直になれない場合がある．

　③本人を半人前または子供扱いせず，本人に対して医学的な病状説明をきちんと行う．この方法で本人の信頼が得られることは意外に多い．

　そのほかに今までに言い古されたことではあるが，羞恥心の非常に強い年齢であるので，診療に当たっては十分な心配りが必要なことは，やはり大切であろう．

文　献

1) 島　悟，荒井　稔，荒井りさ（訳）：図説精神医学入門．日本評論社，東京，1997．（Katona C, Robertson M：Psychiatry at a Glance．Blackwell Science Ltd，Oxford，1995．）
2) 竹内一夫：患者家族への対応．三浦貞則（編）：リエゾン精神医学―包括的医療の実践―，pp.109-113，医歯薬出版株式会社，東京，1987．

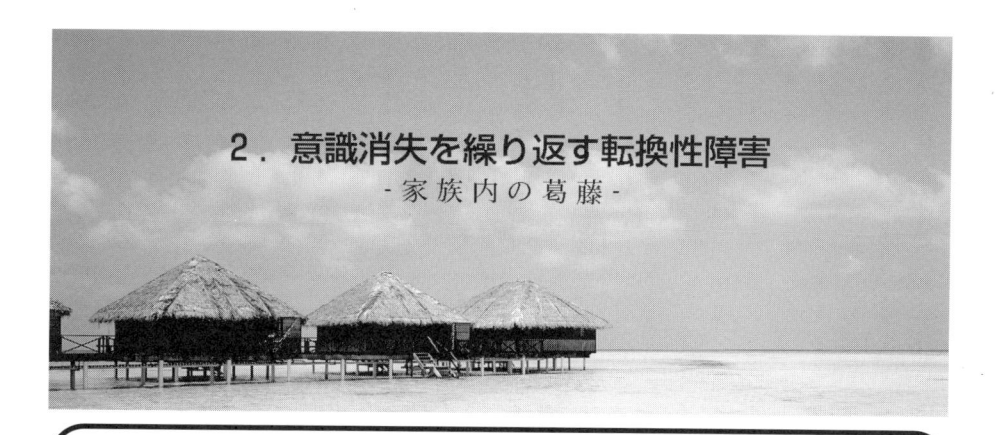

2. 意識消失を繰り返す転換性障害
-家族内の葛藤-

> **ポイント**
> 救急外来で遭遇する若年女性患者の問題は，大きく「生理や妊娠にまつわる疾患を含めた腹部痛」と「過換気症候群，ヒステリーなどの精神障害」に分類される．
>
> 失立・失歩などの転換症状をもつ若年女性患者の場合，一緒になって症状を取り去ることに関心を向けず，症状はあっても出来ることを探し，患者が病気を別の視点から考えることを支援する．

少年少女の感情不安定が生む

　家庭崩壊の問題がクローズアップされている現在，子供たちは少なからず家族内葛藤から，その影響を受け，さまざまな心理的問題へ発展している．特に，離婚あるいは結婚していても愛情の冷え切った家庭では，子供たちは精神的外傷を受けている．それがさまざまな症状へ発展して，身体的に表現される．その代表的な障害が，「転換性障害」である．

　その発症は一般に小児後期から成人期早期の範囲にある．「家庭のいやしは家族が一体化することにある．一体化の原点というのはお互いの命の尊重である．互いの命を尊重し合い，相手の喜びに共感する．しかし，問題のある家庭で一番欠けているのは，この喜びの共感である」と多くの教育に携わる先生方が指摘しているが，愛情飢餓，すなわち夫婦が喜びを共感できなくなると，子供たちが受ける影響は計り知れない．親が子供とも喜びを共感できない場合，子供にとっては耐え難い愛の飢餓感を味わうことになる．

　つまり，愛に飢える欲求不満感からの「怒り」と「空虚感」によって，子供たちの感情が不安定となり，それがこころの内側に向くと，突然倒れる，意識が喪失するなどのエピソードが生じる．周囲はこのような予測のつかな

い事態に驚き，あわてて救急車を呼び，病院に搬送されることがある．

ここでは，このような家族内葛藤を背景として生じた転換性障害の一例を提示する．その中で，転換性障害とはどのような疾患であるのか，またどのように精神的にアプローチすればよいのかを考える．

13歳の女性

主　　訴　突然，倒れる．
職　　業　中学1年生
生活歴・病歴　両親，祖母（母親方）と妹の5人暮らし．父親がアルコールを毎日飲み，家庭内ではいつも夫婦喧嘩が絶えない．元来，明朗活発な性格．学校の成績は中下であるが，スポーツが好きで空手や卓球に熱心である．家庭では父親が養子ということもあり，母親が実権を握っている．これまでに家庭内暴力やいじめなどの外傷体験はない．

中学校に入学して2ヵ月頃より，部活練習中に突然倒れるようになった．頭が真っ白になり，1時間ほど意識がなくなるというエピソードが数回続いたという．転倒するたびに近医脳外科へ搬送され，MRI検査・脳波検査などを受けたが異常がなく，症状が発現するのは，きまって友人との些細な衝突がみられた時であった．

6月から近医脳外科に3回入院し，今回7月より3ヵ月間継続入院したが，いったん退院した．しかし，自宅で「学校へ行きたくない．死にたい」と母親に語り，いつものように意識がなくなったため，母親が患者を抱きかかえるようにして，8月〇日，当院救急部を受診した．同日精神科神経へコンサルテーションが依頼された．

救急部における所見と治療　救急車に運ばれる中で，意識はすでに回復しており，救急部の診察場面では神経学的な異常所見はみられず，頭部MRIや脳波検査にも異常なく，身体的障害はないと診断されたため，すぐに精神科へコンサルテーションが依頼された．

一見すると，非常にハキハキとした元気な中学生という印象．さらに，気分障害や思考障害を示唆する所見もない．発作時の状態を尋ねると，典型的な意識消失を伴う短時間のてんかん発作（複雑部分発作）は考えにくい．

突然倒れることに対する話題に触れると，患者はほとんど語ることはない．母親が一方的に語り続け，その内容のほとんどが夫に対する不満であった．「主人は普段大人しい人であるが，酒を飲むと人が変わり，暴力的になる．夫婦の不仲を子供は毎日のように目にしている」と母親が語る．患者は家から離れることで，意識消失や過呼吸が改善するため，何度も入退院を繰り返している．不快な葛藤から逃避することで，不安を解消しているように見受けられた．入院治療の必要はなく，週1回の精神神経科外来通院治療を継続することとした．

精神科外来治療の経過　当初患者はほとんど自分の気持ちを表現することができなかったが，担任の話や卓球部での先輩とのやりとりを少しずつ語るようになった．また「両親の喧嘩の光景が友人とのトラブルの際に浮かんできて倒れます．30分くらいしないと起き上がれません」と語った．

不安な時にエチゾラム(0.5mg) 1錠を使用するように指示し，早めに保健室へ休むようにした．感情表現は少しずつ豊かになるとともに，母親との毎回の面接でも夫婦関係の調整をお願いした．このようなエピソードが続く中，両親は半年後に正式に離婚した．患者は一時，父親喪失のために悲哀反応の時期を経過したが，高校合格とともに3年間の外来治療を終了した．

救急医のコメント

若い女性を救急外来で診るとき

　救急外来で遭遇する若年女性患者の問題点は様々であるが，中でも特徴的な二つの疾患群が存在する．一つは生理や妊娠にまつわる疾患を含め下腹部痛を主訴とする疾患が多いことであり，もう一つは過換気症候群，ヒステリーなど精神的問題点を基盤とし，一見派手な症状を呈するが，実際は（少なくとも身体的には）重症でない疾患が多いことである．今回論じられている転換性障害も後者の範疇に入る疾患と思われる．

　そもそも先天的な疾患や幼少時からの慢性疾患を有する人を除けば，若年女性で器質的疾患を持っている人は少なく，仮にあったとしても風邪や急性気管支炎など一過性の疾患が大半である．このような若年女性の疾患の特徴を理解した上で，実際の患者にアプローチしなければならない．

若年女性の卒倒

　本例のような若年女子が「急に倒れた」という場合，鑑別疾患の筆頭に挙げられるのはまず血管迷走神経性失神であろう．これは「学校で朝礼中倒れた」などの事例に見られるように過度の緊張やストレスが引き金となってvasovagal-reflexを引き起こすもので，一時的な血圧低下，徐脈などによって特徴づけられ，しばらく臥位になっていれば回復するものがほとんどである．

　次に考えなければならない鑑別疾患はてんかんであろう．救急外来で遭遇する例は，頻度的には幼少時からもっている一次性てんかんのために薬を服用しなければならないのに怠薬しているケースが多い．しかし，ときに症候性（二次性）てんかんが初発症状となって脳腫瘍などが見つかる場合もある．その他不整脈や心疾患，電解質や血糖などの代謝性の要因，薬物中毒などが鑑別に挙げられる．

身体的疾患でなければ

　これらのものが除外できれば，上述の精神的問題点を基盤とした一過性の意識消失である可能性が高くなる．この時点で精神科にバトンタッチすることが得策と思われるが，ときに本人（または家族）が精神科への対診を強硬に拒絶することがある．「自分は（あるいは我が子は）精神病ではない」，「こんなに自分は苦しいのに"気のせい"にされるのは我慢ならない」などの主張が当人たちにはあるからであり，このことは精神科という科に対する偏見の裏返しかもしれない．

　いずれにせよ本人や家族と十分に話し合い，精神科へバトンタッチするようにしたい．またもし利用が可能なら，精神科と内科の中間的存在としての心療内科へ相談するのも，本人や家族にとって受け入れやすさという点で有効かもしれない．

精神科医のコメント

　転換性障害では通常心理的ストレスや困難な状況と関連し，突飛で演技的な症状がみられる．運動機能の喪失や困難あるいは感覚喪失などを思わせる神経障害があるかのようにみえるが，既知の身体疾患に合致しない．

　これらの症状は随意的な統制下にある．感覚や運動の喪失や注意を惹こうとする行動が認められ，その程度は人間関係や患者の気分で変化する．慢性例では満ち足りた無関心（深刻な能力の低下に対して，不釣合いに落ち着いていること）が目立つ場合もある．

発生の年代と頻度

　プライマリ・ケアでは本障害は比較的稀な疾患である．発症は一般に小児後期から成人期早期の範囲にあり，10歳以前または35歳以降は稀であるが，90歳台の晩期発症例もある．10歳以前の場合，症状は歩行上の問題や発作に限定される．男性より女性に多くみられ，1：2～1：10と報告されている．病前の対人関係および人格に問題がある場合が多く，親族や友人が患者に類似した症状を示す身体疾患に罹患していることがある．生育歴では幼児虐待の既往を示唆する例もある．再発は一般的であり，1年以内に患者の1/5～1/4に再発がみられる．

表1 異常な病気行動を呈する疾患の鑑別

	徴候および症状	
	症状発現	動機
詐病	意識的	意識的
虚偽性障害	意識的	無意識的
転換性障害*	無意識的	無意識的
身体化障害		
心気症		
心理的な要因による疼痛		

＊ICD-10分類では，解離性障害にほぼ該当する．

基本は除外診断

診断は除外診断を基本とし，特に多発性硬化症やSLEなどの神経疾患，アルコールや医薬品による中毒症状を常に注意する．積極診断として留意すべき事項は患者の生活史の傾聴を通じて家族や社会関係をもち適応のよいこと，明らかな身体疾患がないこと，心理社会的問題を背景として神経疾患に類似した症状が出現していることなどである．病気行動からの理解も参考になる（表1）．

本障害のICD-10における解離性障害（転換性障害）の下位分類として3項目がある．解離性運動障害では，四肢を動かす能力の喪失，麻痺は部分的で，弱く緩徐な運動を伴う奇妙な歩行がみられ，介助なしには立つことができなくなる（失立失歩），四肢の一つまたはそれ以上や全身に誇張された振戦や動揺が認められる特徴を有する．

いろいろな類似症状

ほとんどの場合，運動失調，失行，無動，失声，構音障害，運動障害，麻痺などの神経症状に類似する．解離性てんかんでは，てんかん発作にきわめて類似した発作様症状がみられるが，噛舌，転倒による打撲傷，尿失禁はまれであり，意識消失はないか，あるいは昏迷かトランス（催眠）の状態で置き換えられ場合を指す．解離性知覚麻痺（無感覚）および知覚（感覚）脱失では，神経学的損傷によると考えにくい感覚様式の識別喪失が認められる場合を指す．

治療はまず 共感と病気の客観視から

治療には定期的な外来診療で患者との関係を継続することが原則である．

症状を共感的に傾聴しながら，患者が症状の原因についてどのように考えているのか，どんな検査や治療を求めているのかなどの解釈モデルを引き出すようにつとめる．基本的には患者自身の成長を阻害しないようにし，その困難やストレスを自覚するのを待つゆとりが重要である．

医療者が患者と一緒になって症状を取り去ることに関心を向けず，症状があっても出来ることを探し，患者が病気を別の視点から考えることを支援する．ストレスや症状の強さを点数化して日記につけるなどの行動療法的手法も有効な場合がある．必要以上の入院によって通常生活からの引きこもりを避け，最終的に患者の機能回復，社会復帰を目標とする．

患者の要求が医師の役割の範囲を超えている場合，どこまでが治療か取り決めることも重要である．これまで真の人間的触れ合いができづらく，人との関係から引きこもり，人間関係から逃避していることが多い．小児の場合，言語を主体とする療法が困難な場合が多く，箱庭，絵画などのイメージを媒介とした療法が効果的である．洞察が進むにつれて，治癒の可能性は高まるが，治療は長期間に及ぶことが多い．

根源をさぐる

本症例では，患者の精神状態と社会的状況から，転倒や過呼吸が不快な葛藤から逃避し，依存や憤慨を間接的に表現しているようにみえ，転換性障害と診断した．当初，感情表現が不可能で葛藤を認識できなかったが，次第に両親の問題が患者の精神状態に影響を与えていることが理解されるようになった．離婚という形で両親の問題は解決したように思えるが，今後の患者の精神的発達にどのような影響を与えるか，長期的な観察が必要とされる．

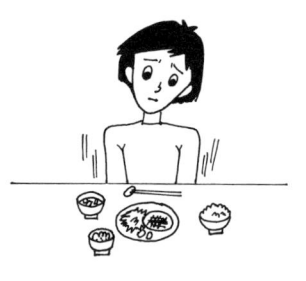

文献

1) WHO, ICD-10 プライマリ・ケアにおける精神疾患の診断と診療指針, pp.38-39, ライフサイエンス出版, 東京, 1998.
2) APA編, DSM-IV-PC プライマリ・ケアのための精神疾患の診断・統計マニュアル, pp.84-85, 186-189, 医学書院, 東京, 1998.
3) Platt FW, et al （津田　司監訳），困ったときに役立つ医療面接法ガイド　困難な医師－患者関係に対処するコツ, pp.130-138, MEDSi, 東京, 2001.

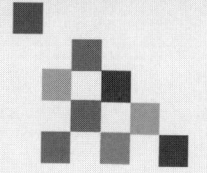

第8章 家族と社会の問題

1. 「霊が見える」と言う子供を精神科医に見せない母親/197

2. 精神科救急における電話の功罪/202

3. 難しい患者と家族/209

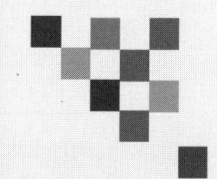

1.「霊が見える」と言う子供を精神科医にみせない母親

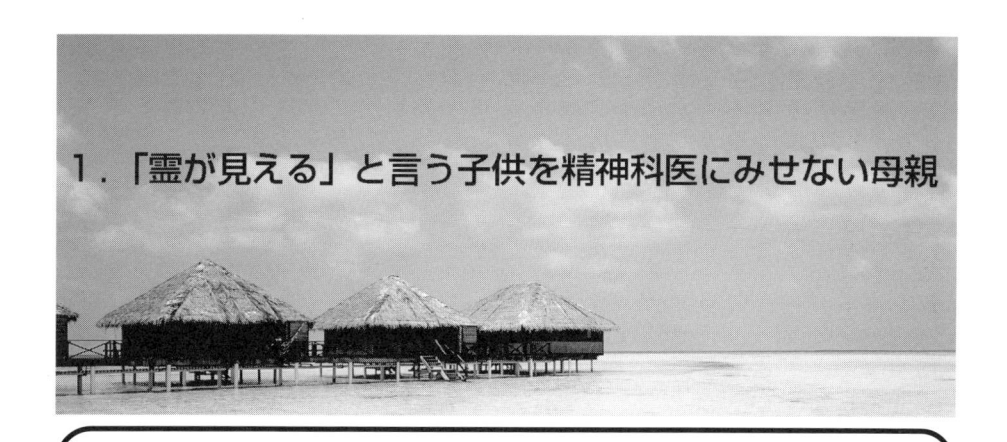

> **ポイント**
> 入院を拒否する精神障害者については「精神保健および精神障害者福祉に関する法律」を理解し，精神科医と連絡を取り慎重に判断する．
>
> 生死を境にする患者を除き，精神障害を持つ患者は一般に不安が強いため，家族が患者の病気を受け入れられるまでしばらく待つ時間が必要である．

　医学とともにメディアが高度に発達した現代においても，精神疾患に対する偏見は根強いものがある．その意味では身内に精神疾患を患った者がいる場合，それを認めたくないのは，家族としては当然の心情なのかもしれない．
　救急医の判断では典型的な精神分裂病であると思えたが，母親は「わが子は精神病ではない」と言い張ったために，非常に対応に苦慮した一例を紹介し，患者を取り巻く家族の問題について考えてみたい．

16歳の女性

霊が見える
　平成X年春ごろより，他人としゃべらず，目がどろーとした感じがあり，全身倦怠感や「霊が見える」との訴えが見られ始めた．同年9月ごろにはさらに症状が強くなったため，近医の脳神経外科で精査するも異常なく，10月には某国立病院精神科に入院したが，両親の強い希望にて1週間で退院した．
　その後も，時折「霊が見える」との訴えがあったため，両親が祈祷師に相談し，「その症状は先祖の霊がついているためだ」と指摘され，その後より毎日お祈りをしている．

◎こころの110番―外来における対応のポイント―◎

救急部へ初診
　平成X+1年2月27日自転車で転倒し左足関節を捻挫して，当院救急部を受診．このとき，質問に答えなかったり，空笑が見られ，また頭部CTで異常がなく，上記の病歴に基づき，以前に入院した某国立病院精神科を受診するよう両親に勧めた（しかし受診しなかったことが後に判明した）．

2度目の受診
　平成X+1年5月24日午後12時半ごろ，自宅の2階の窓から地面に転落したとのことで，救急車で本学救急部を受診した．来院時，血圧130／80 mmHg，心拍数120／分，体温37.7度，呼吸数20／分，意識レベルは清明と思われるが，会話はできず，ほとんど聞き取れないくらいの声でブツブツ独り言を言っている．
　左右下腿後面に擦過創を認めるも，頭部，胸腹部に異常なし．エコーや胸部，骨盤X線でも異常を認めなかった．転落による外傷は軽症と思われたが，経過観察のため救急部に入院した．入院後も身体的には特に悪化を認めず順調に経過した．

精神病ではない
　しかし精神症状は相変わらずであり，精神分裂病（統合失調症）が強く疑われたため，救急医は精神科医に診察を依頼する必要があると判断した．ところが両親は「自分の娘は精神病ではない」と頑強に言い張り，精神科医による診察を拒否した．再三にわたる説得の結果，ようやく「『精神病であるか否か』だけでも診てもらいましょう」という条件で精神科受診を承諾した．
　精神科医の診断は精神分裂病による亜昏迷状態とのことであった．精神科病棟に転棟して入院治療を続けることを両親が拒否したため，精神科外来を受診することを約束したうえでいったん退院した．
　5月28日精神科外来受診し，両親は説得に応じて入院を承諾したが，本人は亜昏迷状態にあり，入院の同意の意思が確認できないため，6月2日より精神科に医療保護入院となった．

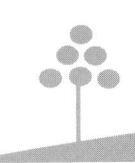

救急医のコメント

外傷の因果関係は不明
　本患者が救急外来を受診した際の主訴は，1回目の受診時は「左足首のねんざ」であり，2回目の受診時は「2階からの転落」であった．いずれも幻覚・妄想などの精神疾患に直結する主訴ではなかった．しかし実際に診察してみると明らかに精神的な異常さ（相手と接した時に対人接近本能が一方的に遮断され，奇妙なためらいとよそよそしさが生じる感じ：いわゆるプレコ

ックス感)を感じさせる患者であり,精神分裂病(統合失調症)を強く疑った.

2度にわたる救急外来の受診は,いずれも結果的には軽微な外傷であったが,幻覚・妄想のために患者は自己の周囲の状況が正確に認識できておらず,このために自転車乗車中の事故や2階からの転落事故が発生した可能性は,十分あると推察された.

精神科にかからないわけ

本患者の真の問題点は,精神分裂病が発症してから1年以上経過していたにもかかわらず,本格的な精神科医による治療が,事実上なされていなかった点にあるだろう.治療を妨げていた最大の要因は両親(とくに母親)の「わが娘は絶対に精神病ではない」という強い思い込みであった.

このように精神疾患に対する理解が不十分であるために,平成X年10月にせっかく精神科に入院しても「精神病院に入れられて娘がかわいそうだ」という理由で,わずか1週間で退院しており,それどころか祈祷師に相談し,結果的には何ら医学的な解決がなされないまま時が過ぎてしまった.

今回救急部を受診するきっかけとなった外傷は幸いなことに軽微なものであり,また最終的には両親も説得を受け入れて精神科医による治療が進んでいるが,もし未治療のまま放置されていれば,いずれ致命的な大事故につながりかねない状況であったと言えよう.

患者が未成年の場合

本例のように患者が未成年で,しかも精神疾患を患っている場合,当然保護義務者である両親へのインフォームドコンセントがきわめて重要となってくるが,肝心の両親の理解が悪い場合には,精神科への入院に同意が得られないため診療上の困難を生じる(精神科入院に関する法については第1章5頁参照).

かりに法的な問題が解決できたとしても,治療は長期間にわたり継続して行う必要があると予想されたため,両親に十分に納得をしてもらい,かつ主治医との間に協力的な関係を作ることができなければ,治療の維持継続は困難であると思われた.本例のような精神疾患を持つ患者の家族の理解が不十分な場合には粘り強い説得を試みるしか方法はないと思われる.

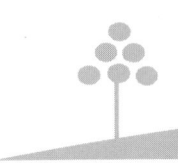

精神科医のコメント

家族への対応

　精神分裂病（統合失調症）患者を持つ家族の一部は自分たちが失ったものは何なのかと問うたびに，癒されない苦悩に苛まれることになるため，「わが子が精神病に罹っている」と客観的に受け入れることができない．精神科医自身も患者の家族に「あなたの子供さんは分裂病（統合失調症）に罹っています」とは一般的には伝えないであろう．

　分裂病という言葉の持つ響きが，きわめてネガティブなメッセージを送ってしまう結果となり，それによる家族の動揺が患者の状態をさらに悪化させるのではないかとの懸念があるからである．しかし，実際の臨床場面では，たとえ分裂病に罹っていても，幸せな家庭生活を送っている方も多いし，仕事にうまく適応している方も多い．分裂病と診断された方の実情は個々人によって非常に異なり，単一の言葉では表現できない．それを単一の言葉で表現すれば，偏見を生む結果となる．

両親が十分理解できない

　問題は本症例にみられるような治療を受け入れない家族の場合である．分裂病患者を持つ家族へ「子供さんはどのような性格ですか」と尋ねると「素直で良い子．おとなしい，手のかからない子でした」と答える家族が多い．市橋氏が指摘するように「子供はむしろ親を困らせ，反抗し，すこし生意気で憎たらしい存在として成長していくのが一般的であろう」（市橋秀夫著：精神科・治療と看護のエッセンス．星和書店，1981）．子供に強い自我が形成されなかったのか，親がそうさせてしまったのか．いずれにしても，子供の成長過程に問題があるのはたしかであろう．

　このような両親のタイプとして，極端に拒否的な両親や過干渉・過保護な両親に分けられるが，いずれも幼児的で自己中心的であり，自己の願望をあたかも子供の願望のごとくすり替えて子供に投影してしまう傾向がある．

　したがって，子供と両親の心的距離が近すぎるため，両親は子供の精神的問題に気がつかない状態となる（一般に，人は目の前にあるものは見えず，

遠くにあるものはよく見える傾向がある）．

　このような家族に「あなたの子供さんは，精神的な病に罹っている可能性があるから，一度精神科の先生に診てもらったほうが良いでしょう」と勧めてみても，家族は拒否的である．患者の状態がさらに増悪しなければ，精神科受診へは至らないのであろうか．

精神科への偏見

　実は，精神科に対する一般の人々の偏見がある．救急の場面での精神科への紹介を必ずしも有り難いこととして受け入れられない家族がいる．「精神科嫌い」である．

　精神科へ受診するにも，ステップがあるのだろう．近所や知人への相談，先生への相談，祈祷師への相談，内科医への相談，救急医への相談など様々なステップがある．これらは医療を求めるための行動，すなわち医療行動とも言われている．最終的に精神科への受診となるのだが，そこまでに至るためには大変なプロセスとエネルギーを費やしている．

　病気か病気ではないかという問題に焦点が向くことが，好ましくない結果となる．重要なことは，現在，困っている症状レベルでの相談である．精神科の専門の先生というと，抵抗がある家族でも，不眠や食欲不振を専門にしている先生と紹介すれば，すんなり受け入れてくれる家族も多い．「精神」という言葉の持つイメージが悪いのであろう．

治療の導入は一歩ずつ

　医療者サイドからみれば，取るに足らない問題であるが，患者の家族からみれば，一大問題となることも多々あるようだ．例えば治療の導入は重要である．救急部の病棟から精神科病棟へ転科させる場合，あらかじめ病棟を案内し，担当医や婦長を紹介し，トイレ，食堂，洗面所の場所，病棟のルールを説明するなど，心の準備期間が必要なのである．

　救急医は生死を境にする患者の対応を迫られるために，問題をなるべく早く解決したいと先取りした行動が要求されるが，精神障害を持つ患者は一般に不安が強いため，そのスピードに合わせることが困難である．家族がある程度，患者の病気を受け入れられるまで，しばらく待つ時間が必要とされる．

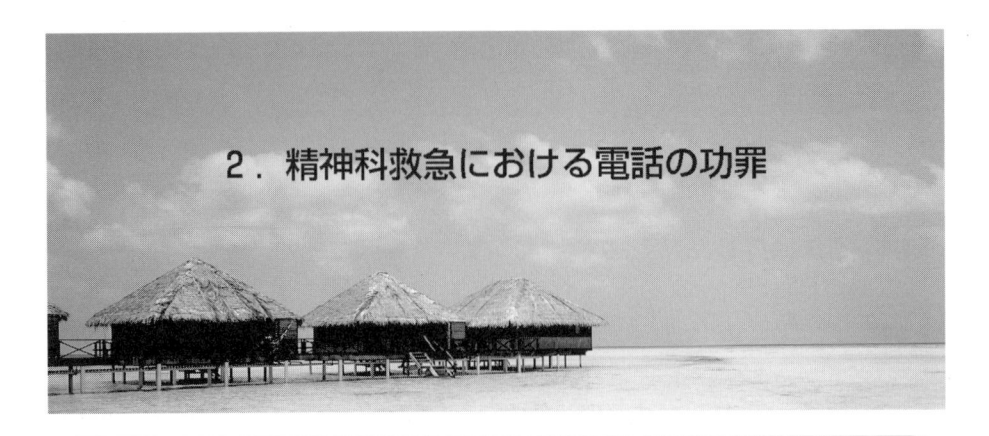

2. 精神科救急における電話の功罪

> **ポイント**
> 電話を軽視してはならない．いつもの電話と違う可能性を考慮に入れて，慎重に対処しなければならない．どんな分かりきったことでも，予測のつかない事態が生じるのが臨床の現場である．
>
> 電話による情報は通常，非常に限られたものであるが，この少ない情報を元にいかに考え，いかに準備を整えるかによって，実際に患者が受診した時の初期対応が良くも悪くもなる．

判断が難しい電話での相談

　救急部を受診する窓口となるのは，電話である．多くの電話の内容は，受診希望であるが，すべての電話が救急を受診する必要性が高いものばかりではない．本当に緊急性が高いかどうかを見極める能力が，救急医の技術であり，救急医の判断が困難な場合，関連する診療科へコンサルテーションを行うことも重要である．

　特に，精神医療に関しては，患者からの電話依頼（相談）がことさら多い．その背景には，精神科治療の特性から，医師患者関係における「心理的距離の近づきすぎ」が起こりやすい．この治療関係をうまく調整する能力が精神科医に必要とされる素質または鍛練であるが，必ずしもいつもうまくいくとは限らない．

　ここでは，比較的よく経験される2症例を通して，電話の緊急性がどの程度あったのか，はたして電話はどのような意味，どのような情報を伝えているのか．もし，救急部で電話をとらなかった場合，どうなっていたのだろうか．その情報をどのように瞬時に判断して，どのような解決を図るべきかを考えたい．

29歳の男性

会社員（精神科外来通院患者であったが，初めて救急部へ電話連絡）

病歴の概要　元来，自分の気持ちをうまく表現することが苦手なほう．大学卒業後，銀行に就職．仕事の内容の中で，夜間11時頃まで勤務しなければならない日が多く，不眠がちとなった．メンタルクリニックを受診し，睡眠導入剤の処方を受け，どうにか適応していた．しかし，2年目に帰宅時間が遅い，仕事が自分に合わないという理由で不適応状態となり，退職した．数ヵ月後に新しい職場を見つけて，再就職したが，仕事に就くと，徹底的にしなければ，気が済まない性格もあり，徐々に疲労が目立ち始めた．

次第に，こころの余裕がなくなり，再び不眠が出現するようになったため，平成X年7月頃より佐賀医大病院精神科に時々通院していた．最終の受診日には，「今のところ，変わりありません．仕事には適応しています．いつもの薬をお願いします」と特にいつもと変わった様子はみられず，2週後に予約を入れていた．

救急部での電話の対応　最終受診日の2日後の午後6時頃，救急部へ電話があった．「5分でもよいから，主治医と話したいので，連絡をお願いします」という内容で，救急部受診の必要性があるかどうか，はっきりしなかったため，救急医は精神科医へ電話を回した．

精神科医：「どうされたのですか」

患　　者：「5分でもよいから，先生に会って話したい」

精神科医：「2日前に診察を受けられていますが，緊急の用でなければ，来週火曜日か木曜日に外来が開いているので，その時に受診されたらよいですが．薬がなくなったのでしょうか」

患　　者：「いや，薬を全部飲んでしまいました」

精神科医：「そうですか．では時間外救急を受診してください」

救急部受診時の状況　患者は3日前より，会社へ出勤しておらず，ホテルに泊まり込んでいた．すぐに家族へ連絡すると，患者の行方が不明ということで，すでに警察へ連絡済みであった．患者が宿泊したホテルでは，睡眠薬を1週間分一度に服用し，自殺企図を図った．翌日は，別のホテルへ移動し，残りの睡眠薬を1週間分服用し，2度目の自殺企図を図ったという．

患　　者：「死にたいという気持ちが頭から離れませんでした．死ぬ場所を探していました．永遠に眠りたいと思いました．薬をまとめて飲んで死のうとしましたが，死ぬことができませんでした．ホテルを2ヵ所変えて試みましたが，最後に先生へ電話して，受診したいことを伝えました．もし，受診していなければ，どこかで死んでいたかもしれません」

その後の経過　救急部受診時，患者の承諾もあり，即入院とした．入院後，職場における燃えつきや女性との関係などの問題が明らかとなった．しかし，患者の話では，自殺念慮は仕事や人間関係の問題とは直接的な関係は否定された．患者の通常の睡眠導入剤ではまったく眠れなかったため，メジャートランキライザーの投与が必要とされた．衝動的な自殺念慮の原因は不明であるが，重度の不眠が持続すると，まったく予想もつかない自殺衝動が出現する可能性は否定できなかった．最終診断は，抑うつ気分を伴う適応障害とした．

35歳の男性

会　社　員（精神科外来通院患者であったが，何度か救急部を受診している）

病歴の概要　元来，真面目，凝り性，何でもはっきりさせたい性格．大学卒業後，製紙会社に就職．名古屋，東京と転勤を重ねる中で仕事量が増え，仕事の内容も難しくなった．その頃から，不眠や下血が気になり始め，ストレスに耐えられなくなり，辞職した．

帰郷後，両親と同居を始めた．地元のホテルに再就職したが，勤務の当初から夜勤が多く，人間関係の問題もあり，今のままでよいのかと疑問を抱き，何とか自分の人生を変えたいと考えるようになった．その頃より，次第に眠れなくなり，朝起きると仕事に行くのが億劫となったため，総合外来を受診して，精神科へ紹介された．

しかし，精神科での受診は不定期であり，時々，時間外救急を受診していた．「夜，焼肉を食べに行った時，左背部から前胸部に突き刺すような痛みが出現する」との訴えで救急部を受診したが，心電図には異常はなく，その後次第に消失したため，帰院したこともあった．

その後も，不定期の受診であり，最近では2週間前に予約があったが，仕事で受診できていなかった．その後，内服薬が切れて「眠れないので，時間外で薬を出してくれ」という電話連絡があり，精神科の当直医が処方した．その際のカルテの記録では，「緊急に受診する理由がはっきりせず，話を聞いてもらい，自分が希望するように処方を出してくれと担当医にせがむ．定期的な受診ができず，治療の枠を守ることができないようである」と記載されていた．

最近では，東京で長い間同棲していた女性との婚約破棄，父親の仕事を継いだが経営がうまくいかないという状況にあった．

救急部での電話の対応　最終受診日から約1ヵ月半後の土曜日午後8時頃，救急部へ電話があった．「眠れないようなので，薬を出してください」という内容で，救急部受診の必要性があるかどうか，はっきりしなかったため，救急医は精神科医へ電話を回した．

精神科医：「どうされたのですか」

患　　者：「眠れません．薬を今すぐ出してくれませんか」

精神科医：「いつも約束の日に受診されずに，休日や夜間に受診されるのはどうしてですか．明後日，外来が開いていますので，その時受診されたらどうですか」

患　　者：「出してもらえないですか」

精神科医：「お薬を出すとか出さないとかいう問題ではなく，お互いが良い関係で治療を継続していくためには，約束の日に受診して，お話をすることが重要ではありませんか．患者さんとお医者さんが相互に気持ちのよい治療関係にあるためには，社会のルールをうまく守りながら，治療を進めていく必要があるでしょう．いつも思いついたように，受診されるのはこちらも困りますし，これからのこともありますので，相互に努力していかなければならないと思います」

患　　者：「わかりました．平日の外来日に受診します」

その後の経過　結局，その日は救急部を受診することはなかった．別の医療機関を受診して

いる可能性は否定できない．もし，どのような依頼もすべて受け入れるようになれば，会社勤務の患者はすべて，土日曜日の予約受診が最も都合が良いだろう．しかし，このような治療関係は長くは続かない．受診日の是非を問うトラブルが絶えず，時には電話の中で激しく病院批判に結びつくことがある．そして，救急部の電話をとる医師にとって，「やっかいな患者」というラベルを貼られることになる．

さらに，これまでのエピソードからの偏見で，本当に重大な事態が発生した時に援助してもらえない可能性が生じる．以上のような危惧を抱いていたところ，再び以前と同様の薬の要求に関する電話があり，「約束の日に受診してください」ときっぱりと返答した．

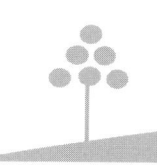

精神科医のコメント

電話での応接は微妙

精神科医は電話との戦いでもあるが，救急部はさらに厳しい戦いの毎日であろう．電話相談は危機的な状況に陥っている患者の援助に確実に貢献している[1]が，意識的な自殺企図患者ではその介入に効果がないとする報告[2]もある．電話相談の内容は様々であるが，①受診日の変更，②誰も部屋にいないために寂しい，③眠れないがどうすればよいか，④不安で仕方がない，など多彩であるが，どの程度緊急性があるのか判断がつかない場合もある．

また，電話をよくかける患者は限定されており，治療関係がうまくいっていない場合も多い．電話でのやりとりを控えるように，日頃からメッセージを送っているが，その約束を守れない患者もいる．患者の都合，医師の都合の双方を併せて，予約日を決定しているが，やはり守れない．次第に，医師患者関係がうまくいかず，診察日に双方が嫌な気持ちを味わうことになり，面接でさらに気持ちの整理がつかなくなる場合もある．

いずれにしても，救急受診や突然の電話などは心地よいものではない．場合によっては，電話をとった別の医師の感情を損ない，医師同士の関係にまで影響を与えることもある．精神疾患の場合，治療が長期に及ぶため，良好な治療関係は非常に重要で，患者および精神科医は互いの円滑な関係を維持するために，努力を重ねなければならない．

いつもと違う！?

29歳の男性に関しては，もし電話がうまく伝達されていなければ，どうな

っていただろうか．重大な事件に発展していた可能性もある．最後の援助としての電話であったかどうかは，実際に診察してみなければ分からず，救急医も精神科医も患者の電話を受け入れることができたことは幸いであった．その背景には，普段電話をしない患者が電話をしてくる時は要注意である．よほどのことが起きない限り，電話をしてこないと予測される．

　理想的には，すべての患者の緊急電話は受け入れ，診察しなければならないかもしれない．例えば，電話による指示にて不安な時に薬を服用して落ち着かなければ，1時間後に再度電話してくださいという指示でうまく処理できる場合もある．しかし，電話をかけて，名前だけを語り，その後は沈黙のままであったり，電話が突然切れたりする場合は電話を受けたほうが不安となる．このような電話の場合，最後の電話ではなかったのかと予測するからである．

　結局，29歳男性では電話を介して生命を救うことができたため，電話をそのまま受け入れることが非常で重要であったことになる．また，電話相談は軽く考えずに，なるべく診察をしたうえで，判断すべきであるとの教訓を与えている．

時には毅然とその対処は慎重に

　一方，次の男性に関しては，いつも救急部受診によって診察を受けている患者であり，本当に緊急性が高いかどうかを疑ってしまう．別の医師の当直時にも，何度か電話があり，主治医との治療関係がうまくいっているかどうかと指摘されたこともあった．

　当然，「患者にも三分の理」という諺が存在するかもしれないが，お互いに気持ちよい関係を維持していくには双方の努力を必要とする．もし，仮に重大な出来事が患者の身に生じている場合に，いつもの電話と捉えられた場合，深刻な事態が生じる可能性も考えられる．電話がかかった瞬時に，事の重大性に気づくかどうかが精神科医としての技量を問われるゆえんである．

　しかし，日頃から，このように安易に電話に頼る患者に対しては，約束の受診日を守るように指導していくことが治療でもある．患者の立場からすれば，多少，厳しい指摘かも知れないが，普段の出来事から現在のことを推量するのは人間の習癖であり，仕方がない．しかし，たとえこのような関係であっても，いつもの電話とは違う可能性を考慮に入れて，慎重に対処しなければならない．どんな分かりきったことでも，予測がつかない事態が生じる

可能性があるのが臨床の現場でもある．

救急医のコメント

救急医が電話を受けた時

　救急患者が，事前の予告なしに救急外来を受診するのは，救急の疾病が原則として「突発的に生じた緊急事態」である以上当然のことである．しかし（施設によって事情は様々であろうが）実際は受診する前に救急外来に電話をかけてくる患者やその家族は多数存在する．訴えの内容は様々であり，切迫した調子で電話してくる人もいれば，そうでない人もいる．ただし「すぐみて下さい」と切迫した様子で電話してくるケースが必ずしも重症あるいは緊急性のあるケースとは限らないし，その逆の場合もある．

　救急医が電話によって受診の相談を受けることは，実際に診察をしているわけではないので，正式の医療行為ではない．しかし事実上は電話で「患者の年齢，性別，主訴」を聞いただけで，ベテランの救急医の頭の中には，いくつかの鑑別診断が浮かび，患者が来院するまでの時間を利用して，救急外来で必要になりそうな器具や薬剤の準備をしているのが普通である．電話による情報は通常，非常に限られたものであるが，この少ない情報を基にいかに考え，いかに準備を整えるかによって，実際に患者が受診した時の初期対応が良くも悪くもなりうることから，非常に重要な意味を持つ．

精神科患者の主訴からの鑑別は

　救急外来に電話をしてくる精神科患者の問題は，この点から考えると少し特殊である．問題点は二つあり，一つは精神科患者は「主訴から鑑別診断を想起すること」が難しい，言わば奇妙な訴えをすることが時々ある．例えば「息が今にも止まりそうな感じがする」，「（ただ単に）具合が悪い」とだけ電話で執拗に訴え，症状について詳しく救急医が尋ねても一向に要領を得ない場合があり，訴えの内容から鑑別診断を予想することに困難を感じる．

　この難しさは主に「電話だけではその患者が基礎疾患として精神科疾患を持っていることが分からない」ことに起因している．このようなケースではむしろ電話での話しぶりから「もしかしたら精神科疾患を持っているのでは

ないか？」と見当をつけることが解決の早道である．精神科に通院中であることを自ら教えてくれる患者も中にはいるが，そのような患者ばかりとは限らない．そのような場合には「どこか通院中の病院がありますか？」と救急医のほうから問いかける必要があるだろう．

訴えが深刻か　の判断

もう一つの問題点は，29歳男性で見られたような自殺企図に関係した電話の難しさである．精神科医によるコメントで述べられているように「普段電話をしない患者が電話してくる時は要注意」である．しかし自殺企図に関連した電話を再三にわたってかけてくる患者もいる．適応障害の患者の中には，薬物過量摂取による自殺企図を何回も繰り返す人がおり[3]，中には「20分前に薬を1週間分まとめて全部飲みました．これから救急外来を受診しますので，いつも通り胃を洗って下さい」と電話してきた若年女性もいる．

このような患者の希死念慮は深刻なものではないのかもしれないが，薬を過量に服用することと，その直後に救急外来に電話をしてくること自体が精神症状の一環となっている可能性があり，精神科医に再発防止策を講じてもらう必要があるだろう．

文　献

1) Stein D M, Lambert M J：Telephone counseling and crisis intervention：a review. Am J Community Psycho 112：101－126, 1984.
2) Evans M O, Morgan H G, Hayward A, et al：Crisis intervention consultation for deliberate self-harm patients：effect on repetition. Br J Psychiatry 175：23－27, 1999.
3) 加藤博之, 早川正樹, 岩村高志, ほか：精神科救急Case Conference（第2回）自殺企図を繰り返す女性たち．綜合臨牀 48（9）：2253－2256, 1999.

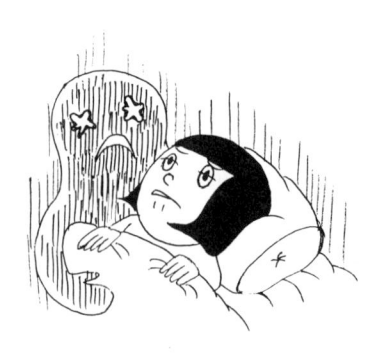

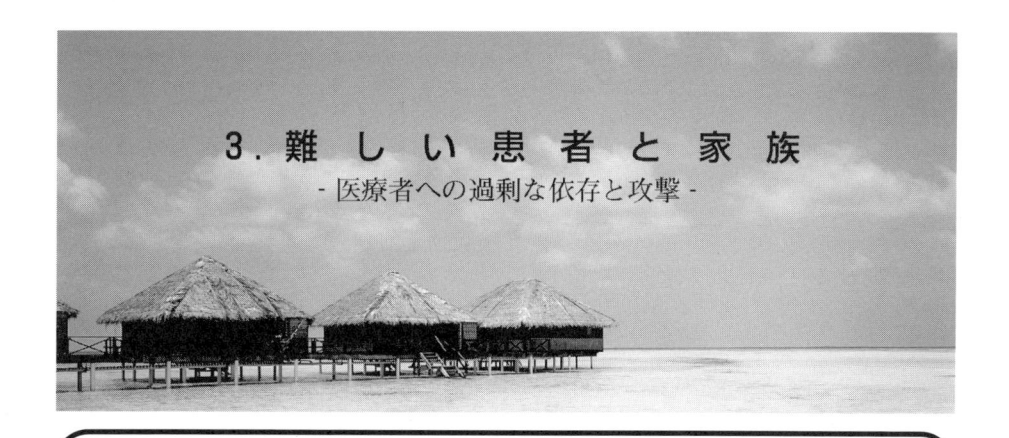

3. 難しい患者と家族
- 医療者への過剰な依存と攻撃 -

> **ポイント**
> 患者・家族と精神科医の間で生じたトラブルに対し，救急医が仲裁役で介入することは，おそらく問題の解決にならず，かえって事態をこじらせる可能性もある．
>
> 家族と患者を含めた家族システムのホメオスターシスが崩れ，病院全体を巻き込んだ形で凶暴な手段をとる事態が生じた場合，非常に冷静で客観的な視点を持った人に依頼するか，それでも問題が解決されない場合，警察を呼ぶことも危機管理上，必要とされることがある．

精神科診療は難しい

「精神科は報われない」と言い，診療科を変更した精神科の研修医がいた．研修医としては，あらゆる面に誠意をこめ，最善を尽くしたにもかかわらず，患者の容態が一向に好転せず，さらに家族から論外な批判を受けたことがきっかけであった．

精神疾患の原因がいまだ明らかにされていない現在，治療の実際は自然治癒を期待しながら，対症療法を行うことも多く，特に重症の精神疾患の場合はそうである．しかし，家族に医療者の対応が正当に評価されれば，まだ救いがあるが，これまでの治療者側の努力に反して，改善しないことを盾にして，医療者を告訴するような手段をとる一部の家族が存在することも事実である．

ここでは，改善しない患者の問題を背景として家族の怒りをうまく対処できず，救急外来において激しい論争となった症例を通して，精神科治療の難しさ，さらには正当に評価されない精神科治療および家族との関係について述べたい．医療者を悩ませる最大の問題は，患者の病的な依存と退行，さら

にはそれを助長する家族の態度である．

　理想的な，円滑な治療関係を維持していくには，相互に適度に依存しながら，共生していくことにあるが，病者やその家族のごく一部では，この「共生」という関係の維持が極めて不得意であるように思われる．

41歳の女性

主　訴　立てない

生活歴・病歴　元来，大人しい内向的な性格であった．4人同胞の第1子として生まれ，現在両親と兄弟の4人暮らしである．大学卒業後，教職員として勤務したが，数ヵ月で体調を崩し，23歳時に退職した．その後，約十数年間塾を経営しながら，生計をたてていたが，精神的に不調な時にはメンタル・クリニックを通院していた．

　平成X年○月，歩行中につまずき，半月板を損傷した．近医にて手術を受けたが，その後うまく起き上がれず，歩行困難を生じた．さらに精神的にも動揺をきたすようになり，短期間，精神病院へ入院した．その際，看護に対する不満などを家族が訴え，医師患者関係がうまくいかなく退院となっている．その後，「立てない，便秘が続く」などの症状が目立つようになり，総合病院内科に入院した．

　家族と主治医の折り合いが悪く，数日で退院となったため，精神保健福祉センターへ相談し，当院精神科を紹介された．しかし，外来担当医の判断にて，長期にわたる精神科リハビリテーションが必要とされたため，国立の精神病院へ紹介入院となった．そこでも再び，以前と同様に病院スタッフとトラブルとなり，さらに医療に対する不満がみられ，翌日退院となっている．

　退院後，すぐに当院救急部を受診し，平成X+1年3月○日〜同年12月○日まで入院治療を受けた．歩行困難の器質的原因は認められず，長期的な療養が必要とされ，長期療養型病院を紹介したが，「看護が悪い」と医療スタッフへの不満を述べ，2日後に退院となっている．その後，自宅療養を続けていたが，尿閉，便秘などの訴えがあり，一方では母親が当院に入院中であり，父親も当院外来を通院中であったため，当院救急部へ救急車にて受診した．

　救急部における所見と治療　救急部受診時（1月○日），血圧95/45 mmHg，脈拍95/min（整），体温38.0℃，意識レベルは清明であった．救急医は血算・生化学・血液ガス，心電図，頭部CTなどの検査による原因検索を行い，その検査所見によれば，血算ではWBC 14,700，CRP 1.66，ALT 52，尿検ではWBC（−），蛋白（−），亜硝酸塩（＋），腹部エコー検査では脂肪肝が認められたが，緊急性を要する状態ではなかった．

　ただし，歩行困難が認められたため，神経内科の専門医へコンサルテーションが依頼され，「中高度のrigidityおよび腱反射亢進などの所見がみられるも，明らかな神経疾患を同定することは困難」とのコメントであった．そこで，両親の病気および家族によるケアの限界を察し，また検査所見上炎症反応も認められることから，救急部スタッフおよび精神科医と話し合い，当院精神科へ入院となった．その際，本人および家族の同意が得られたため，入院形態は任意入院とした．

入院後の経過 これまでの病歴から，どの病院もよい治療関係が得られていないため，病状の説明には慎重を期した．下肢の筋力低下について十分な説明を行ったが，家族から激しく医療者を攻撃するような口調が続いた．さらに，医療内容に対する過剰な干渉，治療関係の樹立困難，様々な検査要求が続いたが，精神的な問題を抱えた家族の意を汲んで，なるべく感情的な対立を避けるように配慮した．さらに，歩行困難については神経内科医による定期的な診察を依頼し，家族がより納得できるように試みた．

両親の理解が得られない

しかし，家族は感情的になり，医療に対する不満を訴えはじめるとエスカレートしていき，検査の要求を行うかと思えば，無駄な検査をするなと病棟中に響き渡る声で主治医をののしった．さらに，患者本人の前で語るために，患者の病的な退行状態はますます度を越えるものへと発展した．さまざまな検査が行われたが，異常な所見は得られず，さまざまな診療科の医師に診察を依頼しても問題となる点は指摘されなかった．

家族は，「ここにいると病気がひどくなる」と述べ，深夜に患者を無理に退院させようとしたため，「明日にお願いします」と丁重に断ったが，任意入院ということもあり，患者および家族の意向を受け入れて，退院の方針を立てた．そこで，当直スタッフで患者を家族の自家用車へ乗せようとすると，「ここの病院は無理に退院させようとする」と主張し，家族は救急外来で多くの受診患者を前に大声で怒鳴るという事態へと発展した．

時には警察も

父親も客観的に見つめる余裕がなく，家族をかばい，「帰る」「帰らない」と数時間の論争となった．「自宅で診たいと書かれたカルテを全部消さないとここに一晩中居座る」と主張しつづけ，暴力へ発展しかねず，他の救急部受診患者へ迷惑をかけることになり，やむなく警察へ連絡した．警察官の介入で事態は少しずつ解決するかと思われたが，近所の人々を電話で呼び出し，そこで病院批判を続けたが，最終的には患者の兄弟が遠方より駆けつけ，事態は退院という形で収拾した．照会先の病院へ紹介状および電話連絡を通じて，継続治療ができるように配慮した．

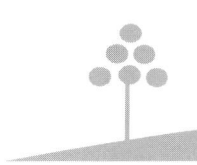

精神科医のコメント

医療に対する謂われなき不信

精神科治療における最も難しい問題は，患者の病的な依存と退行に対する対応である．家族がしっかりしている場合はそうでもないが，家族がこの状態をさらに悪化させるような過剰なまでの保護がさらに問題を複雑にする．

よい治療関係とは，患者と医療者がそれぞれに共存し，うまくもちつもたれつの関係になることである．

しかし，本症例では，医療行為に対する家族の過剰な不満や過干渉，さらには医療行為そのものに対する脅迫じみた要求，過去の治療における誤った理解（無理に食事をさせていた，リハビリテーションを目的とした治療を無理にさせていたなど），カルテ記載に対する論外の請求（家族の言動は消してくれなど），被害を受けているとの言動（○○大学病院にあらかじめ，変な情報を送って，入院できないようにしている．母親が亡くなった際，主治医と同じ名前のナースが母親に睡眠薬を与えて，死期を早めたなど）などの問題行動を取り上げることができる．まさに，怒りの投げ合いである．

置かれた立場を理解

どうしてこのような関係にいたるのであろうか．治療における家族関係を考え直さなければならない．慢性病を抱えて家族の均衡が維持できなくなっている家族では，基本的な安定や満足が得られず，全体として統一できなくなってくる．アッカーマン[1]によれば，不安定に至っている家族は不安を攻撃に置き換え，特定の主治医やナースをいけにえし，魔術的な行動ややり直し，投影，分離などの自分を守るための心の機制を用い，葛藤を行動によって表現する傾向を現すなどの不安に対する病理的な防衛の成立を助長していると述べている．家族が不安定な状態に陥ると，家族は治療者を自分たちの都合のよいように操作し，それがうまくいかないと攻撃するという極めて医療者にとっては苦々しい存在となる．

家族の存在

もうここまでくると，病気は患者個人ではなく，家族全体となる．そのような家族では，極端に家族間の関係が密接となり，周囲の指示も全く受け入れることができなくなる．全く客観性を失った状態である．本症例の場合，家族システムのホメオスターシスは，ネガティブに反応することで維持され，もうそこにはこの異常な認知や行動を制御するシステムがなくなっていたといえるだろう．

この悪循環をどうすれば乗り越えることができるのか．悪循環をたつのに，最も影響力があった存在は，非常に冷静で客観的な視点をもった遠方からかけつけた兄弟であった．前にも後ろにも動かなかった家族の硬直した姿勢は，彼の短いことばと態度で速やかに解決した．

その後，何もトラブルとなる出来事もなく，現在にいたるまで平穏である．難しい考察はともかく，家族の混乱を解くには，第三者ではなく，家族であるという教訓を得ることができた．「精神科は報われない」という研修医のことばは忘れられないが，報われない症例ほど，得るものは大きいような気がする．

救急医のコメント

精神科患者のトラブルが多いのは入院の時

救急外来における精神科患者の診療上のポイントを，ここで提示されているような精神科医によりすでに治療が開始されている患者に限定して述べる．本例のように精神科に入院中の患者が退院をめぐって救急外来でトラブルになるケースは例外的であり，圧倒的に多いのは入院をめぐるケースである．

そもそも精神科に通院中の患者が救急外来を受診して来るのはあまり良い徴候ではなく，①薬物過量摂取やその他の手段による自殺企図のように極端な手段を行使して救急外来に搬送されて来る場合，②「眠れない」，「イライラする」等の原疾患の増悪を示唆する症状を本人が訴えて救急外来を受診して来る場合，③「暴れている」，「大声を出している」などの興奮状態となり，家族が困り果てて救急外来に連れてくる場合，などのケースが多い．

このうち①のような身体的問題が前面に出ているような場合は救急医が主体となって対応しなければならないが，②，③のような場合は主体となるのは精神科医であり，救急医は脇役である．その大きな理由は，すでに精神科医により通院治療が開始されている患者の場合には，精神科医と患者の間に少なくとも1回以上の面談が持たれているはずであり，これにより（内容の良し悪しは別にしても）医師－患者関係が築かれていて，これを無視して第3者である救急医が介入することは極めて困難であり，ときには危険なことがあるからである．

救急医としては時には客観的に

ここの症例においても，患者・家族と精神科医の間で生じたトラブルに対し，救急医が"仲裁役"で介入することは，おそらく問題の解決につながら

ないであろうし，またかえって事態をこじらせる可能性もある．このような場合の救急医の役割は，①患者・家族と精神科医が円滑な面談を持てるような場を救急外来に設定する，②他の救急外来受診患者の診療が妨げられないよう配慮する，②他の救急外来受診患者や医療スタッフに危害が及ぶことのないよう配慮する，などが挙げられるであろう．

そのためには時には警察を呼ぶことが必要な場合もあろうし，そのように判断した場合には警察を呼ぶことをためらってはならないと思われる．精神科患者の救急外来でのトラブルは「救急外来での危機管理」を要する典型的事例であると認識すべきであろう．

文　献

1) ネーサンW．アッカーマン著（小此木啓吾・石原　潔訳）：家族関係の理論と診断－家族生活の精神力動（上）．岩崎学術出版社，東京，1977．

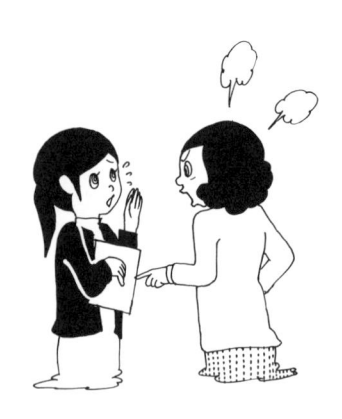

付：特殊な事態に対する介入と対処の仕方

吉住　昭（監修）上村敬一（編集）：精神科救急への対応マニュアル．緊急事例に対する地域精神保健サポートシステムの実態とあり方に関する研究　平成9年度研究報告書　1998．より抜粋

I．自傷・自殺企図者への対応

1．対応のポイント
- 死の「意図性」はどのくらいですか？
- 手段の「致死性」はどのくらいですか？
- 背景に精神障害がありそうですか？

精神障害と自殺企図の特徴
1) 精神分裂病（統合失調症）
   病的体験に支配されている場合
- 死を意図していることは少ないが，往々にして致死性の高い手段をとることが多い．
  病的体験に支配されていない場合
- 将来的な不安絶望感から強く死を意図し，致死性の高い手段をとることが多い．
2) う つ 病
- 病的なうつ症状での強い絶望感や苦悩から，致死性の高い手段をとることが多い．
- 中高齢者の場合まず第一にうつ病を疑う．
- うつ病の回復過程に自殺企図が多い．
3) 神経症性障害
- 葛藤状況やストレス状況，危機状況における，反応性や衝動的なものが多い．
- 死の意図性はさほど強くない場合が多いが，時に薬物の過量服用など，結果的に身体的ダメージが大きい場合がある．
- 人格障害や環境要因に困難の多い場合は自殺・自傷を繰り返す事が多い．

2．実際に自殺企図事例に遭遇した場合
- 手段，身体的状況にかかわらず，身体的評価と対応が優先します．
- 救命処置後，早期に精神科医と連携をとり，その後の対応を検討します．
- 家族，関係者との連絡をとります．
1) 必要な情報
- 手段がわかるような情報（特に，薬物や化学物質の有無）
- 意図性がわかるような情報（遺書・遺言・家族や友人への連絡）
- 背景となる精神障害がわかるような情報（自殺歴，精神科治療歴，薬物の服用歴）
- 自殺念慮の強さ
2) 救急現場で求められる精神障害の鑑別：精神分裂病〔統合失調症（精神病状態）〕の鑑別
- 幻覚妄想症状，行動の異常（特に興奮，不穏，指示に従えないなど）の有無
- 精神症状の程度により鎮静，拘束，閉鎖空間管理が必要となることがあります．

3．自殺や自傷をほのめかす場合 （いまだ自殺企図におよんでいない場合）
- ほのめかすこと自体，自殺や自傷をためらっている証拠であり，実際に自殺企図をさせないために働きかけるポイントです．
- その人の所から離れないようにします（コンタクトをやめない）．
- その人とコミュニケーションを続けます（コンタクトをとる努力を続けます）．

- 自殺や自傷の危険性の高いものを遠ざけます．
- 情報を収集します．
- 協力者を集めます．
- 万一自殺におよんでも死に至らないような，あらかじめできる準備をします．
 （見ている前で致死性の強い自殺手段は飛び降り・飛び込み・拳銃刃物など）
- 万一自殺におよんでもすぐに身体的救急措置ができるよう手配をします．

II．薬剤の過量服薬への対応

1．ポイント

明確に自殺を企図した場合もあれば，不眠や幻聴，不安などの症状を改善するために数日分をまとめて飲むなどの場合があります．しかし後者の場合も「死んでも仕方ない」と思っていることがあり，身体の救急と並行して精神科の診察も必要になります．

2．現場での対応

1) 薬剤の特定
- 服用した薬剤・化学物質の内容を正確に医師に伝える手配をします．
 － 室内やごみ箱を見て，薬剤の包みやパックを集め，医療機関に持参します．
 － 降圧剤，糖尿病剤，解熱剤など精神科以外の薬剤でも，過量服用すると生死に関わるので，同様に持参します．
 － 医薬品以外の農薬，除草剤，洗剤，漂白剤，有機溶剤なども同様に持参します．
- 病院に搬送します．
- 患者の意識状態・呼吸・血圧などのバイタルサインに注意を払います．
 － 呼吸停止することもあるので，人工呼吸を開始する準備をしておきます．

2) 状況の確認
- 過量服用した理由を本人，家族等から聴取します．
 － 自殺なのか？ 事故なのか？ 苦痛な症状・状況から逃れるためか？
- 患者，家族の置かれている心理的，社会的状況にも注意を払います．

3．一般科の医師の対応

1) 身体面の治療
- 基本的には各薬剤ごとの中毒，過量服用に準じます．
- 服用した薬剤の種類と服用量を特定します．
- 胃洗浄で回収された洗浄液から，可能な場合その濃度を元に回収率を計算します．
- 過鎮静となっている場合，他の疾患の合併（頭蓋内出血など）を除外診断します．

2) 精神科面の治療
- 心理的，社会的状況を確認します．
- 入院させる場合には，院内での自殺企図にも注意します．

3）病状の説明
- 家族に説明する場合，説明した相手の氏名も診療録に記載しておきます．
- 過量服薬を繰り返した場合，死亡の危険を説明し，記載しておきます．
- 家族が精神科受診を拒否しない場合，紹介状を家族に渡し，控えを診療録に残します．

4．精神科の医師の対応
- 各薬剤ごとの服用量と中毒，過量服用症状を再度確認しておきます．
- 再度の自殺企図にも注意します．

Ⅲ．攻撃的行動や暴力をふるう者への対応

1．ポイント
ここでは，攻撃的行動と暴力について述べますが，興奮状態の場合もほぼ同様の原因や対処法などが考えられます．

2．攻撃的な行動や暴力がみられやすい患者
次のような患者に多い傾向にあります．
- 男性．
- 若年．
- 育った環境に虐待や家庭不和などがある．
- 過去に暴力行為（非行や犯罪歴）を起こしたことがある．
- 薬物やアルコールの常用者．
- 低社会層．

3．質問のポイント
もし，攻撃的な行動や暴力が起こりそうな場合，可能なら次のことなどを聞きます．
- 現在攻撃的な考えがあるかどうか？
- 最近攻撃的な行動があったかどうか？
- 暴力，反社会的，破壊的な行動が過去にあったか？
- その人をサポートする体制があるのかどうか？
- 最近ストレスがあるかどうか？
- 物質の常用があるかどうか？

4．攻撃的な行動や暴力がみられやすい疾患
- 精神分裂病（統合失調症）：幻覚や妄想や精神運動興奮にもとづく．
- 躁うつ病：躁状態．
- 人格障害：ストレスに対する反応．
- 薬物：アルコールやそれをやめてすぐ（離脱期）など．

体の疾患（痴呆など）で暴力が起こることもありますが，薬物や痴呆の場合，可能なら脈拍や血圧，体温などのいわゆるバイタルサインをとることも重要になります．特殊なものとして思春期の家庭内暴力もありますが，この場合一般的には，家族以外の人に攻撃や暴力を向けることはほとんどないようです．

5．対処の方法
- 自分と相手がお互いに怪我をしないことが第一です．
- そのために，閉鎖空間で，1対1で対応する事はできるだけ避けてください．
- 逃げるルートは確保してください．
- 対応する際は，相手と適当な距離を保っておきます．
- 静かに威圧的にならぬように接してください．
- 対処する人を集めておきましょう（人の数は大きな力です）．
- どうしても駄目な場合は，鎮静剤の注射の力を借りることもあります．

Ⅳ．動きの多さ，落ち着きのなさ，反応の過剰さ

1．ポイント
　動きが多い・落ち着きがない，過剰な反応などの状態がどのような原因によって生じているかを区別する必要があります．気分が高揚しているのか，思考が障害されているのか・意識レベルが低下しているのか，薬物などの服用があるのか，などを区別することにより対応が変わってきます．まず，全身状態の十分な評価を行い，適切な治療を選択します．

　動きの多さ・落ち着きのなさ，反応の過剰さは，躁，焦燥，多弁，多動といった状態でみられます．

　なお・暴力がある場合は，「Ⅲ．攻撃的行動や暴力をふるう者への対応」も踏まえて対応します．

2．躁症状の把握と評価
- 患者に病歴を尋ねてみます．
  - もし患者と論争になるようであれば，家族に躁病の既往を尋ねてみます．
- 会話する態度や声の大きさ，話題転換のはやさなどから躁状態がどうか判断します．
  特徴は，患者の会話が大声，中断しにくい，話題がころころ変わる（観念奔逸）など．

3．医療スタッフ以外の対応
- 患者に対しては，一貫した誠実かつ毅然とした態度が要求されます．
- 家族や発見者が警察へ連絡または保護要請：暴力行為や社会的逸脱行為，自傷他害の有無で判断します．
- 精神科既往の有無：精神科医療機関との連絡，病院へ同伴することが望まれます．

- 家族からの通報：保護するかどうかの判断は家族からの十分な情報を得て，慎重に．
- 公共の場からの通報：身元を確認し保護者に引き取ってもらいます．
  身元が不明で，住所が不定であれば，福祉担当に連絡を行い，引き継ぎます．

4．具体的な介入
- シンプルで誠実な対応をとります．
- マイナス面の行動に対しては制限を設けます．
- すべてのスタッフは一貫した態度で接します．
- 相手の自己を統制する力や行動の肯定的な面を強化します．
- 刺激を少なくするように静かな場所に移動します．
- 過去や将来ではなく，現在の状況に焦点を合わせます．
- 明確に正確に話します．
- 相手の気分が高揚していることを他のスタッフにも伝えます．
- 選択は認めていても，限界があることを伝えます．
- 感情をむしろ建設的な方向に出すように持っていきます．
- 対応者自身が怒ったり，大声で論争しないように留意します．
- できること以上の約束をしないようにします．
- 怒りに対して懲罰をほのめかすようなことはしないようにします．

5．医療スタッフ・精神科医師の対応
1）診　　　断
- 診断は身体疾患や物質使用の除外診断が先決です．

2）対　　　応

i）身体疾患の鑑別
- 時間，場所，年齢など見当識について本人に質問します．
- 神経学的所見（両上肢の筋力の左右差，眼球運動など）をとります
- アルコールや覚醒剤の使用の有無を可能であれば尋ねます．

ii）処置に際して
- 状態像の程度によりますが，注射や入院をするのに当たり，人手が必要そうであればあるほど，早めに人手の確保を行っておきます．
- 患者は誰を最も信頼しているかを知っておきます．
- 周囲の人の指示をどの程度受け入れられるかを把握しておきます．
- 医療者の態度は，シンプルで誠実な対応をとります．
- 医療者自身が怒りを表現したり，大声で論争しないように心掛けます．

3）入院治療の判断のポイント

i）次のような症状がみられれば，入院治療が望まれます．
- 衝動的な行動．
- 衣服や化粧や外見が際だっている．
- お金を浪費する．

- 電話をしてまわる．
- 夜間ほとんど睡眠がとれていない．

ii) 入院形態・行動制限の必要を検討します．

Ⅴ．不合理な言動・行動，コミュニケーションのとれない患者

1．ポイント

　不合理な言動・行動には，精神病状態のこともあれば，重大な身体疾患が原因のこともあります．身体疾患では時として放置すれば早期に死に至ることもあり，また精神病状態でも本人には様々な不利益が起こることが予想されます．このような言動に接した場合は，その原因を明らかにし，また早期に本人および周囲の安全を確保する手だてをとる必要があります．

2．まずすること

- 不合理な言動・行動に接した場合，まず患者の身体の状態を把握します．
- 感染などを防ぐためゴム手袋を着用します（脳炎・髄膜炎・脳症なども…）．
- 担当者の安全確保のため，複数で対応し，患者に背を向けないようにします．
- 身体拘束されている患者では，安全が確認されるまで拘束を解かないようにします．
- 早期に患者の身元を明らかにします．

3．チェックポイント

1) 全身状態，特に体温，脈拍，血圧，呼吸状態．
- 脳炎，脳出血，心不全，肝炎，糖尿病，肝硬変などの身体疾患による錯乱
2) 薬物使用の有無，注射痕，におい，薬袋など．
- 覚醒剤等のほか医薬品も考慮します．

4．一般的な対応

1) 対応の手順

i) 意識がはっきりしている患者
- 家族と連絡がとれる患者は，家族と協議して対応を決めます．
- 家族と連絡がとれない患者は，病院を受診させます．

ii) 意識がぼんやりしている患者
- 生命の危険を除外するためにできるだけ早く，場合によっては家族と連絡がとれなくても，病院を受診させます．

2) 本人への説明
- 興奮しそうな患者では，人手が揃うまで処置や説得を始めないようにします．
- 本人へは処置の前に，低く落ち着いた声で，理由を簡潔に告げます．
- 特に，最小限のことは必ず説明するようにします．
  （例：「落ち着かないので○○病院に連れて行きます」）

(例：「暴れているので縛ります」)
3）処置の手順
 i）人手が揃ったら役割を決め，理由を告げてから行動に移ります．
 ii）取り押さえる場合の人員確保
・危険物を持たない場合でも最低5名が必要です．この場合，4名で四肢を押さえ，残り1名が指示を出す（時に頭を押さえる）ようにします．
・危険物を持っている場合は，安全のため経験ある人物の指揮に従います．

5．本人の意思に反した処置

説得に成功しなかったが，病気を疑う合理的な理由があり，放っておけば自殺する，他人に危害を加える，行き倒れるなどの切迫した危険がある場合は，本人の意思に反しても処置を行う必要があります．本人が処置を待てずにその場を立ち去ろうとする場合には，安全のため警察に連絡し，保護を求めます．
 i）自傷他害の恐れがある場合
・自殺する，あるいは他人に危害を加える恐れがある場合は，最寄りの保健所へ措置入院の通報を行います．
・連絡先が不明な場合は警察に連絡します．
・これは一般人通報といい，理由があれば誰が行っても差し支えありません．
 ii）他の危険がある場合
・行き倒れるなどの切迫した危険がある患者は，家族と連絡し対応を検討します．
・本人が病院受診を了承すれば，病院を受診させます．
・本人が受診を拒否して立ち去ろうとする場合は，家族の了承があれば本人の同意がなくても精神保健指定医の診察により，精神病院への入院が可能な場合があります．精神保健指定医の診察は最寄りの精神病院に相談します．
 iii）家族と連絡がとれない場合
・患者が発見された市町村長が保護者となるので，市町村役場に連絡します（精神保健福祉法第21条）．
・それ以外に，精神保健指定医の診察を経て応急入院が可能な場合があります．応急入院指定医療機関は保健所，都道府県で把握しているが，不明な場合はその地区の機関については各精神科医療機関で判明することがあります．
・県によっては応急入院指定医療機関がないので，その場合は市長村長の同意を得るしかないでしょう．

6．搬送にあたって

・診療を求める際には，緊急の検査などの準備もあるため，事前に電話などで連絡しておきます．
・搬送中にはできるだけ本人の不安を引き起こさないように，本人の質問には簡潔に答えるようにしますが，同伴者から必要以上に声をかける必要はありません．

7．処置の記録
- 処置を行った場合は，その理由を含め，職務上の記録に記載します．
- 特に本人の利益のために同意が得られない状況で本人の意思に反した処置や通報をする場合は，職務上の記録に状況と理由を詳細に記載しておきます．

8．警察官による保護
- 本人の説得に成功しない場合で，精神症状など病気を疑う合理的な理由があり・切迫した危険がある場合は警察官職務執行法第3条により保護することができます．
- 保護するだけの要件を満たさない場合でも，深夜の普通でない行動なら，警察官から本人に注意をすることはできます．
- 現場で質問することが交通の障害になる場合は，警察署に同行を求めることはできます．
- 痴呆老人の場合，交通事故の被害者となる危険を理由に保護することは，頻繁に行われています．

不合理な言動のみの事例にはどう対応するか？
　駅でぶつぶつ言いながらうろうろしている，ごみのような物を収集している，話しかけても返答しないが反論もしない，同行を求めると嫌がるがかといって暴力を振るうわけでもない，車道を歩いたり他人の敷地に入るわけでもない，人との関わりがないが食事はちゃんとしている，ただ閉じこもっているといった事例への対応は，治療の契機を作ることが大切になります．
　行動の中に刑罰法令に触れる暴行，脅迫，器物破損，迷惑電話，ストーカー行為などがあれば，それを理由に措置入院といった対応も考慮することができます．ただし行為の程度が軽ければそれを理由にして保護することはできないので，措置入院の診察場所は自宅等で行う（精神保健福祉法では知事の命令で自宅に立ち入ることはできる）しかないようです．
　純粋に不合理な言動のみで他人に迷惑をかけていない事例では，人権上の問題もあり，本人の意思に反した入院はさせにくいと思われます．しかし，治療開始することが最終的に本人の利益となることを配慮し，周囲の状況など情報を収集した上で，可能な対応を検討できます．
　多くの場合，1つの機関での対応には限界があり，また情報がなければ本人に不利な対応をしてしまうこともあり得ます．たとえば行き倒れることが懸念されるものの本人・家族とも治療を同意しない場合は，警察や消防，医療機関，福祉事務所など関係しそうな機関にはあらかじめ連絡しておき，行き倒れた場合にすみやかに治療が開始できる手はずを整えておく，といった対応にならざるを得ないこともあります．

VI．動きの少なさ，反応の乏しさ

1．ポイント
　動きの少ない，反応の乏しい状態，閉じこもる，食事をとらない，身体が衰弱しているなどの状態がどのような原因によって生じているかの鑑別が重要になります．つまり，気分が憂うつなためか，意識レベルが低下しているのか，薬物などの服用があるのか，などを見分けることです．全身状態の十分な評価を行い，適切な治療を選択します．
　動きの少なさ，反応の乏しさは，抑うつ状態，昏迷，解離，緘黙，意識障害，知能障害と

いった状態でみられます．

2．症状の把握と評価
　患者に病歴を尋ねるのが，つらそうであれば，家族にうつ病の既往をまず尋ねてみるようにします．その既往があれば，その再発の可能性が高まります．患者が気分がすぐれないことの自覚があれば，うつ病の診断が一層可能となります．

3．一般的な対応
　うつ状態にあると考えられた事例への，具体的な介入の仕方は次の通りです．
- 暖かく，受容的で共感的に接します．
- 相手に十分な注意を払い，相手の自尊心を保てるように静かな場所に移動します．
- どのような援助ができるかを尋ねてみます．
- 相手が返答できるように間をもつようにします．
- 自殺の可能性について評価しておきます．
- 質問に（はい，いいえ以外の）具体的な答えができるような工夫をします．
- 悲しみ，怒り，フラストレーションなど，どのような感情を持っているかを把握し，それを言葉で表現できるようにします．
- 安全で，しかも守られていることを相手に保証するようにして安心してもらいます．

4．医療スタッフの対応
1）診　　　断
- 診断は身体疾患や物質使用の除外診断が先決です．

2）診断のためのポイント
- 身体疾患の鑑別として，まず見当識（時間，場所・年齢など）を尋ねてみます．
- 簡単な神経学的所見（両上肢の筋力の左右差，眼球運動など）をとります．
- アルコールや覚醒剤の使用の有無を尋ねてみます．
- 頭部X線CT検査を早急に撮影する必要があるかどうかを検討します．
- 食事摂取，身体衰弱など栄養状態が不良であれば，採血を行います．
- 数日間の患者の生活状況を踏まえて，総合的に状態像診断を行います．

3）入院治療の判断のポイント

ⅰ）次のような状態の時は，入院治療が奨められます．
- 身体疾患によるものが疑われる場合（意識障害を含む器質性精神障害など）．
- 身体的衰弱が著しい場合（摂食不良・睡眠障害など）．
- 患者とのコンタクトが十分とれない状態（うつ病性昏迷，緊張病性昏迷）．
- 焦燥感が強い場合．
- 自殺念慮が強い場合．

ⅱ）家族への十分な説明を行い，治療の場の選択を決定します．
- 身体的消耗が激しい場合，精神科と身体科との連携が必要になる場合があります（総合病院救命センターへの転送，身体科医師へのコンサルテーション）．

- 焦燥感が強い場合や自殺企図の可能性が高い場合，行動制限が必要になる場合もあります（医療保護入院の選択，保護室の使用の選択）．

Ⅶ．薬物乱用・依存及び薬剤性精神病への介入

1．対応の原則
- まずは状態像を評価する必要があります．
- 次に使用薬物の違法・合法を考慮します．
急性中毒か，依存症か，精神病か，状態像によって対応の方法が異なります．

2．状　態　像
  i) 急性中毒～単なる乱用・依存レベル
  ii) 神経症レベル（不安，焦燥感など）
  iii) 精神病状態（幻覚，妄想，混乱，興奮など）
  iv) 離脱状態

3．現行の法律による対応および医療と司法の境界領域の問題
  1) 使用薬物が違法薬物の場合
- 医療と司法との境界領域について考慮する必要があります．
- 医療と司法のいずれがイニシアチブをとるかを考えます．
  2) 司法で対応する場合，どの法律によるか
- 刑法による刑罰（刑事司法化）
- 少年法による更正，矯正教育
- 警察官職務執行法による保護（第3条第1項による）
  3) 薬物に関する関係法規
- 麻薬および向精神薬取締法（向精神薬中毒者の医療に関しては規定なし）
- あへん法
- 大麻取締法
    以上は麻薬中毒者施設への入院措置（向精神薬は除く）を規定
- 覚せい剤取締法　覚せい剤慢性中毒者の措置入院制度（精神保健福祉法第44条）
- 毒物及び劇物取締法（医療に関して規定なし）
- 酩酊者規制法（警察官による保護→保健所→医療施設紹介）

4．具体的な対応の仕方について
具体的な対応は，医療上の状態像を評価した後，法的処遇の適応を検討し，個々の症状および状況により決定されるべきでしょう．
  1) 急性中毒
- 身体的救急または精神科救急として医療機関へ搬送します．

2）乱用，依存
・原則的には精神科救急の対象外．
3）神経症レベル
・医療で対応するか，司法化するか，判断が分かれるところです（グレーゾーン）．
4）精神病状態
・精神科救急の対象（あくまでも精神症状に対して）になります．
・具体的な対応は，それぞれ精神症状や状態の項目に準じます．
5）離脱症状
・程度により精神科救急の対象となり得ます．
　－混乱・興奮が著しいとき，身体的に衰弱しているときなど

5．対応時注意すること
- 事務的に対応するようにします．安請け合いをしてはいけません．
- 今，何ができるか，精神科救急の必要性があるかを考慮します．
- 家族が「入院させたい」という相談をしてきたら，それ自体は救急ではないので，地区の保健所を紹介します．
- 家族の情報は，不正確で客観性がないことを考慮しておきます．
- 匿名者の相談は救急性を正しく判断できづらいため，積極的に受けづらい時があります．この場合，平日に精神保健福祉センターまたは保健所へ電話してもらうよう指導します．
- 自殺企図は精神保健福祉法に従って対応します
（自傷他害があれば措置入院の通報，それ以外なら精神保健指定医の診察）

Ⅷ．薬剤の副作用

1．ポイント
- 急性の薬物の副作用により，救急受診する場合があります．
- 患者にとって大変な苦痛を伴う身体的神経学的副作用があります．
- 一般的な副作用のなかには，稀ですが命に関わる副作用もあります．

2．現場での対応
- 基本的には薬剤の過量服用と同じです．
- このとき集められた情報の中に，患者の診療に役立つものがあります．

3．医師（一般科・精神科）の対応
- 各薬剤ごとの対策によります．
- 原因薬剤の種類と服用量を特定します．
- 過鎮静となっている場合は，他の疾患の合併（頭蓋内出血など）を除外することを忘れないようにしましょう．

4．精神科で用いられる薬剤と主な副作用

1) 抗精神病薬

i) 薬剤の系統
・フェノチアジン系，ブチロフェノン系，非定型精神病薬など

ii) 主な疾患
・精神分裂病（統合失調症），躁病などに用いられることが多い薬剤です．
・比較的安全性が高いので，他の疾患で有用な場合もあります．

iii) 副作用
・手足のふるえ，つっぱり ・焦燥感（アカシジア）
・口渇感 ・便　秘
・尿　閉 ・緑内障発作
・不整脈 ・遅発性ジスキネジア（まれ）
・発熱，節強剛（まれ）

2) 抗うつ薬

i) 薬剤の系統
・三環系抗うつ薬，四環系抗うつ薬，SSRI，SNRIなど

ii) 主な疾患
・うつ病，強迫性障害などに用いられることが多い薬剤です．

iii) 副作用
・口渇感 ・便　秘
・尿　閉 ・不整脈（まれ）
・心筋障害（まれ） ・（過量で心停止の危険）

3) 気分安定薬

i) 薬剤の系統
・リチウム，カルバマゼピンなど

ii) 主な疾患
・躁うつ病などに用いられることが多い薬剤です．

iii) 副作用
・手足のふるえ ・けいれん
・下痢 ・嘔　吐
・むくみ ・（過量で心停止の危険）

4) 抗不安薬

i) 薬剤の系統
・ベンゾジアゼピン系

ii) 主な疾患
・不安障害など，安全性が高いので多くの疾患に用いられることが多い薬剤です．

iii) 副作用
・ふらつき，眠気など

5）睡　眠　薬
ⅰ）薬剤の系統
・ベンゾジアゼピン系
ⅱ）主な疾患
・睡眠障害など．安全性が高いので多くの疾患に用いられることが多い薬剤です．
ⅲ）副作用
　・ふらつき，眠気など

Ⅸ．パニック発作・不安発作・過呼吸発作への対応

1．特　　徴
・自ら，体調や気分の悪さを訴えます．
・自分の意志でコントロールできない過呼吸や動悸などの身体症状を訴えます．
・自ら，救急車を要請し，身体的救急として受診することがあります．
・たびたび発作性に繰り返し，救急受診をすることがあります．
・身体的に異常所見がなければ，「パニック障害」である可能性が強まります．

2．救急の際の対応のポイント
1）身体的救急として取り扱い，重篤な身体疾患の可能性を除外します．
除外すべき重篤な疾患：ショック状態，狭心症，心筋梗塞，不整脈，呼吸不全，肺梗塞，高血圧，高血糖，低血糖，甲状腺疾患など
2）診断の上で必要な情報は，次のようなものです．
・病歴（発作の性状，時間，持続時間，初発か反復性か）
・治療歴，薬物使用歴

パニック障害とは
1）特に誘因なく，反復性，発作性に起こります．
2）出現する身体症状と心理状態（診断基準はDSM−Ⅳ）は次のようなものです．
・動悸，心悸亢進，心拍数増加
・発汗
・身震いまたは震え
・息切れまたは息苦しさ
・窒息感
・胸痛または胸部不快感
・嘔気または腹部の不快感
・めまい感，ふらつく感じ，頭が軽くなる感じ，または気が遠くなる感じ
・現実感消失（現実ではない感じ）
・離人症状（周りの出来事が自分自身から離れている，現実感がない）
・自分のコントロールを失うこと，または気が狂うことに対する恐怖
・死ぬのではないかという恐怖
・異常感覚（感覚麻痺またはうずき感）
・冷感または熱感

3．現場での対応のポイント

1) 診断がつくまで
- 患者は混乱し，時に興奮していることを理解しておきます．
- 対応する者は落ちついた態度でてきぱきと検査を進めます．
- 患者に行う検査やその必要性を説明するようにします．

2) パニック発作・不安発作などの診断後

i) 誤った対応

　身体疾患を除外した後に，診断されますが，その時「特に身体に異常はない」「精神的なもの」という説明が往々にしてなされるようです．この言葉は患者を不安に陥れたり，医療者への不信感を与えてしまう誤った対応です．

ii) 説明のポイント
- 「生命の危機になるような身体的異常がないが，自律神経を介した身体の働きの異常であることが考えられます」と，身体の機能障害による病気であるということをしっかり説明するようにします．
- 「一時はどうなるかと思ったかもしれない」と患者の体験した恐怖感に共感の態度を示すようにします．
- 「薬で症状のコントロールができる」と確実な対処方法があることを伝えます．
- 「心身の疲れやストレスが多いときにしばしば起こる症状」と，症状の誘因となる背景について知識を与えておくようにします．

3) 診療の最後に
- 以上の説明を行った後，少量の抗不安剤を処方します．
- 「また何かあればいつでも受診するように」と保障を与えます．
　　この一言の安心感により，症状再発の予防になります．

4) 今後の診療への継続
- できるだけ精神科医を紹介しておいた方がよい疾患です．
- 「神経と身体，ストレスが関係した病気であり，精神神経科（心療内科）が専門である」ことを伝えます．

時間的にゆとりがあれば…
　ストレスや疲れとの関係を説明した後，「何か思い当たることはないか？」とたずねましょう．
　患者自身は（はっきりとその場でスタッフに語るかどうかは別にして）自分なりに，今回の病状と自分の最近の生活との関連に気付くことがまれならずあるようです．

　ほとんどの場合，患者は思いのほか素直に精神神経科への受診をしているようです．パニック障害は診断さえつけば，症状をコントロールすることはさほど難しいものではありません．ただ患者はこの症状のエピソードをきっかけに，苦痛不安恐怖を体験し，また医療現場での不満や不安を体験しています．
　医療関係者の知識と適切な対応によって，医療に対しての信頼をも回復できるかもしれません．

Ⅹ．暴力・犯罪の被害者への対応

1．ポイント

暴力の被害者は，暴力の結果としての身体症状だけではなく，様々な精神症状や問題行動を示すことが知られています．そのような人々は，主に身体科救急，小児科，整形外科，外科，婦人科等を受診することになりますが，そこでは身体症状の治療だけに終始し，精神症状や心理的な危機への対応が行われることは少ない傾向にあります．また，家庭内の暴力である場合には，本人や周囲が積極的に語らないため，原因となっている暴力を見逃されてしまうことが多くなります．

同様に，精神症状や自傷行為などの問題行動のため精神科治療を受ける者の中にも，暴力が直接の原因になっている場合がありますが，その場合であってもやはり暴力の存在が見逃されることが多いようです．

2．犯罪被害や暴力が明らかな場合（被害者当人，家族，遺族も含む）

1）症状の把握
i）急性ストレス障害の有無を確認します．
・感情や感覚がない，ぼうっとしている，現実感が薄い，部分的に思い出せない．
・出来事がくりかえし思い出される．
・出来事に触れるような会話や言葉に敏感である．または，避けようとする．
・強い不安，過剰な警戒心，ささいなことにも感情的になる．
・睡眠障害．
ii）自傷行為がないかどうか確認します．
iii）行動にまとまりがあるかどうか確認します．
iv）意識にまとまりがあるかどうか確認します．

2）評価と対応
i）身体症状の治療
・感覚が鈍っている場合には，自覚症状がない場合もあることに注意します．
ii）精神症状がない場合
・現在なくても，あとから症状が現れる可能性もあります．
・将来，精神的な苦しみや辛さ，不眠等が表れてきたときは，精神科医療機関，精神保健福祉センター，警察被害者相談をすすめます．
iii）精神症状が軽度の場合
・自傷行為がない，行動や意識にまとまりがある，現実的な行動ができる，不安，軽度の睡眠障害，敏感さ，記憶の侵入は，本人や周囲のサポートで対応できます．
・睡眠障害に対する救急治療をします．
　－後日，精神科治療や精神保健相談を受けるように勧めます．
iv）精神症状が重度の場合
・自傷行為がある，もうろう状態で行動や意識にまとまりが欠ける，現実的な行動ができ

ない，不安や恐れが強い，などの場合は，本人や周囲のサポートのみでは対応できないこともあります．
－精神科救急医療の対象となります．
v) 犯罪被害への対処－警察への被害届，あるいは警察への相談（パンフレット）
・被害後の症状は，精神的な異常ではなく，当然の反応であることを説明します．
・そのために日常生活や社会生活に支障を生じる場合には，精神科治療を受けることは決して恥ずかしいことでも悪いことでもないことを強調しておきます．

3．犯罪被害者や暴力があきらかでない場合（児童虐待，配偶者虐待等）
1) 症状や問題行動から原因を把握する
i) 家庭内暴力（児童虐待）が疑われる身体症状
・腰背部，臀部の打ち身
・あちこちの煙草による熱傷
・新旧様々な軟部組織損傷（青あざ，内出血）
・身体で隠れやすい所に外傷がある
・外傷が生じた理由の説明が不合理
・会陰部，臀部の熱傷
・手足の熱傷
・硬膜下血腫
・脾臓または，肝臓の破裂
・新旧様々な外傷があることを示すレントゲン所見
ii) （長期にわたる）家庭内暴力が疑われる精神症状・問題行動
・漠然とした身体症状を頻繁に訴える
・慢性の不安またはうつ状態，不眠，悪夢
・睡眠剤，安定剤，鎮痛剤の投与を求める
・自傷・自殺行動・衝動行為
・家出，売春，怠学などの反社会的行動
・性病
・性器，咽頭，会陰部の外傷
・普通でない流産，小児期の妊娠
2) 家庭内暴力の評価と対応
i) 家庭内暴力が疑われた場合，明らかな場合
・身体科的に精神科的に入院治療が必要となった場合は，入院中より児童相談所，婦人相談所に相談（通告）します．
・入院治療が必要でない場合であっても，生命や発達に重篤な危険が及ぶ可能性の高いと推定される場合は，即日，児童相談所，婦人相談所に相談し保護の必要性を検討します．
・緊急度や危険性が低い場合は，後日，児童相談所，婦人相談所への相談をすすめます．対象が子どもで加害者である家族が同伴の場合は，担当者から児童相談所に相談（通告）します．

ii) 精神科治療をすすめる目安としては，「2．犯罪被害や暴力が明らかな場合（被害者当人，家族，遺族も含む）」（231頁）に準じます．

XI．子どもに関する問題への対応について

1．ポイント
　子どもの問題行動（ひどいかんしゃく，暴力，自傷行為など）に関して危機介入を求められる事例では，子どもも家族も情緒的に混乱している場合が多いようです．

2．対応の留意点
・こちらの身分を明言し，出来ることを明確に伝えます．
・落ち着いた，中立的な態度・口調を保ちます．
・家族に応対する場合，手際よく問題行動の具体的な内容を問います．

3．緊急度の評価
1）介入の緊急度を判断する．必要時は子どもと家族を引き離し，生命保護を最優先します．
　i）器物破損の場合
・何を壊すのか？
・どの程度壊すのか？
・道具を用いるのか？
・用いる道具は何なのか？
　ii）暴力の場合
・対象は誰なのか？
・程度は？
・負傷はあるか？
・道具を用いるのか？
・用いる道具は何なのか？
　iii）自傷行為の場合
・負傷の程度は？
・どういう傷つけ方なのか？
・大量服薬であれば薬品名・量は？
2）可能であれば，その問題行動に関し以下のことを明らかにしておきます．
　i）経過について
・いつ頃から出現しているのか？
・頻度は？（次第に増えているのか・減っているのか？）
・程度や持続時間の経時的変化は？
　ii）出現状況について
・一人の時なのか？，特定の誰かと一緒の時なのか？

- ・起こりやすい時間帯は？誘発刺激は？
- iii) 対処について
- ・どのような対処を試みたか？
- ・少しでも有効な対処法は？
- 3) 連携する関係機関決定のため，問題行動以外の子どもの状態の情報を集めます．
- i) 社会的行動について
- ・不登校・引きこもりなど，対人場面の回避が先行しているか？
- ii) 奇妙な言動について：
- ・その場にそぐわない表情，感情表現，独言，空笑などないか？
- iii) 薬物使用について：
- ・シンナー，覚醒剤，ブロン，鎮痛剤，酒などの乱用はないか？
- iv) 睡眠・食事について
- ・睡眠障害・生活リズムの逆転・食事量の変化・過食・拒食は？
- v) その他
- ・意識障害はないか？
- ・知能の問題はないか？
- ・不安・緊張は強くないか？
- ・妙なこだわり（清潔へのこだわりなど）はないか？
- ・チックはないか？
- ・多動傾向はないか？
- 4) 対応する機関
- ・意識障害が疑われれば一般医療機関へ相談します．
- ・意識障害以外の上記問題が疑われれば精神科へ相談します．
- ・上記が目立たず，反社会的行動を繰り返していれば，家族を介して児童相談所へ相談します．

4．現場で直接対応する際の注意点
- ・本人，家族を分け，原則として本人の話を先に聞くようにします．
- ・情緒的混乱を強めないように，落ち着いた中立的な態度，口調を保ちます．

5．かんしゃく・暴力・自傷行為などを来しやすい精神科疾患（詳細は成書を参照）
- ・精神分裂病（統合失調症），躁病，うつ病
- ・不安神経症，強迫神経症
- ・精神発達遅滞者の適応障害
- ・自閉症，注意欠陥多動障害
- ・チック障害（特にトゥレット症候群）
- ・摂食障害，薬物依存症
- ・人格障害，性格の偏り（情緒不安定性人格，反社会性人格など）

いわゆる「家庭内暴力」について
　典型的には，暴力・破壊的行動の対象・出現状況は，家族・家庭場面に限局しています．特に母親が対象となる場合が多くみられます．そのため家族以外の第三者に対しては，落ち着いた冷静な対応が可能です．（救急隊員到着時に本人が冷静な応対をし「うちではありません」と言ったため，そのまま隊員が帰ってしまった例もあります．）
　上記のような精神疾患が背景にある場合もあるが，基本的には生活状況の中での不適応状態が基礎にあり，不安，緊張，いら立ち等の対処がうまくいかず，破壊的行動に至っていることが多いようです．
　また自己の感情や考えを捉え表現することが苦手な子ども，自棄的な考えを持っている子どもが多いようです．そのため，貯め込んでいる辛い感情の言語的表現を促進するように，自棄的な考え方をやわらげていける様に，介入していく事が肝要です．

ⅩⅡ．頻回の不定愁訴，注射・服薬の要求，入院の要求，不退去の患者

1．一般医療機関・精神科医療機関での対応の原則
　このような患者は，自分の抱える問題を身体症状，注射，処方，入院の要求という形で表現していることが多いようです．また注射，薬物処方の要求には医薬品の乱用・依存という面もあります．患者は要求が満たされない場合には，要望が通るまで病院に居座ることもあります．こういったことへの対応が面倒なので，つい応じてしまうことも多いかもしれませんが，一旦応じると執拗に同じ要求を繰り返し，時には醜い手段を使うこともあり，医師は断わり切れない状況に追い込まれます．
　こういった患者であるという情報があらかじめあり，要求を拒否すると決めたら，妥協しないで対応するようにします．また病院の責任者にも連絡し，この対応が正当なものであることを事前に，または事後に同意を得ておきます．
　合成麻薬依存（レペタン・ペンタジンなど）では医原性の問題として一般医療機関でも問題になり，多くの機関でできるだけこのような薬剤を使わないようになってきています．薬剤を指定してきたり，理学所見にそぐわない訴えをする患者では，医師会などを通じて種々の情報を集めたり，注意深く問診するなどの対応をする医師が増えています．
　抗パーキンソン剤（アキネトンなど）依存は精神科医療機関で時に問題となることがあり，治療に際しては注意を要します．
　今後，守秘義務の問題に十分配慮しつつ，薬務課，保健所で情報のコーディネートができないかといったことも検討されてよいかもしれないでしょう．
・本人が単独で受診している場合，家族にも連絡します．
・麻薬及び向精神薬取締法では麻薬以外の向精神薬乱用には通報義務はありません．合成麻薬は，向精神薬に分類されており，通報義務はありません．

2．医師以外の医療従事者の対応
　1）頻回の不定愁訴，注射・服薬の要求
　注射，内服などの処置，入院の要求に対して，医学的に不合理な処置は行わないことをきちんと伝えます．これを職員全員に徹底しますが，中には「やはり病気では…」と不安にな

り巻き込まれやすい人もいます．全員が一致した態度をとることが重要です．
　診療録上に主治医から処置や処方の指示がある場合でも，指示を超えての対応は行わないようにします．
　2）不退去，威嚇，衝動的な暴力
　患者によっては衝動的に暴力を振るい，威嚇的な言動をし，不退去となることがありますが，その場合は警察に通報し，また家族にも連絡します．暴力団などの背景を誇示する場合は，それ自体で犯罪なので，必ず警察に通報しておきます．

3．救急隊員の対応
　前の「2．医師以外の医療従事者の対応」とほぼ同じです．
　救急隊では，各消防署に常連といえる患者も何人かいますが，何回繰り返していても，本人が身体症状を訴え真に迫る演技をすると，このため消防法の規定から搬送せざるを得ません．搬送されてきた患者の要求を受けるか断わるかは，ほとんどは医療機関で対応する医師の問題となってしまいます．

4．警　察　官
　衝動的に暴力を振るい，威嚇的な言動をし，不退去となっている患者の通報があった場合は，医療従事者から事情を聞いた上で，必要があれば患者を諭して済む場合が多いが，状況に応じて対応するようにします．

XⅢ．拒否的な患者，家族，家族内で意見の一致がみられない場合

1．ポイント
　まず，いずれも自傷・他害の可能性が大きい場合は保健所に連絡し，措置入院のための精神保健指定医の診察を行います．必要に応じては警察へ協力を依頼します．

2．患者のみが治療拒否している場合
　家族や周囲のサポートの体制が整っていれば，受診に結びつけように援助します．もし，家族が高齢者であったり，単身者等で家族の協力が得にくい場合は地域，警察，市町村，保健所等の協力を得るようにします．また，これらの患者で受診歴があり，主治医等がわかる場合は連絡を取り，対処法の協議が可能となります．ただ，受診歴があり家族の依頼があった場合は往診も可能と思われますが，今後の治療に結びつける事が大切なので，不意打ちの往診は，できるだけ避けるようにします．

3．拒否的な家族や家族内で意見の一致がみない場合
　その家族に影響力のある人（親類，地域，行政，警察，主治医）が説得することも必要と思われますが，協力体制を整え家族の限界を待ちその時に介入することもあります．

　自殺企図の場合，何らかの精神疾患に伴うもの以外は，原則として医療費に保険は使えません．家族が「精神疾患ではない」，「精神科の診察は受けない」と主張していたら，このことを家族に指摘することで精神科受診を了示することもあります．

ⅩⅣ．福祉的危機状況への対応

1．身元不明者（行路病人）
1) 本人から詳しい身元（住所，氏名，年齢，家庭状況）を聞くことができない場合
・救急事態が発生した場所（発病地）を所管する福祉事務所（町村なら役場の福祉課）へ連絡します（現在地保護の原則）．
2) 発病地が不明な場合
・医療機関の所在を所管する福祉事務所へ連絡します．
3) 祝祭日の場合や緊急を要する場合
・福祉事務所へ連絡した時から保護開始となります．
　（本来は保護を申請した時から）

　福祉事務所には身元不明者に対し，調査する担当が配置されています．また，祝日等で市役所が休みの時には，市役所の警備員に福祉事務所の保護課長へ連絡を取ってもらい病院への連絡を依頼します．

2．住所不定者（ホームレス）
1) 住居地のない者
・発病地を所管する福祉事務所（町村なら役場の福祉課）へ連絡します．
2) 発病地が不明な場合
・医療機関の所在を所管する福祉事務所へ連絡します．

3．単身者，家族・保護者と連絡のつかない患者
　健康保険に加入していない場合，本人に貯金や収入もなく家族や保護者がいない場合，居住地がある場合は居住地を所管する福祉事務所へ連絡します．

4．入院費を支払えない者，家族・保護者と連絡のつかない患者
　本人から，家族の収入状況を聞き，入院費を支払う能力が困難と判断した場合は福祉事務所に連絡しておきます．
　後々連絡が付き入院費を支払う能力があると判明した場合，生活保護法第63条（費用返還の義務）に基づき，受けた保護金品に相当する金額の範囲内において，保護の実施機関の定める額を返還しなければなりません．

5．外　国　人
・外国人登録法（以下登録法）に基づいて対応します．
・登録法における居住地を所管する福祉事務所へ連絡します．
　（外国人労働者で飯場に住み込みの場合，家族がいる住所地を所管する福祉事務所）
・入院した場合も同様ですが，場合によっては医療機関がある所管の福祉事務所に連絡します．

◎こころの１１０番－外来における対応のポイント－◎

　（事実上居住地がない行商人や単身者がA市の居住地を引き払ってB市の病院に入院した場合）
・不法入国・滞在者などは，原則的に福祉・保護の対象にならず，警察・出入国管理局へ連絡することになります．

あ と が き

　広中平祐（数学者，山口大学長）先生の講演を聞いて，忘れられないことばがある．先生が米国で研究されていた頃の話であるが，大きな川は冬になると氷つくが，川の中央は氷の厚みが薄く，危険である．その最も危険な川の中央に自殺しようと女性が走った．その女性をみて，共倒れになることは明らかであるから，誰も助けに行こうとしなかった．しかし，ある若い男性が危険を顧みず，川の中央まで走り，その女性を助けた．その知らせを聞いたニューヨーク市長は彼を表彰しようとした．しかし，その助けられた女性は別の手段で翌日自殺した．彼女を助けた若い男性は表彰するに値するのであろうか．私は「表彰するに値する」と言いたい．救急医療ではこのような事態は多い．いかに，その瞬間にどれだけ貢献したかということが重要である．その瞬間には，何もかけひきはない．純粋な気持ちで，何の利害関係もない透明な気持ちで，どうにかしてあげたいという本能的な願望がある．この瞬間の気持ちを大切にしたい．結果はうまくいこうが，失敗に終ろうが，それはその時点では予測がつくものではない．

　救急医療では，患者さんから逃げずに，その時点で最も適切な処置が要求される．そこで，一旦は生命を維持できても，予後がよいのかわるいのかはわからない．予後がよくなかったとしても，その瞬間には最善を尽くしたという医療者の思いには後悔はない．どんな結果になろうとも，自分にとって出来る限りの努力を惜しまなかったという姿勢があれば，たとえ悲しい結果になろうとも，自分を責めることはないだろう．救急医療の毎日はこんな経験ばかりだったような気がする．ある事情で，1年に120日間，2～3年続けて当直をした経験を思いだす．本書にのべたようなさまざまな波乱万丈の出来事の連続であり，多くの失敗はいまだ脳裡から離れないが，広中先生のお話を聞いて，ほっとした次第である．これからも，透明な気持ちで患者さんのなやみに対処していかねばならないが，このような気持ちを維持していくには，こころの余裕を持ち続けられる適正な勤務体系の確立をもっと真剣に考えなければ，多くの救急医やそれに携わるスタッフは燃えついてしまうだろう．

佐藤　　武

索引

あ

悪性症候群	45
アセスメント	90
アダルトチルドレン	111
アルコール離脱症候群	99
アルツハイマー病	155
医学倫理	51
生きがい	174
医師患者関係	133
意識障害	79，85
意識消失	189
一気飲み	118
異物誤嚥	63
イレウス	168
医療保護入院	3，197
医療行動	197
インスリノーマ	85
うつ病	16，23，37

か

懐旧談	174
介護保険	161
解離性障害	189
外国人	141
過呼吸	127
覚醒剤精神病	105
覚醒剤中毒	105
過剰な依存	209

家族	183
家族関係	209
家族内葛藤	189
学校	183
癌	57
癌恐怖	57
危機介入	202
急性アルコール中毒	99，118
境界性人格障害	9
緊急度	202
筋融解症	45
幻覚妄想状態	105
言語コミュニケーション	90
高ＣＰＫ血症	45
向精神薬	168
交通事故	69
高齢者	168，174
骨折	29
コミュニケーション	141
昏迷状態	90

さ

自殺企図	9，23，29，57，174，183，202
自殺未遂	3，16，37
思春期	183
心理的サポート	51
人格障害	111

241

人格特性	105			
身体表現性障害	147		**な**	
ストレス	118, 141	任意入院		3
精神科救急	141	人間関係		23
精神障害者	85	熱傷		37
精神症状	69	農薬		23
精神遅滞	63			
精神分裂病（統合失調症）	197		**は**	
精神療法	147	発熱		45
譫妄	99	パニック発作		127
措置入院	3	非言語コミュニケーション		90
		ヒステリー		79
	た	ヒポコンドリー		133
		病名告知		57
退院	16	不安		161
大量服薬	9	副作用		168
タバコ中毒	29	不登校		189
痴呆	155			
治療環境	63		**ま**	
治療関係	209	慢性疾患		133
鎮静・催眠薬	111	慢性疼痛		147
treatable dementia	155	慢性難治性疾患		51
デイサービス	161	酩酊		99
低血糖	85			
適応障害	118, 141		**や**	
適応プロセス	69	薬物依存		111
転換性障害	189	薬物中毒		79
電話相談	202	柔らかい救急		127
動悸	127	抑うつ		161
統合失調症	197			
頭部外傷	29, 69			

ら

re-attribution model	147
連帯	16, 37
老年期	161
老年期痴呆	155

わ

分かち合う力	51

こころの１１０番―外来における対応のポイント― ISBN 4-8159-1643-8 C3047

2002年9月10日　初版発行　　　　　　　〈検印省略〉

監　修	瀧　　　健　治
著	佐　藤　　　武
	加　藤　博　之
発行者	永　井　忠　雄
印刷所	服部印刷株式会社
発行所	株式会社　永　井　書　店

553-0003　大阪市福島区福島8丁目21番15号
電話 06-6452-1881（代表）／Fax 06-6452-1882
東京店　101-0062
東京都千代田区神田駿河台2丁目4番地　明治書房ビル
電話（03）3291-9717／Fax（03）3291-9710

Printed and Bound in Japan　　　Ⓒ, SATOH Takeshi & KATOH Hiroyuki, 2002

・本書の複製権・翻訳権・上映権・譲渡権・公衆送信権（送信可能化権を含む）は株式会社永井書店が保有します。
・JCLS〈（株）日本著作出版権管理システム委託出版物〉
本書の無断複写は著作権法上での例外を除き禁じられています。複写される場合には、そのつど事前に（株）日本著作出版権管理システム（電話 03-3817-5760, FAX 03-3815-8199）の許諾を得て下さい。